Diagnostik und Indikation
in der
Neurochirurgie
mit therapeutischen Hinweisen

Von

Dr. Franz Schück

a. o. Professor der Chirurgie an der
Universität Berlin

Mit 52 Abbildungen im Text

Berlin und Leipzig 1934

WALTER DE GRUYTER & CO.

vormals G. J. Göschen'sche Verlagshandlung – J. Guttentag, Verlagsbuchhandlung – Georg Reimer – Karl J. Trübner – Veit & Comp.

Archiv-Nr. 51 23 34
DRUCK VON METZGER & WITTIG IN LEIPZIG

Vorwort

Die vorliegende Diagnostik ist aus den Erfahrungen des chirurgischen Unterrichts und des klinischen Dienstes entstanden. Sie soll den Arzt und den Lernenden in möglichst knapper Form bei der Erkenntnis und Bewertung der „neurochirurgischen“ Erkrankungen unterstützen; für die Therapie werden, durch Kursivschrift hervorgehoben, Anweisungen in Stichworten beigefügt.

Besondere Überlegung erforderte naturgemäß die Beschränkung und Auswahl des Stoffes. Denn ein Gebiet, in dem fast jedes Kapitel bei eingehender Darstellung den Umfang des Ganzen überschreiten würde, mußte nach praktischen Gesichtspunkten begrenzt werden. Ich glaubte die Kürzung auf Kosten von Einzelheiten vornehmen zu sollen, die auch der neurologisch interessierte Chirurg nur durch Jahre praktischer Erfahrung erlernt (beispielsweise neurologischer Feinheiten in der Lokalisation des Hirntumors, in der Bewertung der Sympathicuschirurgie usw.). Besonderer Wert wurde statt dessen auf praktische Fragen gelegt, die auch dem Allgemeinchirurgen und dem Krankenhausarzt täglich begegnen können, vor allem auch auf die Untersuchungstechnik und Beurteilung der zentralen und peripheren Verletzungen.

Die wichtigste Forderung, die in dieser Abhandlung immer wieder betont wird, ist der Grundsatz, daß operative Entschlüsse unter allen Umständen nur in engster Zusammenarbeit mit einem erfahrenen Neurologen gefaßt werden dürfen. Auch eine scheinbar einfache Diagnose macht diese Zusammenarbeit nicht überflüssig; dies schon aus dem Grunde, weil der Chirurg aus dem ärztlichen Austausch mehr lernt als aus irgendeiner theoretischen Beschreibung.

In einer Darstellung, die praktische Erfahrungen nach rein klinischen Gesichtspunkten bringen soll, glaubte ich von Literaturzitaten im wesentlichen absehen zu sollen. Daß sich meine eigenen Arbeiten am Zentralnervensystem an das Standardwerk Th. Kochers anschließen und damit den Anschauungen der Cushingschen Schule nahekommen, geht aus dem Inhalt hervor. Bei der

Schilderung des peripheren und autonomen Nervensystems wird mehrfach auf die Werke von Bing, O. Foerster, F. Kramer und R. Leriche hingewiesen. Als Grundriß der Neurochirurgie, meines Wissens den einzigen in deutscher Sprache, möchte ich die Monographie von W. Lehmann (Th. Steinkopf, Stuttgart, 1930) hervorheben.

Zum Schluß muß ich der vielfachen Anregungen gedenken, die ich in langjähriger Zusammenarbeit von der Berliner Universitäts-Nervenklinik, Dir. Herr Geheimrat Bonhoeffer, empfangen habe. Besonderen Dank schulde ich auch dem Oberarzt der Klinik, Herrn Professor F. Kramer, der mir nach zehnjähriger Zusammenarbeit in der Charité seine reiche Erfahrung auch für die Kranken des Urbankrankenhauses zur Verfügung stellte.

Berlin, im Herbst 1933.

F. Schück

Inhaltsverzeichnis

Hirnschädel und Gehirn

Rückenmark

Periphere Nerven

Autonomes Nervensystem

Hirnschädel und Gehirn

Das Gehirn entwickelt sich aus den drei primären Hirnbläschen. Bekanntlich entsteht aus dem letzten Hirnbläschen Oblongata und Kleinhirn, aus dem mittleren das Vierhügelhirn, während sich das vordere Hirnbläschen mit der fortschreitenden Entwicklung der Tierreihe zu zwei immer mächtigeren Großhirnhemisphären umlegt. Hierdurch bleibt von den niedersten Wirbeltierklassen bis zum Menschen einschließlich das Prinzip erhalten, daß die lebenswichtigsten animalischen Zentren in der Medulla oblongata und dem Hirnstamm liegen, während die Großhirnrinde die Trägerin der höheren psychischen und intellektuellen Funktionen geworden ist. Dies bedingt chirurgisch den auffälligen Unterschied in der Lebenswichtigkeit der verschiedenen Gehirnteile, der für den jungen Arzt immer wieder überraschend wirkt: daß man nämlich an der Ober- und Außenfläche des Gehirns mit sehr geringer Lebensgefahr operieren kann, weil man hier überall nur den dorsalen Teil des ersten Hirnbläschens antrifft; im Gegensatz dazu bieten Eingriffe am Hirnstamm, insbesondere an der Basis der hinteren Schädelgrube, stärkste Gefahren und eine noch immer hohe Operationsmortalität. Hirnrinde und Hirnstamm

Das gleiche gilt für die Traumatik. Dem Erfahrenen ist es geläufig, daß Großhirnverletzungen an sich keine unmittelbare Lebensgefahr bieten, daß dagegen Verletzungen am Hirnstamm unmittelbar lebensbedrohend sind, wie dies besonders die Erfahrung der Schädelbasisbrüche lehrt. Das klinische Gefahrenzentrum des Gehirns liegt in der Medulla oblongata, in welcher neben der gesamten Verbindung vom Gehirn zum Körper die lebenswichtigen Zentren im Raume eines Fingerglieds zusammengedrängt liegen.

Im Gegensatz zu dieser scharfen Lokalisation der animalischen Funktionen sind die abstrakten Funktionen der Großhirnrinde topographisch kaum zu fassen. Die traumatische und operative Erfahrung beweist mit Sicherheit, daß die höchsten abstrakten Denkfunktionen nicht an einer einzelnen Rindenstelle hängen, sondern durch das Zusammenarbeiten des gesamten Großhirnmantels zustande kommen.

Klinische Bewußtlosigkeit

Dabei muß betont werden, daß auch die Summe dieser abstrakten Rindenfunktionen nicht verwechselt werden darf mit dem Bild, das wir klinisch „Bewußtsein“ im Gegensatz zur klinischen „Bewußtlosigkeit“ nennen. Das klinische Bewußtsein ist, wie Verfasser dies besonders für die Gehirnverletzungen und die Commotio betonen muß, gebunden an ein ungestörtes Zusammenarbeiten zwischen Hirnmantel und Hirnstamm. Es tritt sogar, je tiefer die Bewußtlosigkeit ist, um so mehr der Hirnstamm in den Vordergrund der Symptomatik. Das Hirnstammkoma bei der Schädelbasisfraktur, umgekehrt die Rindenbetäubung beim Ätherrausch sind Beispiele für die verschiedene Schwere, aber auch die verschiedenen Angriffsflächen der klinischen Bewußtlosigkeit.

I. Kopfverletzungen

Hauptfrage: Operieren oder nicht? Die diagnostische Fragestellung der frischen Kopfverletzungen läßt sich auf eine einfache Formel bringen: **Operieren oder nicht?**

Die weit überwiegende Mehrzahl der stumpfen Kopfverletzungen muß konservativ behandelt werden. Nur etwa 1 bis höchstens 2 % der unkomplizierten Traumen bedarf der sofortigen Operation, die dann allerdings lebenswichtig ist.

Commotio oder Hirndruck? Diese wenigen Fälle — es sind im wesentlichen die zunehmenden intrakraniellen Gefäßblutungen mit Hirndruck — frühzeitig zu erkennen und sofort zur Operation zu bringen, ist das Wichtigste, worauf es beim unkomplizierten frischen Schädeltrauma ankommt. Das bedeutet: scharfe Differentialdiagnose zwischen Commotio und Hirndruck (S. 3ff. u. 20).

Symptomatologie

Bei der Einlieferung einer frischen Kopfverletzung ist zu achten:

1. auf den Zustand des Schädels und seiner Weichteile,
2. auf die Gehirnsymptome.

Diese beiden Faktoren müssen zunächst selbständig und unabhängig voneinander untersucht werden. Ihre vorzeitige Vermischung ist ein häufiger Fehler, gleichzeitig aber auch eine häufige Quelle zu diagnostischen Irrtümern.

Frakturen soll man nach den Gesetzen der Frakturlehre diagnostizieren, Organschädigungen nach den Organsymptomen. Dieses Gesetz, das für den ganzen übrigen Körper selbstverständlich ist, gilt auch für den Kopf. Es ist unlogisch, eine schwere „Commotio cerebri" als „Basisfraktur" anzusehen. Aber es ist auch praktisch falsch: denn es gibt schwerste Kommotionen ohne Fraktur und es gibt zahlreiche Schädelfrakturen ohne oder mit ganz geringen Gehirnsymptomen.

Erst wenn man den Schädel einerseits, die Gehirnsymptome andererseits gründlich durchuntersucht und für jede der beiden Diagnosen alle diagnostischen Hilfsmittel erschöpft hat, sind logische Rückschlüsse zwischen Schädel und Gehirn möglich.

A. Gehirnsymptome

Gehirnsymptome Das Gehirn antwortet auf Schädigungen mit sogenannten „Allgemeinsymptomen" und mit „Herdsymptomen". Von „Allgemeinsymptomen" sprechen wir dann, wenn das Hirn in seiner Gesamtheit reagiert, von „Herdsymptomen", wenn es an irgendeiner Stelle lokal besonders geschädigt ist. Diese Unterscheidung ist klinisch brauchbar, theoretisch freilich sehr anfechtbar. Denn unter „Allgemeinsymptomen" verstehen wir außer der Bewußtlosigkeit auch die Puls- und Blutdruckveränderung, Atemstörung, das Erbrechen usw., alles ausgesprochene Herdsymptome der Medulla oblongata. Die Commotio und Compressio cerebri zeigen diese Oblongatasymptome in ganz ähnlicher Art. Auch die Contusio cerebri kann sie zeigen, wenn die Hirnschädigung in Hirnstamm und hinterer Schädelgrube lokalisiert ist. Trotzdem läßt sich im Einzelfall die Differentialdiagnose mit großer Sicherheit stellen.

Die alten klassischen Bezeichnungen für die Krankheitsbilder waren Commotio cerebri (Hirnerschütterung), Compressio cerebri (Hirndruck) und Contusio cerebri (Hirnquetschung).

Wenn ich dieselben in der folgenden Darstellung im wesentlichen unverändert anwende, so geschieht es, um für den Lernenden nicht durch eine Änderung der Nomenklatur die Tatsachen zu erschweren. Ich beschränke mich, hier folgendes über meine eigene Anschauung auszuführen.

Zweierlei kann beim Trauma im Schädel geschehen: entweder wird das Gehirn gequetscht und geschädigt („Contusio cerebri" im weitesten Sinne) oder es entsteht durch eingepreßten Knochen oder Blutung ein vermehrter Schädelinnendruck, der also das Gehirn komprimiert („Compressio cerebri"). Diese Einteilung unterscheidet sich durch 2 Faktoren von den alten Darstellungen: erstens wäre für die „Hirnerschütterung", die „Commotio cerebri" pathologisch anatomisch kein Platz mehr; ich sehe in ihr in der Tat nur ein rein klinisches Symptomenbild im Gefolge bestimmter Arten der Hirnquetschung. Zweitens aber bliebe der Ausdruck „Contusio cerebri" oder „Hirnquetschung" nicht mehr nach Dupuytrens Vorgang für die lokalen pathologisch-anatomisch nachweisbaren Quetschherde des Gehirns reserviert, sondern er beträfe jede akute Hirnquetschung mit und ohne nachweisbaren Befund. Streng genommen stehen sich also statt der alten klassischen Trias Commotio, Compressio und Contusio cerebri nur zwei Krankheitsformen gegenüber: die Hirnquetschung (Contusio) und der Hirndruck (Compressio). Der dritte Faktor, die Commotio, ist nach meiner Anschauung nur ein rein klinischer Begriff für die Symptome gewisser Formen der Contusio.

Nach dieser Darlegung der eigenen Anschauung halte ich mich im weiteren im Prinzip an die alten Namen und Einteilungen.

Die **Commotio cerebri** ist die charakteristische Reaktion des Gehirns auf gewisse stumpfe Kopfverletzungen; sie kann ohne jede pathologisch-anatomisch feststellbare Veränderung des Gehirns auftreten. *Commotio cerebri*

Die **Compressio cerebri** ist die Reaktion des Gehirns auf einen steigenden Innendruck im Schädel. Diese Druckvermehrung wird bei der frischen Kopfverletzung fast immer durch eine Gefäßblutung erzeugt und bedarf des sofortigen chirurgischen Eingriffs. *Compressio cerebri*

Die **Contusio cerebri** äußert sich in den Herdsymptomen irgendeines lokal geschädigten Hirnteiles; sie ist eine bleibende Schädigung, die sich pathologisch-anatomisch durch gequetschtes und zerstörtes Hirngewebe dokumentiert. Meist ist sie klinisch vereint mit einer Commotio oder Compressio cerebri. *Contusio cerebri*

Diese 3 Definitionen können trotz der oben dargelegten Bedenken beibehalten werden, weil es bei der frischen Kopfverletzung einzig und allein darauf ankommt, aus der Vielheit der Symptome das Bild der Compressio cerebri frühzeitig und sicher heraus zu diagnostizieren.

Hirnerschütterung (Commotio cerebri)

Die Bezeichnung „Hirnerschütterung" ist schlecht. Denn Erschütterung ist Vibration und mit einer Vibration hat der Mechanismus der stumpfen Schädelverletzungen nichts zu tun. Nach Kochers Erklärung ist die Hirnerschütterung vielmehr eine akute Hirnpressung, hervorgerufen durch die fortgeleitete Gewalt einer stumpfen Kopfverletzung. Auf Grund eines großen Hirnmaterials und zahlreicher experimenteller Versuche halte ich die Kochersche Theorie für unanfechtbar und bleibend.

Das Charakteristische der Commotio cerebri besteht in folgendem:

1. Das Gehirn reagiert mit bestimmten Symptomen, außer der Bewußtlosigkeit mit Herdsymptomen der Oblongata, d. h. Atem-, Puls-, Blutdruckveränderungen, Erbrechen.

2. Die Symptome sind unmittelbar nach der Verletzung am stärksten und klingen dann kontinuierlich ab; denn

3. die Commotio braucht nicht den geringsten pathologisch-anatomischen Befund am Gehirn zu zeigen, trägt daher vom Moment des Unfalls an die Tendenz der Besserung und die Möglichkeit der völligen Ausheilung in sich.

Das charakteristischste klinische Merkmal der Commotio ist die Bewußtseinsstörung in allen Graden, von der leichten Benommenheit bis zum tiefen Coma. Die Lokalisation der Bewußtseinsstörung wird theoretisch noch umkämpft.

Ich persönlich lokalisiere ihren Angriffspunkt in den **unteren Hirnstamm,** also in die Nachbarschaft der Oblongatasymptome; nach meiner Theorie ist also die Commotio das Symptom *Theorie der Commotio* einer Stauchung des Hirnstamms. Wie dem auch sei, der Kliniker braucht zur Diagnose „Hirnerschütterung" das Symptom der Bewußtseinsstörung (obwohl wissenschaftlich auch von einer Commotio ohne Bewußtseinsstörung gesprochen wird).

Die Bewußtseinsstörung ist im Moment nach der Verletzung am stärksten und zeigt die deutliche Tendenz der Besserung. Dieses ihr Verhalten ist prinzipiell charakteristisch für die Commotio. Jedes Abweichen davon beweist, daß es sich entweder um keine Commotio gehandelt hatte, oder daß eine zweite andersartige Schädigung hinzugetreten ist. Wir werden diese Verhältnisse beim Hirndruck noch näher besprechen müssen.

Nicht selten hinterläßt die Bewußtseinsstörung einen charakteristischen intellektuellen Defekt: die retrograde Amnesie. Der Verletzte kann sich an weit zurückliegende Ereignisse gut erinnern, die Erinnerung wird aber immer schlechter, je kürzer das Erlebte vor dem Unfall lag. Der Unfall selbst und seine Begleitumstände bleiben bisweilen dauernd aus seiner Erinnerung geschwunden. Dieser Erinnerungsdefekt kann sich bessern oder vollkommen beheben.

Zu der Bewußtlosigkeit kommt als gefährlichstes Anfangssymptom die Atemstörung. Der autonome Sitz der Atmung ist bekanntlich die Medulla oblongata; dieses Zentrum ist außerordentlich empfindlich für mechanische Reize. Ein schweres Schädeltrauma kann daher die Funktion des Atemzentrums blitzartig zum Erlöschen bringen. Dies ist die häufigste Ursache des primären Todes.

Abgesehen von dem tötenden Atemstillstand kommen die verschiedenartigsten Typen der Atemstörung bei der Commotio zur Beobachtung. Häufig ist die tiefe schnarchende Atmung, die von Pausen unterbrochen, sonst aber eigentümlich gleichartig ist und zusammen mit der tiefen Bewußtlosigkeit charakteristisch für das Bild eines Schwerkopfverletzten ist. Auch das Cheyne-Stokessche Atemphänomen ist bei den schwersten Fällen nicht selten und fast immer Zeichen eines tödlichen Ausgangs. Hält die geschilderte tiefe automatische Atmung beim Bewußtlosen an, so ist sie wegen der Reflexlosigkeit sehr leicht die Ursache zur Aspiration und damit zur Pneumonie. So ist die forcierte regelmäßige Atmung, die auf den Unerfahrenen einen beruhigenden Eindruck macht, praktisch meist ein recht böses Symptom.

Der Puls zeigt bei der Commotio verschiedenartige Bilder und ist an sich nicht charakteristisch. Nur ist wichtig, daß ein **stark gespannter langsamer Puls nicht typisch für die Commotio ist, sondern gerade für die Compressio cerebri.** Bei jedem ausgesprochenen Vaguspuls also (auffallend langsame Schlagfolge und starke Spannung) darf man sich nicht mit der Diagnose Commotio begnügen, sondern muß an eine Compressio cerebri denken, die der operativen Behandlung bedarf.

Das Erbrechen ist die Begleitung jeder Kopfverletzung, von der leichtesten Commotio bis zur schweren Hirnzertrümmerung. Es ist aber als Vagussymptom nicht charakteristisch für die Kopfverletzung, sondern kann ja bekanntlich reflektorisch von der Bauchhöhle aus entstehen. Dies muß betont werden, weil man bei einem bewußtlosen Patienten, der erbricht, gelegentlich im Zweifel sein kann, ob überhaupt eine Kopfverletzung die Ursache ist oder nicht irgend etwas ganz anderes. Erhält man einen solchen Patienten ohne Anamnese eingeliefert, so kann es recht schwierig sein, die Differentialdiagnose zwischen Trauma und irgendeiner Vergiftung zu stellen, was wir gelegentlich erlebt haben. In einem solchen Fall wird man nachträglich die Anamnese genau klären müssen; bei sehr vielen der häufigeren Vergiftungen geben außerdem lichtstarr verengte oder erweiterte Pupillen Aufschluß. Für die Commotio ist eine lichtstarre Pupille nicht charakteristisch.

Der Kopfschmerz ist eine fast regelmäßige Folgeerscheinung aller schweren Kopfverletzungen. Er klingt bei der Commotio ebenso wie alle ihre sonstigen Symptome allmählich ab und verschwindet am häufigsten nach Ablauf von 10—14 Tagen. Bei der großen Anzahl der Kopfverletzten, die auch in späterer Zeit über Kopfschmerzen klagen, muß sorgfältig entschieden werden, wie weit etwaige Rentenwünsche unbeabsichtigt die subjektiven Beschwerden verstärken (s. unten Beurteilung der Spätfolgen bei der Kopfverletzung).

Symptome der Commotio cerebri: Erscheinung sämtlicher Symptome im Moment nach der Verletzung am stärksten. Tendenz zur Besserung. Bewußtseinsstörung, Störung des Atemzentrums. Erbrechen, Kopfschmerzen, Pulsveränderungen, die aber nicht das charakteristische Vagusbild bieten.

Therapie bei der Commotio streng konservativ! *Therapie*

Hirndruck (Compressio cerebri)

Compressio cerebri

Wir sahen bei der Hirnerschütterung als charakteristischstes Merkmal: Symptome unmittelbar nach der Verletzung am stärksten, dann langsam abklingend, mit der Tendenz zur Spontanheilung. Der umgekehrte Ablauf ist typisch für den Hirndruck: die Symptome können zunächst geringfügig sein, steigen aber dann an und führen zum Tode, wenn nicht geholfen wird. So verlaufen die Symptome beim Hirndruck umgekehrt wie bei der Hirnerschütterung, entsprechend etwa dem folgenden Schema:

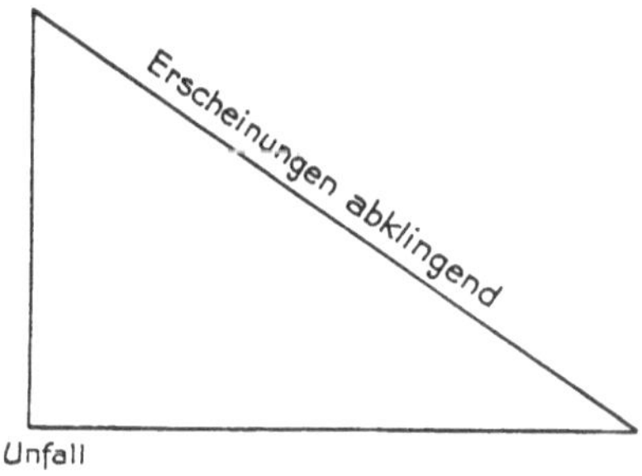

Abb. 1. Hirnerschütterung

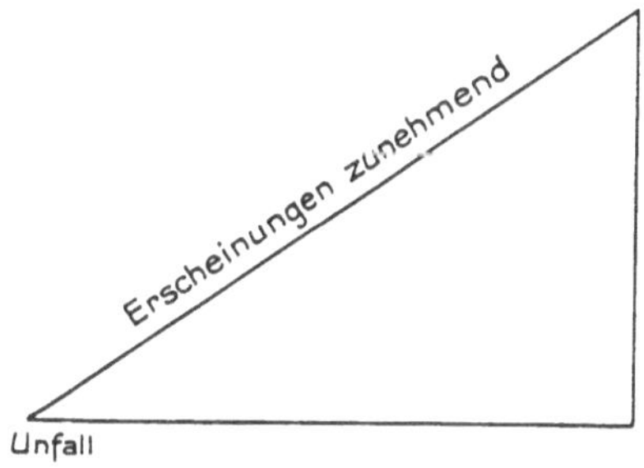

Abb. 2. Hirndruck

Man darf also bei der Einlieferung eines Schwerkopfverletzten nie die Frage an die Begleitpersonen vergessen: „Hat sich der Verletzte seit dem Unfall gebessert oder verschlechtert?"

Dieses entgegengesetzte Verhalten gilt für alle Symptome, am augenfälligsten für die Bewußtlosigkeit. War der Verletzte im Moment nach dem Unfall tief bewußtlos und hat er auf dem Transport zum Arzt bereits eine gewisse Reaktionsfähigkeit wiedererlangt, so lag mit größter Wahrscheinlichkeit nur eine Hirnerschütterung, keine intrakranielle Blutung vor. Umgekehrt: berichtet die Begleitperson, daß der Verletzte nach dem Unfall noch gesprochen hat und ist er jetzt tief bewußtlos, so ist dies ein sehr ernsthaftes Zeichen für eine zunehmende intrakranielle Blutung.

Diagnostisch ausschlaggebend für den Hirndruck aber ist das Verhalten des **Pulses.** Wir sahen, daß bei der Hirnerschütterung zwar auch Pulsverände- Puls
rungen zu beobachten sind, daß aber fast nie der charakteristische Vagusdruckpuls vorkommt. Dieser Vagusdruckpuls mit immer langsameren gespannten Schlägen ist das charakteristischste Merkmal des Hirndrucks. Wo bei anfangs normalem Puls die Schlagfolge deutlich langsamer, der Blutdruck stärker wird, da muß trepaniert werden; denn es handelt sich dann fast immer um eine intrakranielle Blutung.

Der Druckpuls ist das charakteristische Zeichen der Vagusreizung. Im fortgeschrittenen Stadium finden wir auch beim Hirndruck die Vaguslähmung einen kleinen jagenden Puls. Er ist das Zeichen einer fast absolut schlechten Prognose; ich habe nie gesehen, daß beim Hirndruck ein Patient im Stadium der Vaguslähmung durch irgendeine ärztliche Maßnahme gerettet werden konnte.

Ich schilderte im vorstehenden den Hirndruck durch Blutung, weil die Blutung aus einem meningealen Gefäß (seltener aus einem basalen Sinus) die weitaus häufigste Ursache des traumatischen Hirndrucks ist. Es gibt aber auch andere, gröbere Ursachen, und bei ihnen ist der Verlauf etwas anders.

Hirndruck ist der Symptomenkomplex, der anzeigt, daß im Schädel mehr vorhanden ist, als normalerweise darin Platz hat, daß also die Schädelkapsel zu eng für den Inhalt ist. Dies kann natürlich außer durch Vermehrung des Inhalts (Blutung) auch durch Eindellen der Schädelkapsel erfolgen. Wir sehen also den Hirndruck auch bei Impressionsfrakturen. Hier tritt er natürlich sofort nach dem Trauma auf, weicht also in seinem Verlauf von dem obigen Schema ab. Die Diagnose beim eingedrückten Schädel ist aber so leicht, daß sie nicht besonders besprochen zu werden braucht.

Sehr viel schwieriger ist der Befund, wenn Kurve 1 und 2 vermischt sind. Dies ist praktisch sogar sehr häufig der Fall:

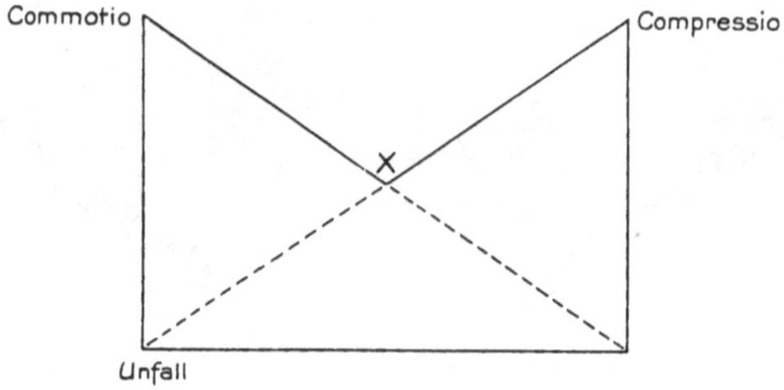

Abb. 3. Hirnerschütterung und Hirndruck

Ein Maurer stürzt vom Bau, ist sofort bewußtlos und wird zum Arzt gebracht. Während des Transports fängt er an verworren zu sprechen und Anteil an seiner Umgebung zu nehmen, der Puls ist unregelmäßig und ziemlich klein. Bei der Einlieferung dasselbe Bild. Nach 2 Stunden aber wird der Patient wieder vollkommen bewußtlos, der Puls wird deutlich gespannt, kräftiger und vor allem auffallend langsam in der Schlagfolge. Dies ist ein häufiges Beispiel für eine Commotio plus Hirndruck durch Blutung.

Das ist für den Ungeübten das diagnostisch Schwierige an der Kopfverletzung: daß die primäre Hirnerschütterung wie ein Schleier über den Symptomen der anderen organischen Veränderungen liegt, die sich gleichzeitig oder allmählich ansteigend bemerkbar machen. Nie darf man sich durch diese primäre Commotio täuschen oder sicher machen lassen; nur die ständige Kontrolle des Pulses, die genaueste Beobachtung des Verlaufs kann den Arzt davor bewahren, daß er tatenlos einen Menschen zugrunde gehen läßt, der durch rechtzeitige Operation gerettet werden konnte.

Diese Diagnose der intrakraniellen Blutungen ist das einzige, worauf es bei der frischen Schädelverletzung diagnostisch wirklich ankommt; denn hier entscheidet Operation oder Nichtoperation über das Leben des Patienten. Wenn der Student statt zahlreicher theoretischer Einzelheiten diese eine Differentialdiagnose mit genügender Schärfe im Auge behält, dann wird es ihm nicht schwer fallen, gewisser praktischer Schwierigkeiten Herr zu werden.

Diese praktischen Schwierigkeiten beruhen außer in der geschilderten Kombination von Hirnerschütterung und Blutung in der Differentialdiagnose der blutenden Stelle. Hierbei steht im Vordergrund die Notwendigkeit einer richtigen Seitendiagnose.

Denn trepaniert man auf der falschen Seite, so kann trotz der Entlastung der Patient zugrunde gehen, weil das blutende Gefäß auf der anderen Seite weiterspritzt und weil die harten Hirnhäute zu widerstandsfähig sind, um eine einseitige Entlastung auch auf der anderen Seite erleichternd wirken zu lassen (s. Gewölbebrüche, S. 11—13).

Im vorstehenden wurde die Differentialdiagnose zwischen Hirndruck und Commotio besprochen. Auch die Contusio (s. unten) mischt sich bisweilen in das Krankheitsbild. Im weiteren Verlauf einer schweren Kopfverletzung kann schließlich die Differentialdiagnose zwischen Hirndruck und Meningitis Schwierigkeiten machen.

Das Verhalten der Pupille ist beim Hirndruck nicht charakteristisch und bietet keine eindeutige diagnostische Richtlinie.

Auch am Augenhintergrund darf man beim frischen Hirndruck keine charakteristische Veränderung erwarten. Die Stauungspapille fehlt beim frischen Hirndruck sehr häufig im Gegensatz zum chronisch gewordenen Hirndruck beim Hirntumor. Einseitige Sehstörung und Verdrängung des Bulbus sind wichtig für die Lokalisation einer Schädelverletzung, nicht aber für den Hirndruck selbst. Sie werden beim Schädel besprochen.

Krämpfe epileptiformen Charakters sind beim schweren Hirndruck nicht selten. Insbesondere treten sie auf, wenn die Druckvermehrung sehr schnell erfolgt, also bei stärkerer Blutung größerer intrakranieller Gefäße. Gelegentlich kann das Überwiegen einer Körperseite Fingerzeige für die Seitendiagnose der Blutung geben.

Die weiteren Symptome des Hirndrucks zu besprechen, die in der wissenschaftlichen Literatur eingehend behandelt werden, ist hier nicht zweckmäßig. Druckpuls und klinische Verschlimmerung rechtzeitig zu erkennen, ist in der Praxis wichtiger als Einzelheiten zu suchen, die variabel sind und den Ungeübten leicht täuschen.

Bleibt ein Hirndruck bestehen, so führt er unter den Symptomen der Vaguslähmung zum Tode. Der Puls, der im ersten Stadium (Vagusreizung) immer langsamer geworden ist und hierbei befremdlich niedrige Ziffern annehmen kann (ich beobachtete bei Schüssen der hinteren Schädelgrube gelegentlich Pulse von 25 in der Minute) schlägt plötzlich um und wird klein und jagend. Der Patient ist tief komatös. Die Atmung wird immer bedrohlicher, röchelnd unregelmäßig, nimmt in diesem Stadium Cheyne Stokesschen Charakter an; schließlich geht der Patient verhältnismäßig plötzlich an Atemlähmung zugrunde.

Symptome des Hirndrucks (durch Blutung): Langsamer Druckpuls, sonst dieselben Symptome wie bei der Commotio, aber umgekehrter Ablauf: unmittelbar nach der Verletzung Symptome am schwächsten, mit deutlicher Tendenz zur Verschlechterung. **Frühoperation erforderlich!**

Therapie beim Hirndruck unbedingt operativ. *Therapie*

Hirnquetschung (Contusio cerebri)

Contusio cerebri

Die Contusio cerebri ist schulmäßig (nach Dupuytrens Vorgang) die Bezeichnung einer pathologisch-anatomisch nachweisbaren Quetschstelle im Gehirn. Sie ist also eine bleibende Hirnschädigung lokalen Charakters.

Diese gebräuchliche Definition des Wortes „Contusio" oder „Hirnquetschung" halte ich, wie S. 3 dargelegt wurde, nicht mehr für berechtigt, obwohl sie noch allgemein üblich ist. Denn die Tatsache der Contusio oder Hirnquetschung hängt nicht davon ab, ob man pathologisch-anatomisch etwas findet; vielmehr bedingt jedes schwere stumpfe Schädeltrauma eine Hirnquetschung. Von Stärke und Richtung dieser Quetschung allein hängt es ab, ob wir nur das Bild einer kurzen Commotio oder tiefstes Coma finden, ob wir bei der Autopsie ein scheinbar intaktes Gehirn oder Quetschungen und Blutungsherde an der einen oder anderen Stelle sehen. Ja, man findet diese Blutungen und Erweichungen autoptisch oft an völlig belanglosen Großhirnstellen, in denen man sie intra vitam weder vermuten noch diagnostizieren konnte.

Trotzdem ist die Bezeichnung Contusio für die pathologisch-anatomisch feststellbare örtliche Quetschstelle im Gehirn heute noch üblich und soll der Einfachheit halber bei der folgenden Darstellung so angewandt werden. Praktisch ist der Ablauf folgendermaßen:

Der Verletzte hat im Anfang die charakteristischen Symptome der Commotio, im Vordergrund also die schwere Bewußtseinsstörung. Im weiteren Verlauf, etwa nach zwei bis drei Tagen kristallisiert sich langsam ein besonderer Befund heraus. Die Symptome der Hirnerschütterung bleiben konstant, anstatt in typischer Weise zurückzugehen. Kein Druckpuls, keine Anzeichen für zunehmende Blutung. Statt dessen schleichende Verschlimmerung des Allgemeinbefindens, Temperatursteigerung bis 39^0, häufig auch schon — bei sorgfältiger Beobachtung — Herdsymptome.

Diese Herdsymptome richten sich natürlich vollkommen nach dem Sitz des gequetschten Hirnteils. Sie sind also von Fall zu Fall ganz verschieden; charakteristisch nur dadurch, daß aus dem besprochenen Allgemeinbefinden der Commotio überhaupt andersartige Herdsymptome herauszudiagnostizieren sind. Zahlreiche Hirngegenden machen bei ihrer Verletzung bekanntlich überhaupt keine Symptome, sie sind „stumm". Von ihnen aus haben wir also auch bei der Contusio überhaupt keine Symptome zu erwarten. Betrifft dagegen die Hirnquetschung ein besonders markantes Zentrum, beispielsweise eine motorische Rindenregion, so ist natürlich die Differentialdiagnose einfacher.

Nicht selten findet man bei der Autopsie von Kopfverletzungen gequetschte und durch innere Blutung zerstörte Gebiete im Großhirn, die klinisch bei dem schweren Allgemeinzustand überhaupt nicht herauszudiagnostizieren gewesen wären. Trotzdem konnte man ihr Vorhandensein aus dem besonders schweren Commotionsbild, der Temperatursteigerung und dem hartnäckigen Ausbleiben jeder Besserung ohne zunehmende Drucksymptome schon intra vitam annehmen.

Es ist natürlich nicht möglich zu sagen, welcher Prozentsatz von echten Kontusionen zur Ausheilung kommt; denn wir sehen ja die Zerstörung erst bei der Autopsie. Trotzdem möchte ich nach unserer Erfahrung glauben, daß jede ausgedehntere Hirnquetschung mit der ihr folgenden Erweichung eine überaus ernste Komplikation mit sehr beträchtlicher Mortalität darstellt.

Somit sehen wir nach dem anfänglichen Bild einer Commotio zwei mögliche Ursachen einer Verschlimmerung: die zunehmende intrakranielle Blutung und die Kontusion. Diese beiden Möglichkeiten müssen differentialdiagnostisch scharf auseinandergehalten werden, denn beim Hirndruck (Blutung) ist sofortige Trepanation geboten, bei der Contusio ist sie kontraindiziert, denn sie hat überhaupt keinen Zweck. Die Unterscheidung ist aber ohne besondere Schwierigkeit möglich durch Beobachtung des Pulses. Denn der Puls ist beim zunehmenden Hirndruck immer absolut typisch verlangsamt, bei der Quetschung kann er verändert sein, hat aber nie den deutlichen Charakter des Druckpulses.

Symptome der Contusio: Fast immer überlagert von den Symptomen der Gehirnerschütterung. Allmählich Verschlechterung, ohne Druckpuls. Temperaturanstieg. Herderscheinungen der betroffenen zerstörten Hirnstelle.

Differentialdiagnostischer Anhang

Schock, Ohnmacht durch innere Blutung

Der Ungeübte kann die vorstehend geschilderten Bilder der frischen Hirnverletzung gelegentlich mit zwei anderen Zuständen verwechseln, die auch bei frisch Verletzten vorkommen. Es ist dies der „Schock" und die „Ohnmacht" infolge von innerer Blutung.

a) Schock

Schock

Scharf zu trennen von dem Bild der primären Gehirnschädigung ist der Schock. Nach einem schweren Unfall ist der Patient blaß, zusammengefallen, der Puls ist klein und jagend. Dabei ist das Bewußtsein bis auf eine eigentümliche Apathie ungetrübt. Dies Bild hat nichts mit einer Gehirnerschütterung oder einer sonstigen lokalen Hirnschädigung zu tun. Vielmehr ist der Schock die reflektorische Folge irgendeiner allgemeinen schweren Körperverletzung. — Für den Geübten ist das Bild des Schocks nicht zu verwechseln mit der Commotio; der Lernende möge sich einprägen, daß für die Commotio eine echte Bewußtseinstrübung bei normaler Gesichtsfarbe charakteristisch ist, für den Schock dagegen ein klarer Intellekt, ein blasses, oft schweißbedecktes Gesicht, dazu der kleine schnelle Puls. Es genügt, auf diesen Unterschied hinzuweisen, um einen diagnostischen Irrtum auszuschließen.

Nach Möglichkeit keine Operation oder Narkose im Schock! Der Patient im Schock verträgt nichts! Nur Analeptika! *Therapie*

b) Ohnmacht durch innere Blutung

Die „Ohnmacht" ist der auch im Volk bekannte Zustand der Gehirnanämie. Er ist in seiner einfachsten Form äußerst häufig und harmlos. Ein gesunder Mensch fühlt sich schlecht, ihm wird „schwarz vor den Augen", er wird leichenblaß, verliert das Bewußtsein und sinkt zu Boden. Hervorgerufen wird dieser Zustand durch psychische oder physische Ursachen, wie Schreck, Furcht, Ekel (Anfänger im Operationssaal!), schlechte Luft in überfüllten Räumen. Sobald der Patient horizontal liegt, am besten mit abhängigem Kopf und angehobenen Beinen, kommt Bewußtsein und Wohlbefinden zurück. Ohnmacht

Eine sehr gefährliche Abart dieser harmlosen Hirnanämie ist die Hirnanämie durch eine innere Blutung. Der Patient wird zunehmend blaß, schläfrig, der Puls wird klein und weich. Ein sehr charakteristisches Symptom für diese zunehmende Hirnanämie ist ein fortgesetztes krampfhaftes Gähnen des Patienten. Es ist geradezu pathognomonisch für Blutverlust und zwingt beim Fehlen einer äußerlich blutenden Wunde zu einer genauen Untersuchung von Bauchhöhle und Brusthöhle. Man muß also bei jedem Schwerverletzten stets an die vorstehend geschilderten Symptome einer inneren Blutung denken, um nicht die Zeit zum lebensrettenden Eingriff zu verlieren.

Bei der Hirnanämie durch innere Blutung: zunächst operative Blutstillung; erst dann Infusionen. *Therapie*

B. Schädelverletzungen

Sehen wir von den Gehirnsymptomen ab und betrachten wir die Schädelkapsel rein mechanisch, also nach den Gesetzen der Wund- und Frakturlehre. Hiernach unterscheiden wir reine Weichteilverletzungen und Schädelbrüche unkomplizierter und komplizierter Natur.

1. Weichteilverletzungen des Schädeldaches

Die Schnittwunden der Schädelweichteile sind meist harmlos. Die Erfahrungen der deutschen Studentenmensuren zeigen, daß sie in der Mehrzahl reaktionslos heilen, auch wenn die Asepsis mehr als fragwürdig ist. Dies ermöglicht fast immer eine primäre Wundnaht, evtl. nach vorheriger Excision verschmutzter Wundränder. Vorschrift ist hierbei stets eine Kontrolle des freigelegten Schädeldachs durch Auseinanderziehen der Wundränder (s. unten). Schnittwunde

Auch die Quetsch- und Rißwunden des Schädeldaches sind an sich harmlos und können nicht selten nach Excision der Wundränder primär genäht werden. Auch hierbei ist eine Kontrolle des Schädeldaches notwendig, wenn es durch Auseinanderziehen der Wundränder sichtbar gemacht werden kann. Quetsch- und Rißwunde

Skalpierung

Einen besonderen Typus stellen die Skalpierungsverletzungen dar, bei denen mehr oder weniger große Teile der Kopfschwarte abgeledert sind. Sie entstehen am häufigsten durch Maschinenverletzungen oder Überfahrung.

Therapie

Ausgiebige Säuberung nach allgemeinen chirurgischen Regeln, eventuell Spaltung verschmutzter Taschen, eine vor allem sorgfältigste Kontrolle des freigelegten Schädeldaches ist hier erforderlich; unter Umständen kann dann noch primäre Naht erfolgen.

Kephalhämatom

Besondere Beachtung erfordert das Kephalhämatom der Kinder. Die Erfahrung lehrt, daß eine ,,Beule" am Kopf, also eine Blutung unter der Galea und ganz besonders unter dem Periost sehr leicht eine Impressionsfraktur vortäuscht. Hier wird man mit der Annahme einer Knochenverletzung sehr vorsichtig sein müssen; bei der heutigen Technik gibt das Röntgenbild eindeutige Klärung. Zur Differentialdiagnose streicht man mit dem Finger über die Verletzungsstelle.

Besonders täuschend ist der geschilderte Irrtum beim Neugeborenen. Die Impression der Zange erzeugt Weichteilblutungen, die wie ein Wall um eine tiefe Delle herum aufgerichtet sind, der Knochenrand ist durch Periostwucherung verdickt. Wenn man sich dieser Fehlerquelle nicht bewußt ist, ist die Fehldiagnose ,,Impressionsfraktur" selbst für den Erfahrenen verführerisch, so täuschend ist das Bild. Die Deformität bildet sich oft sehr langsam zurück; das Beruhigende ist in der ersten Zeit also nur die geschilderte Erfahrungstatsache und — selbstverständlich — das Fehlen aller Hirnsymptome.

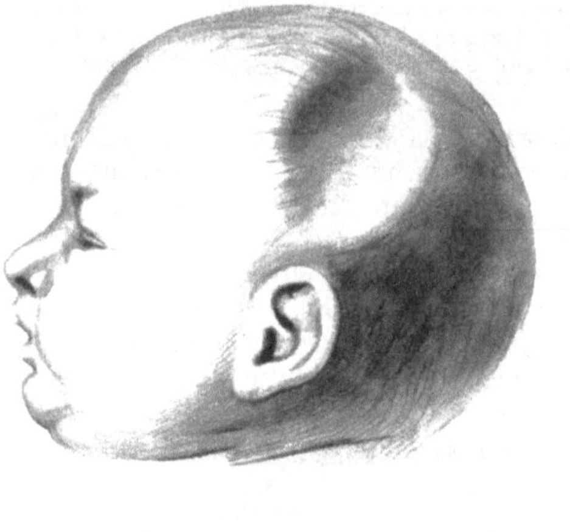

Abb. 4. Kephalhämatom (häufig) oder Impressionsfraktur (viel seltener), im Anblick nicht zu unterscheiden. Unterscheidung s. Text

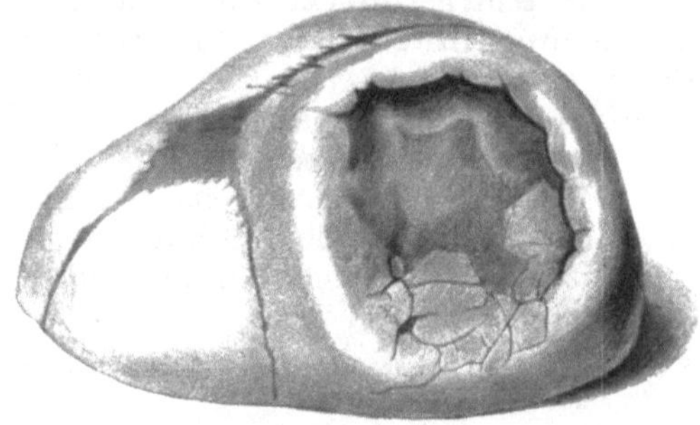

Abb. 5. Knochenwall um die Basis eines Kephalhämatoms, gebildet von der osteoblastischen Schicht des abgehobenen Periosts. (Nach v. Bergmann)

Natürlich kommen beim Neugeborenen auch echte Impressionen durch die Zange vor, besonders in der Parietalgegend; diese Verletzungen sind sogar typisch. Sie sind aber weit seltener als die Hämatome, meist verbunden mit schlechtem Allgemeinbefinden und mit Drucksymptomen des Gehirns.

2. Frakturen des Hirnschädels

Bei Frakturen des Hirnschädels unterscheiden wir — abgesehen von den im Zusammenhang zu besprechenden Schädelschüssen — Impressionsfrakturen und Fissuren. Die Fissuren trennt die Frakturlehre in Gewölbebrüche und Basisbrüche; doch reichen die meisten Basisbrüche mit ihren Fissurlinien zum Gewölbe hinauf. Für den Sitz der Bruchlinien maßgeblich ist die Art der einwirkenden Gewalt und der Bau des Schädels.

Gewölbebrüche

Gewölbebrüche

a) Impressionsfrakturen

Impressionsfrakturen

Die Impressionsfraktur ist im allgemeinen leicht zu diagnostizieren. An der Stelle der Verletzung ist das Schädeldach mehr oder weniger eingedellt.

Oft fühlt man auch in der nächsten Umgebung dieser Delle bewegliche krepitierende Knochen. Sind auch die Weichteile perforiert, so quillt nicht selten Gehirn aus einer solchen Wunde.

Beim Schädel liegen die Verhältnisse ähnlich wie beim Abdomen: es ist von entscheidender Bedeutung, ob die seröse Höhle eröffnet ist oder nicht. Eine Verletzung, die Meningen nicht eröffnet, ist prognostisch weit harmloser als eine perforierende Wunde.

Komplizierte Gewölbebrüche

Quillt bei einer Wunde des Schädeldachs Hirnmasse vor, handelt es sich also mit Sicherheit um eine perforierende Verletzung, so ist das weitere diagnostische Handeln vorgeschrieben. Es muß mit Notwendigkeit festgestellt werden, wie sich Schädeldach und Gehirn an der Wundstelle verhalten. Hierzu dient als erstes ein Röntgenbild. Defekte und Impressionen sind bei der heutigen Technik mit Sicherheit zu erkennen.

Sodann muß bei vorquellendem Gehirn das Loch im Schädel freigelegt werden. Es ist um so viel zu erweitern, bis man die Ränder der eingerissenen Dura übersehen kann. Hier heißt es also, geordnete Wundverhältnisse schaffen, wobei man aber mit dem Fortnehmen der lebensfähigen Knochen so sparsam wie möglich ist. Jedenfalls muß man bei einer komplizierten Schädelfraktur, die unter Eröffnung der Dura zu einer mehr oder weniger verschmutzten Gehirnverletzung geführt hat, die Internasplitter sorgfältig entfernen; denn sie bilden — ebenso wie die hineingequetschten Haare — eine Ausgangsstelle der Infektion, an den Zentralwindungen auch der späteren Epilepsie.

Gewöhnlich findet man nämlich bei den schweren Verletzungen ausgedehnte Knochensplitterung und Verschmutzung in der Tiefe, die bei eröffneter Dura fast mit Sicherheit zur Meningitis führen würde.

Dabei muß berücksichtigt werden, daß die Lamina interna des Schädeldachs meist ausgiebiger gesplittert ist, als es bei der äußeren Betrachtung des Schädels den Anschein hat. Dies liegt teilweise an ihrer glasharten Konsistenz (Lamina vitrea), hauptsächlich aber an dem Mechanismus der Impressionsfraktur, der hier nicht näher besprochen werden kann.

Unkomplizierte Gewölbebrüche

Im Gegensatz zu der systematischen Wundtoilette bei allen komplizierten Schädelfrakturen mit Zerreißung der Dura und Gehirnverletzung muß aufs schärfste davor gewarnt werden, unnötige diagnostische Eingriffe an einer unkomplizierten Gewölbefraktur vorzunehmen oder jeder Fissur durch diagnostische Trepanation auf den Grund gehen zu wollen. Dies war in früheren Zeiten die allgemeine Regel, von der wir aber vollkommen abgekommen sind. Eine unkomplizierte Fraktur ohne zwingende Notwendigkeit zu einer komplizierten zu machen, ist ein Kunstfehler. Gewölbefissuren, unter denen fast immer die Dura intakt ist, heilen reaktionslos aus. Ob darunter die Lamina vitrea über der intakten Dura gesplittert ist, interessiert uns nicht und berechtigt uns nicht, einen Schädeldefekt zu setzen.

Therapie

Die operative Indikation für unkomplizierte Fissuren wird also lediglich gegeben einmal durch Herderscheinungen (Sitz zum Beispiel über den motorischen Rindenzentren, s. Kapitel „Epilepsie"), *dann aber durch die Erscheinungen des Hirndrucks* (siehe diesen).

Dies gilt auch für die Impression geringeren Umfangs. Denn es muß vor der Annahme gewarnt werden, daß eine mäßige Impression an sich Hirndrucksymptome auslöst, die nach dem Heben der Knochen beseitigt wären. Viel häufiger macht man

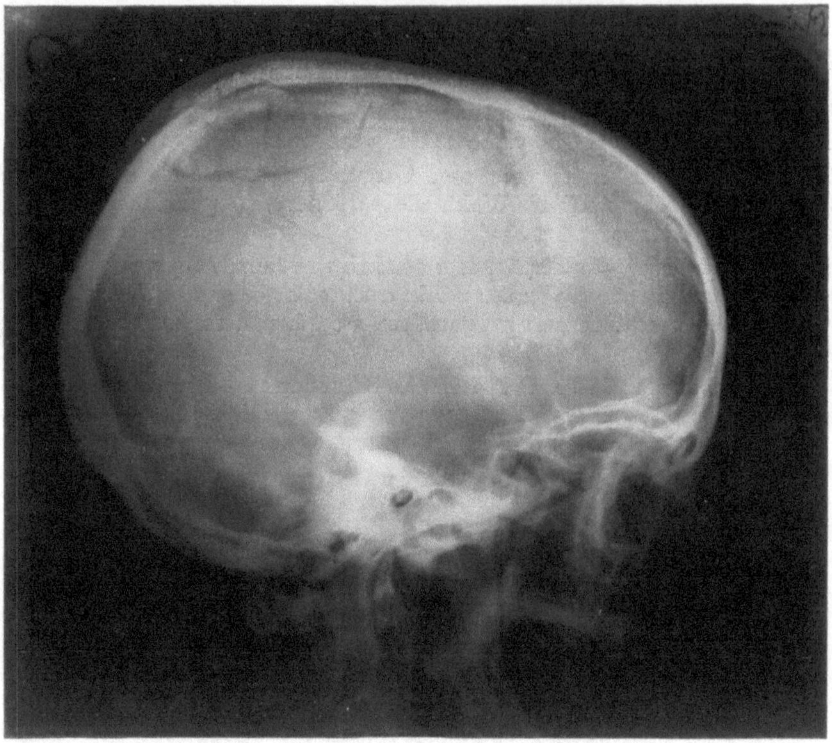

Abb. 6. Impressionsfraktur im Röntgenbild (vgl. Abb. 7)

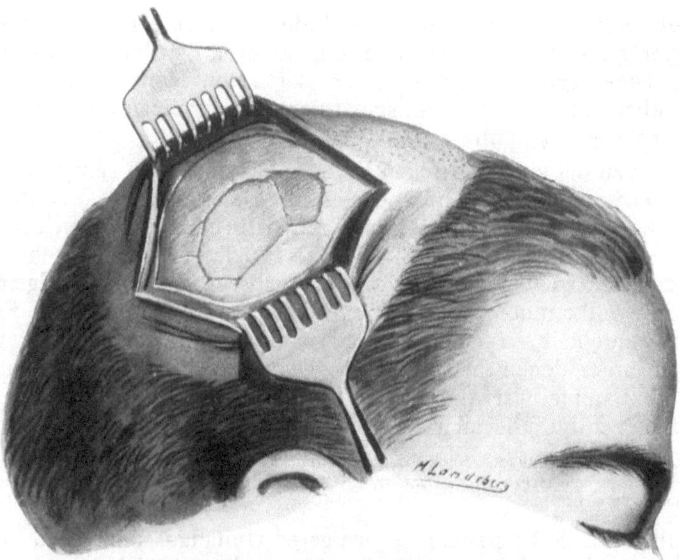

Abb. 7. Impressionsfraktur bei Wundrevision (vgl. Abb. 6)

umgekehrt die Erfahrung, daß auch bei einer Impression die im ersten Moment starken Allgemeinerscheinungen sich genau so rasch zurückbilden wie bei einer gewöhnlichen Commotio.

Man steht dann immer wieder vor der schweren Frage, ob man das eingedrückte Stück operativ heben soll oder nicht. Die Antwort lautet: daß man bei unkomplizierten Eindellungen geringeren Grades, falls die Allgemeinerscheinungen besser werden und Herderscheinungen nicht vorhanden sind, nicht trepaniert; es sei denn, daß die Verletzung gerade über den Zentralregionen sitzt.

Es muß schon eine ganz beträchtliche Impression sein, die allein durch ihre Raumbeengung einen allgemeinen Hirndruck auszulösen imstande wäre. Vielmehr müssen wir bei stärkeren Hirndruckerscheinungen vor allem an eine Blutung denken; denn schon mancher Operateur hat die Enttäuschung erlebt, daß er eine Impression operierte und trotzdem den Patienten am Hirndruck verlor. Es handelt sich dann meist um mehr oder weniger ausgedehnte Blutung und Zerstörung an ganz anderer Stelle, insbesondere an der Schädelbasis. Man wird sich also bei unkomplizierteren Impressionsfrakturen des Schädeldaches die Trepanation sehr reiflich überlegen.

Hinzu kommt nämlich, daß es eine Selbsttäuschung ist, sich mit einer manifesten Frakturstelle zu begnügen und damit das Krankheitsbild für geklärt zu halten. Fast alle schwereren Frakturen und Fissuren verlaufen über eine große Strecke der Schädelkapsel, insbesondere von der Konvexität durch die ganze Basis hindurch. Es ist natürlich töricht, eine Fraktur um ihrer selbst willen an der Konvexität zu operieren, wenn sie gleichzeitig über die Basis verläuft und dort viel größere Gefahrquellen eröffnet hat.

Die Konvexität wird also nur operiert: *Therapie*
1. *Wegen schwer zertrümmerter Impressionen.*
2. *Wegen perforierender Gehirnverletzung.*
3. *Wegen Blutung eines meningealen Gefäßes, die sich im akut zunehmendem Hirndruck äußert (Druckpuls!).*
4. *Wegen Herderscheinungen (Krämpfe, Lähmungen) der eingedrückten Rindenstelle.*

b) Fissuren

Die Fissuren des Schädeldachs wurden früher als lebenswichtige Verletzungen aufgefaßt, man entdeckte sie ja meist nur bei der Autopsie oder bei der Trepanation schwerer Fälle. Die moderne Röntgentechnik hat aber gezeigt, daß diese klinisch oder autoptisch diagnostizierten Fissuren die Minderzahl bilden; weit häufiger sind die Fälle, bei denen die Gewölbefissur wenig oder gar keine klinischen Erscheinungen macht und spurlos ausheilt. Nur das Röntgenbild hat sie im Beginn der Verletzung ermittelt. Demgemäß können wir die Schädeldachfissuren einteilen in:

1. Klinisch symptomlose Fissuren, die nur durch das Röntgenbild ermittelt werden,
2. Fissuren mit klinischen Komplikationen.

1. Klinisch harmlose Schädeldachfissuren.

Ein stumpfes Trauma kann eine Schädeldachfissur erzeugen, ohne daß sie klinisch irgendwie in die Erscheinung tritt. Solche Fissuren sind nur im Röntgenbild sichtbar. Sie sind in der Regel nur wenige Zentimeter (3—6 ccm) lang und werden nur dann sichtbar, wenn die betreffende Seite der Röntgenplatte aufliegt.

Aus diesem Grunde darf man Mühe und Kosten nicht scheuen, einen verdächtigen Schädel von beiden Seitenflächen her röntgenologisch aufzunehmen; dasselbe gilt sinngemäß für Stirn- und Hinterhauptsgegend. Fissuren treten nur plattennah in die Erscheinung; wer Platten sparen will, gebe daher gleich beim Röntgenbild die verdächtige Stelle an, die er plattennah aufgenommen wünscht. Kopfverbände müssen vor diesen Aufnahmen nach Möglichkeit durch ein dünnes Stück Gaze ersetzt werden.

Es gehört große Aufmerksamkeit dazu, um eine solche Fissur im Röntgenbild zu erkennen. Vor allem darf man sie nicht mit den ähnlichen hellen Linien der Gefäßäste oder der Nähte verwechseln. Charakteristisch für die Fissurlinie ist, daß sie sich klarer, schärfer konturiert und geradliniger abzeichnet als etwa eine Sutur.

Diese Schärfe der Zeichnung ist entscheidend. Die Fissur erscheint als Kaltnadelradierung, wo die Gefäßfurche als breiterer, immer etwas verschwommener Strich eines weichen Bleistifts anmutet.

Wir lassen am Urbankrankenhaus prinzipiell bei allen Kopfverletzungen Röntgenbilder anfertigen. Hierbei hat sich ergeben, daß diese Fissuren meist Neben- und Überraschungsbefunde darstellen. Patienten ohne jede intrakranielle Störung und ohne Andeutung einer Commotio weisen röntgenologisch oft Fissuren auf, deren Vorhandensein den Unerfahrenen dann in größtes Erstaunen setzt.

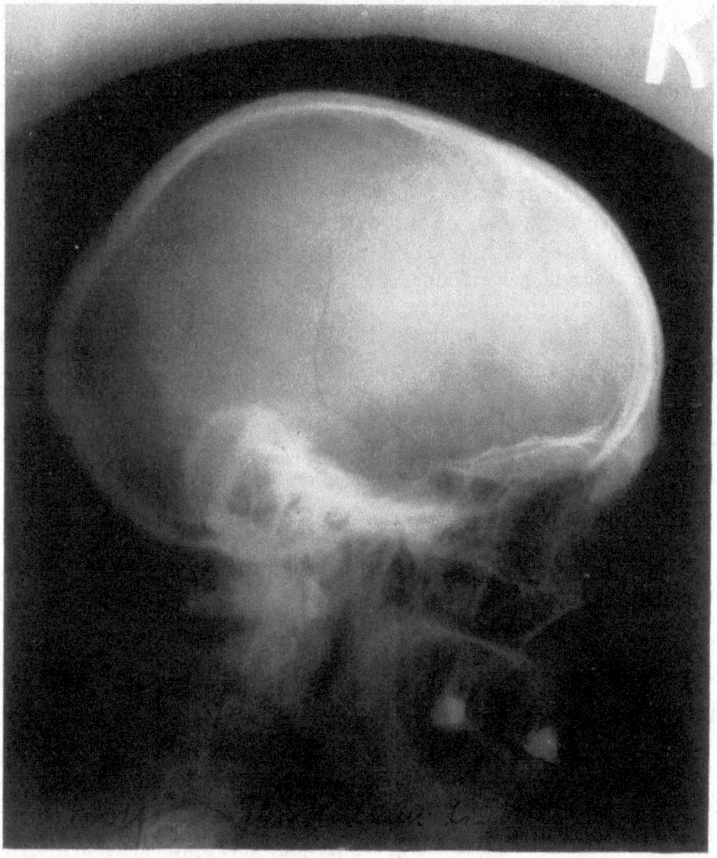

Abb. 8. Gewölbefissuren als Nebenbefund

Der absurdeste Fall dieser Art ist wohl ein Patient, der nach einem Straßenunfall eine Unterschenkelfraktur hatte und der mit mehreren oberflächlichen Hautabschürfungen ins Krankenhaus eingeliefert wurde. Als er zur Durchleuchtung seiner Unterschenkelfraktur auf die Röntgenabteilung geschickt war, wurde dort aus Irrtum wegen seines Kopfwickels eine Schädelaufnahme gemacht. Dieselbe ergab an dem sonst völlig gesunden und frischen Patienten zur allgemeinen Überraschung eine deutliche Fissur des Schädeldachs (Abb. 8).

Diese Fissuren sind prognostisch absolut günstig und heilen spurlos aus. Berichte, nach denen sie durch Sitz über den Zentralwindungen zu Jacksonscher Epilepsie geführt haben, bleiben vorläufig vereinzelt. Sie berechtigen nicht zu Pessimismus in der Prognosestellung oder etwa gar zu primären operativen Maßnahmen.

Therapie *Konservativ.*

2. Fissuren mit klinischen Komplikationen

Nicht alle Gewölbefissuren sind harmlos wie die geschilderten. Wenn ein klinisch schwerer oder schwerster Fall röntgenologisch eine Fissur zeigt, so ist dies eine Komplikation, die von grundlegender Bedeutung für die Beurteilung sein kann; denn diese Fissuren sind dann selten isoliert. Meist sind sie Verlängerungen einer Basisfraktur nach oben oder vielmehr Teile einer totalen Schädelberstung. Dadurch tragen sie natürlich einen ganz anderen Charakter als die isolierten kurzen Fissuren, die wir als Nebenbefund finden. Wenn sie, wie geschildert, nur Ausläufer von Schädelbasisfrakturen sind, so sind die Gewölbefissuren natürlich nicht bestimmend für das Krankheitsbild. Wohl aber können sie es durch einen besonderen Faktor werden: durch die Blutung. Diese Blutung erfolgt bei der Gewölbefraktur in der Mehrzahl der Fälle aus der Arteria meningea media oder ihren Ästen.

Die ganze Parietalgegend wird beherrscht durch die Arteria meningea media mit ihren beiden Ästen. Die Arterie liegt in Gefäßfurchen des Schädeldachs eingebettet, andererseits steht sie in engster Verbindung mit der Dura, die als inneres Periost mit dem Schädel mehr oder weniger eng zusammenhängt. Hierdurch ist eine enge Verbindung zwischen Schädel, Dura und Arterie gegeben. Kreuzt eine Frakturlinie ein großes arterielles Gefäß, so können durch die Duraspannung die Lumina klaffend bleiben und die Blutung kommt erst zum Stehen, wenn der Druck des Hämatoms größer geworden ist als der Blutdruck der Hirngefäße. Durch dieses Verhalten bildet die Blutung aus den Meningealgefäßen praktisch die häufigste Ursache des Hirndrucks; wird der Druck der Blutung nicht durch Trepanation und Unterbinden des Gefäßes beseitigt, dann genügt er, um das geschilderte Symptomenbild des Hirndrucks hervorzurufen und den Patienten durch Atemlähmung zugrunde zu richten.

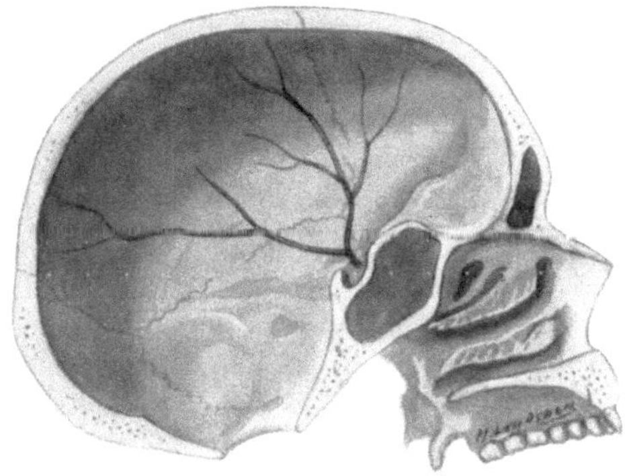

Abb. 9. Äste der Art. meningea med.

Hierbei ist es unwesentlich, ob die Blutung aus der Meningea media selbst oder, wie dies neuerdings behauptet wird, aus den Begleitvenen der Arterie bzw. aus dem Sinus Brecheti[1]) (sphenoparietalis) erfolgt.

Die Folge ist in allen Fällen ein zunehmendes Hämatom und ein lebensbedrohender Hirndruck. (Sofortige Trepanation!)

Für die Behandlung ist es natürlich von größter Wichtigkeit, vor dem Eingriff die Stelle der Blutung möglichst genau zu diagnostizieren. Es gibt dafür zwei Möglichkeiten:

1. Die klinische Herddiagnose,
2. das Röntgenbild.

Die klinische Herddiagnose aus den Hirnsymptomen entspricht den allgemeinen Regeln (s. Kapitel Hirnlokalisation). Die Schwierigkeit ist hier, daß die Herdsymptome durch den allgemeinen intrakraniellen Druck überlagert sind. Trotzdem gelingt es nicht selten, eine Seitendiagnose zu stellen (beispielsweise Spasmen der rechten Extremitäten und Sprachstörung, also linke motorische Region). Eine

[1]) Der Sinus Brecheti ist eine erweiterte Vena meningea media oder verläuft scheinbar selbständig in einer besonderen Knochenrinne am untersten Abschnitt zusammen mit der Arteria meningea media.

ganz wesentliche Unterstützung für diese Diagnostik aber bildet heute das Röntgenbild. Als Regel gilt auch hier, daß die verdächtige Seite plattennah aufgenommen werden muß. Dann sieht man nicht nur jeden Sprung, sondern auch seine Kreuzung mit den Gefäßfurchen. Und das ist wichtig. Denn wenn klinisch eine sichere intrakranielle Blutung vorliegt und man röntgenologisch die Kreuzung einer Frakturlinie mit einem der Meningealstämme findet, so hat man das Recht, hier die blutende Stelle im Schädel anzunehmen und auf diese Stelle einzugehen.

In der Regel ist die Blutung epidural; die Dura war unter starker Spannung vom Schädeldach abgehoben und gegen das Gehirn gedrängt. Auch subdurale Blutungen kommen vor. In diesem Falle wölbt sich bei der Trepanation die stark gespannte, bläulich durchscheinende Dura vor.

Therapie

Die einzige Therapie hierfür ist die sofortige Operation. Sie verläuft in der Regel folgendermaßen: Nach Trepanation der fraglichen Stelle stößt man sofort auf ein Hämatom, dessen geronnene Bestandteile oft mit großer Kraft durch die neu geschaffene Knochenöffnung nach außen entleert werden. Dahinter sprudelt in der Tiefe eine

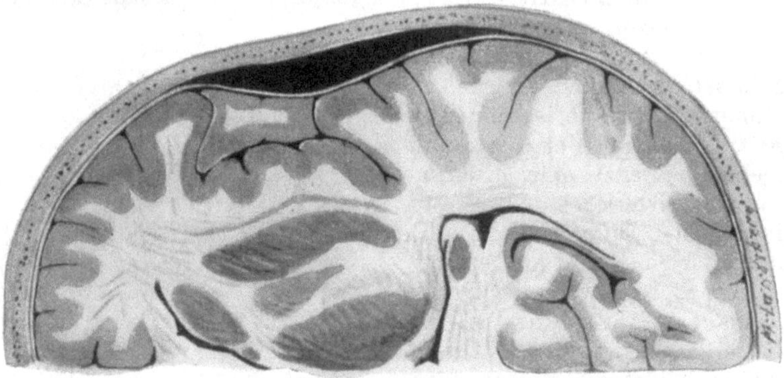

Abb. 10. Epidurale Blutung

arterielle Blutung. Sie kommt aus einem klaffenden Gefäßvolumen der zerrissenen Dura. Sobald man dieses Gefäß gefaßt und umstochen hat, ist vollkommene Ruhe; man kann die Hämatomreste ausräumen und braucht vor allen Dingen keine Knochen mehr zu opfern.

Außer durch Blutung der Meningealgefäße kann die Schädeldachfissur noch vitale Bedeutung erlangen durch Eröffnung der Nebenhöhlen und damit durch die Gefahr der Meningitis. Diese Frage wird aber bei der Basisfraktur besprochen.

Schädelbasisfraktur

Basisbrüche

Für die Basisfraktur läßt sich eine einfache Regel aufstellen: Man soll Frakturen nur nach Fraktursymptomen und nicht nach begleitenden neurologischen Symptomen diagnostizieren. Nun kommt es bei der frischen Schädelverletzung fast immer gerade auf die neurologischen Störungen, nämlich die Verletzung des Gehirns an. Infolgedessen soll man zuerst seine Diagnose: Hirnerschütterung oder Hirndruck? stellen. Die Diagnose am knöchernen Schädel kommt erst dann.

Ist man sich über den Zustand des Schädelinnern im klaren, das heißt, hat man sich für konservatives oder (nur sehr selten!) operatives Verhalten entschieden, dann mag man seine Aufmerksamkeit dem knöchernen Schädeldach zuwenden. Und auch jetzt gilt der eingangs aufgestellte Satz: Frakturdiagnosen nur nach Fraktursymptomen!

Druckschmerz, Krepitation und abnorme Beweglichkeit lassen sich an der Basis nicht feststellen. Es bleiben mithin nur indirekte Bruchsymptome, vor allem typisch lokalisierte Hämatome.

Dieses Weichteilhämatom am Schädel ist an sich nie eindeutig beweisend, da es auch bei Prellungen vorkommt. Auch Blutungen aus Nase und Ohr können durch Schleimhautverletzungen und Trommelfellrisse ausgelöst sein. Hierbei ist allerdings zu bemerken, daß sehr ausgiebige Blutungen aus dem Ohr immer etwas verdächtig auf Knochenblutung, also doch auf Felsenbeinfraktur sind.

Es gibt ein einziges objektiv sicheres Fraktursymptom der Schädelbasis: Den Abfluß von Liquor cerebrospinalis aus Ohr oder Nase. Beobachtet man aus Ohr oder Nase das dauernde Heraussickern oder -fließen einer wäßrigen, eventuell leicht blutig verfärbten Flüssigkeit, dann ist die Diagnose der Basisfraktur ganz sicher. Dieses Symptom ist aber relativ selten. Ich habe Liquorabfluß bei sechzig wohl sicheren Basisfrakturen im ganzen nur fünfmal gesehen, also noch nicht bei jedem zehnten Fall. Gleichzeitig ist es prognostisch sehr bedenklich; denn es bedeutet die Eröffnung eines gefährlichen Infektionsweges und die große Gefahr der Meningitis. Wir haben drei von fünf Fällen von Liquorabfluß verloren.

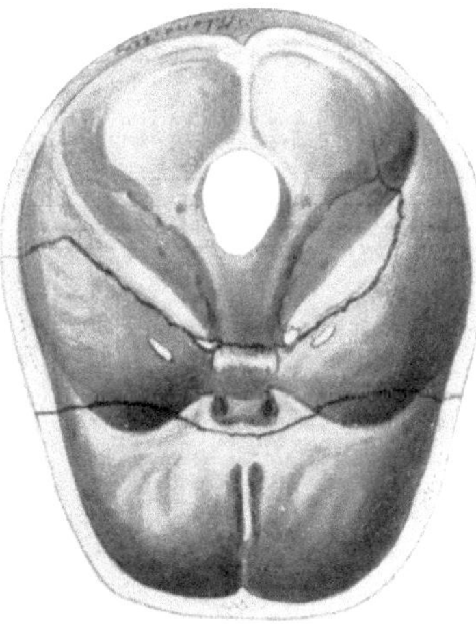

Abb. 11. Querfrakturen der Basis

Alle anderen Symptome sind mehr oder weniger unsicher und lassen sich nur in Kombination zur Diagnose verwerten. Bei einer logischen Kombination aber kann man oft nicht nur die Fraktur selbst diagnostizieren, sondern auch den Verlauf der Frakturlinie ziemlich genau bestimmen.

Dazu möchte ich kurz den Mechanismus und die pathologische Anatomie der Basisfraktur schildern.

Die Frakturen der Schädelbasis hängen ab von der einwirkenden Gewalt und der Stärke der Wandung. Der Mechanismus der Gewalteinwirkung ist von alters her Gegenstand eingehender physikalischer Studien gewesen. Diese Überlegungen sind theoretisch interessant; aber bei der klinischen Betrachtung des Falles spielen sie keine wesentliche Rolle. Der Schädel kann einmal an der Stelle der Gewalteinwirkung durch Biegung einbrechen, außerdem können von dieser Stelle Sprünge in meridionaler Richtung zum entgegengesetzten Pol verlaufen (Berstungsbrüche). Da die Gewalteinwirkung im allgemeinen in der Stoßrichtung am meisten fortgepflanzt wird, so entsteht die stärkste intrakranielle Verletzung weniger an der Stelle des Traumas als vielmehr an dem entgegengesetzten Pol (Contrecoup-Wirkung). Hier finden sich auch pathologisch anatomisch besonders häufig Gehirnkontusionen. Biegungsbrüche und Berstungsbrüche

Außer der Art der Gewalteinwirkung ist die Schädeldicke bestimmend für die Frakturlinien. Sie ist sehr verschieden. Die mittlere Schädelgrube ist durch ihre dünne Wandung bekanntlich ein besonderer Locus minoris resistentiae. Hierdurch weist sie etwa 60% aller basalen Frakturen auf. Die meisten Frakturen der mittleren Schädelgrube verlaufen quer und zwar entweder am Vorderrand der Pyramiden oder durch die Keilbeinflügel (s. Abb. 11). Beide Frakturtypen sind klinisch besonders wichtig. Sie eröffnen die häufigsten Eingangspforten der Meningitis. Die hintere Querfraktur (s. Abb.) läuft nicht nur vor der Pyramide, sondern geht sehr oft durch sie hindurch und eröffnet dadurch die inneren Gehörgänge. Die vordere Querfraktur (s. Abb.) schafft die gefährliche Verbindung mit den Nebenhöhlen der Nase. In beiden Fällen sind also auch ohne das Hinzutreten weiterer Komplikationen die Bedingungen zur aufsteigenden Infektion und zur Meningitis gegeben.

Neben diesen häufigsten Querfrakturen werden in Abbildung 12 und 13 Beispiele von längsverlaufenden und diagonalen Basisfrakturen gezeigt.

Die Basisfraktur ist stets eine sehr ernste Verletzung, einerseits wegen der geschilderten Meningitisgefahr, dann aber auch wegen der stets begleitenden schweren Gehirnsymptome. Über diese Gehirnsymptome muß einiges prinzipiell Wichtiges gesagt werden:

Es ist ein häufiger Denkfehler, daß man im Unterricht und in der Literatur die Basisfraktur selbst für diese Gehirnschädigungen verantwortlich macht. Vielmehr ist der Verlauf natürlich parallel: Der Knochenbruch ist die Folge einer Gewaltsummation am basalen Schädel, die Hirnsymptome sind Folge der Gewaltsummation am basalen Gehirn. Knochen und Hirnsymptome sind fast immer vergesellschaftet, weil eine Gewalteinwirkung, die typische Kraftlinien durch die Schädelbasis zieht, natürlich auch die basalen Hirnteile in Mitleidenschaft ziehen muß.

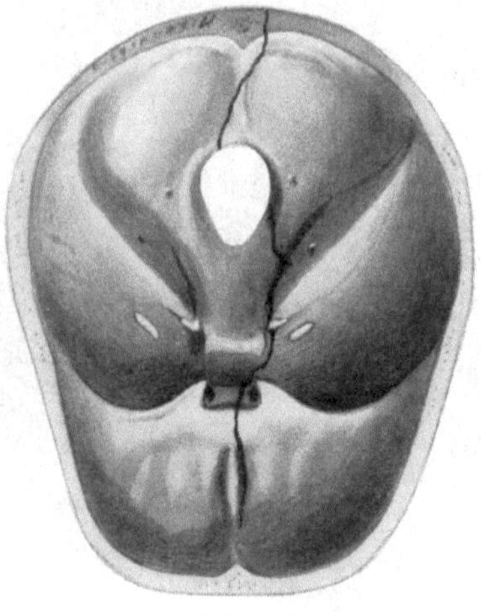

Abb. 12. Längsfraktur der Basis

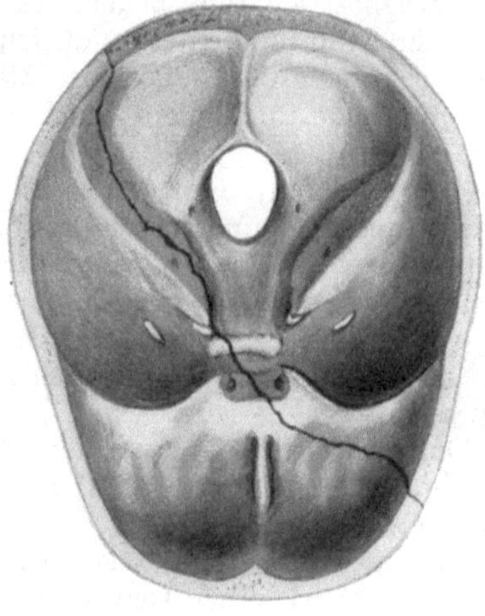

Abb. 13. Diagonale Fraktur der Basis

So finden wir in der überwiegenden Zahl der Fälle das Bild einer mittelschweren bis schwersten Commotio, die sich in der üblichen Zeit, also spätestens nach einigen Wochen, repariert. In anderen Fällen führt diese Commotio primär oder nach einigen Tagen zum Tode. Dieser Verlauf hängt aber nur von der Hirnschädigung ab, nicht von der Fraktur an sich.

Man sieht aus dem Geschilderten, daß sich die Basisfraktur fast regelmäßig mit einer schweren Commotio, oft auch mit bleibenden anatomischen Schädigungen des Gehirns vergesellschaftet. Extracerebrale Blutungen finden sich neben der Gehirnverletzung selbst meist nur als Nebenbefund, und schon hier sei gesagt, daß die Hirnschädigung selbst fast immer im Vordergrund steht. Das bedeutet therapeutisch:

Die Basisfraktur an sich gibt weder durch den Knochenbefund noch durch die intrakranielle Veränderung eine Veranlassung zum operativen Eingriff.

Differentialdiagnose Wenden wir uns jetzt den **differentialdiagnostischen Möglichkeiten** zu:

Liquorausfluß Das einzig sichere Zeichen, der Abfluß von Liquor aus Ohr oder Nase ist selten (s. oben).

Der Abfluß von Blut aus Ohr oder Nasenhöhle ist nicht streng beweisend (s. oben).

Weichteilhämatome Weichteilhämatome sind ebenfalls nicht eindeutig beweisend, finden sich aber sehr häufig bei der Basisfraktur in der Gegend der Frakturlinien. Bei Frakturen der vorderen Schädelgrube sind es besonders Hämatome und Ödeme der Augengegend; die prall geschwollenen Lider verschließen die Augenöffnung mehr oder weniger vollkommen, am Bulbus finden sich subconjunctivale Blutungen. Aber, wie gesagt, auch ohne Fraktur können Schläge gegen Stirn und Gesicht (beispielsweise beim Boxkampf) schwere Hämatome und Ödeme dieser Gegend bedingen, da die Lidgegend durch ihre lockere Gewebsstruktur bekanntlich zu Ödemen besonders disponiert ist.

Wichtig für die Diagnose kann der Augenbefund sein. Während das doppelseitige Ödem der Augengegend nichts Sicheres beweist, ist ein einseitiges starkes Ödem, oft verbunden mit einem Exophthalmus, das Zeichen einer Frakturlinie, die die Orbita betroffen hat. Die retrobulbäre Blutung kann sehr erheblich sein und im Einzelfall einen Eingriff zur Rettung des gedehnten Sehnerven rechtfertigen. Augenstörungen

Diagnostisch wichtig ist die einseitige Amaurose (S. 45). Sie beweist, daß eine Verletzung des Sehnerven peripher vom Chiasma stattgefunden hat; denn die zentraleren Störungen sind doppelseitig und partiell. Die häufigste Ursache für die einseitige Amaurose bei der Schädelverletzung ist die Schädigung des Sehnerven im Foramen opticum. Hier kann man sich, wenn es der Allgemeinzustand erlaubt, ebenfalls zum Eingriff veranlaßt sehen, um durch Freilegung des gesplitterten Foramens vom Sehnerven zu retten, was zu retten ist. Die Aussichten hierzu sind allerdings gering, weil die Quetschung des Nerven oft irreparabel ist. Ophthalmoskopisch haben wir dann meist sehr bald das Bild der Sehnervenatrophie.

Hirnnervenverletzungen (S. 21) sind bei der Basisfraktur häufig, in einem Fünftel bis zu einem Drittel der Fälle. Rein mechanisch ist zu verstehen, daß durch den intrakraniellen Verlauf der Nerven und ihren engen Zusammenhang mit Schädel und Dura an ihrer Austrittsstelle bei einem Basisbruch alle Möglichkeiten der Verletzung gegeben sind. So kommen durchs Trauma selbst Zerreißungen und Quetschungen, Ausreißungen aus dem Gehirn vor, außerdem Lähmungen durch den Druck eines Hämatoms oder Blutung in die Nervenscheide, Quetschung durch Callusmasse. Nach dem Entstehungsmechanismus richten sich Verlauf und Prognose. Während Zerreißung oder Quetschung irreparabel ist, ebenso die Kompression durch Callus, bilden sich die Lähmungen durch die Hämatome zurück. Dieser Verlauf läßt sich im Anfang nicht erkennen; im allgemeinen spricht eine komplette Lähmung unmittelbar im Anschluß an die Verletzung für eine irreparable Nervenzerstörung. Immerhin liegen die Verhältnisse günstiger als beim Opticus, der ja als Gehirnteil nach Zerstörungen überhaupt nicht regeneriert. Hirnnervenverletzung

Der Häufigkeit nach steht an der Spitze die Facialislähmung, dann die Lähmungen der Augenbewegung (am häufigsten Abducens). Die Abducenslähmung macht sich frühzeitig durch den Strabismus convergens bemerkbar. Wenn sich diese Lähmung nicht zurückbildet, können sekundäre Schieloperationen notwendig werden.

Auch Lähmungen der anderen Hirnnerven werden bei der Basisfraktur nicht selten beobachtet; diagnostische Einzelheiten werden im Abschnitt „Gehirnlokalisation" geschildert.

Aus dem Vorstehenden ist also zu ersehen, daß wir bei der Basisfraktur von direkten und indirekten diagnostischen Symptomen sprechen müssen. Von den direkten Symptomen ist objektiv sicher eigentlich nur der Abfluß von Liquor aus Nase oder (bei gleichzeitig perforiertem Trommelfell) Ohr. Die übrigen direkten Symptome der Frakturlehre lassen sich nur mit großer Vorsicht verwerten.

Von den indirekten Symptomen sind am typischsten die Verletzungen einzelner Hirnnerven. Aber auch hier ist diagnostisch Vorsicht geboten. Beispielsweise kann Taubheit außer durch Schädigung des Nervus acusticus auch durch Labyrintherschütterung hervorgerufen sein. Die Gehirnsymptome selbst schließlich, von der leichten Commotio bis zur tödlichen Hirnquetschung sind für sich allein ebenfalls nicht beweisend, weil sie mit und ohne Basisfraktur in gleicher Weise auftreten können.

Röntgenbild

Auch das Röntgenbild versagt bei der Basisfraktur vorläufig noch sehr häufig. Während an der Konvexität schon kleinste Fissuren mit größter Deutlichkeit erkennbar sind, bleiben Fissurlinien an der Basis auch bei guter Technik meist verborgen. Wir können aber den Schluß ziehen, daß senkrecht ansteigende Fissuren an der Seitenwand, die im Röntgenbild zu sehen sind, meist auch über die Basis weiter verlaufen oder vielmehr Ausläufer von ausgedehnteren Basisfrakturen sind. Bei guter Röntgentechnik geben neuerdings gezielte Spezialaufnahmen der Schädelbasis nicht selten positive Befunde.

Wie aber schon mehrfach ausgeführt, bedeutet die Schwierigkeit der Frakturdiagnose keine praktische Gefahr; denn die Diagnose „Basisfraktur" ist uns wichtig nur für die Prognose, insbesondere für die Meningitisgefahr, nicht aber für unser primäres therapeutisches Handeln. Sowohl die Commotio allein als auch die Commotio mit basalem Knochenbruch müssen streng konservativ behandelt werden. Nur ein einziger differentialdiagnostischer Gesichtspunkt ist auch bei der Basisfraktur therapeutisch bestimmend: die frühzeitige Erkennung des Hirndrucks, also der intrakraniellen Blutung. Wie bei allen anderen Kopfverletzungen zwingt sie auch bei der Basisfraktur zur sofortigen Trepanation. Der Ungeübte muß sich hier jedoch vor einem diagnostischen Irrtum hüten:

Die Basisfraktur bietet durch die sie begleitenden Hirnschädigungen meist ein sehr schweres, lebensbedrohendes Krankheitsbild; diese Lebensgefahr aber gibt an sich keine Berechtigung zum operativen Eingriff. Denn sie beruht in der weit überwiegenden Mehrzahl der Fälle in der Hirnschädigung selbst. So schwer es auch fallen mag, einen solchen Patienten ohne Versuch der Rettung sterben zu lassen, so sinnlos ist ein chirurgischer Eingriff ohne strikte Indikation. Aussicht bietet einzig und allein der Befund eines echten Hirndrucks mit typisch zunehmendem Druckpuls. Er ist bei der Basisfraktur extrem selten.

Im weiteren Verlauf ist bei der Basisfraktur dann auf die Entstehung der Meningitis zu achten, deren Diagnose in einem besonderen Kapitel geschildert wird (S. 24).

Symptome der Basisfraktur

a) Direkte Symptome.

1. Sicher: Abfluß von Liquor aus Ohr oder Nase.
2. Nur mit anderen verwertbar:
   a) Blutung aus Nase und Ohr (Ausschaltung von reinen Weichteilblutungen!).
   b) Hämatom mit typischem Sitz (am Warzenfortsatz, in der Augengegend, retrobulbär).

b) Hirnsymptome.

1. Hirnnervenverletzungen (besonders häufig Facialis- und Oculomotoriuslähmung).
2. Symptome der klinischen „Commotio" (meist schwer).

   Anmerkung:

   Nur sehr selten: echter zunehmender Hirndruck durch intrakranielle Blutung.

Prognose

Prognose: Zweifelhaft, aber keineswegs aussichtslos. Auch klinisch schwerste Fälle können nach Tagen noch überraschend heilen. Der Tod erfolgt in den ersten Tagen durch die Hirnschädigung und die hinzutretende Pneumonie, später unter Umständen durch Meningitis.

Therapie

Konservativ und analeptisch. Vorsorge gegen Pneumonie! Trepanation nur ganz selten geboten durch echten zunehmenden Hirndruck (s. d.).

Untersuchungsschema bei der Kopfverletzung

Systematischer Verlauf einer Untersuchung beim stumpfen Schädeltrauma

(Chronologisch geordnet)

1. Betrachtung des Allgemeinzustandes (Bewußtsein? Erbrechen? Anderweitige Verletzungen? Intoxikation?).
2. Aufnahme einer genauen Anamnese von seiten der Begleitpersonen.
   a) Liegt sicheres Schädeltrauma vor?

b) Hat sich der Zustand gebessert oder verschlechtert?
c) War der Patient unmittelbar nach dem Unfall bewußtlos und hat sich das Bewußtsein gebessert oder
d) hat er umgekehrt anfangs noch Angaben gemacht und ist er erst späterhin tief bewußtlos geworden?

Frage c) und d) sind von größter Wichtigkeit für die Diagnose des Hirndrucks!

3. Genaue Untersuchung des Pulses (S. 5).
   a) Liegt ein deutlich verlangsamter, stark gespannter Puls bei hohem Blutdruck vor (Druckpuls: Indikation zur Trepanation!)?
   b) Ist der Puls bei schwerstem Allgemeinzustand klein und jagend? (Vaguslähmung, schlechte Prognose, Operation meist schon aussichtslos).
   c) Falls Puls annähernd normal: Puls und Blutdruck genau registrieren, um durch fortgesetzte $^1/_4$stündliche Prüfung einen zunehmenden Hirndruck rechtzeitig feststellen zu können.
4. Eingehende Untersuchung des Bewußtseins. Der Grad der Bewußtlosigkeit ist an sich nicht charakteristisch, dagegen muß jede Verschlechterung genau beachtet werden (s. 2c und 2d). Den primären Stand des Bewußtseins genau feststellen und $^1/_4$stündlich weiter kontrollieren. (Verschlechterung bei zunehmendem Druckpuls [3c] pathognomonisch für Hirndruck durch intrakranielle Blutung. Operation!).
5. Betrachtung des Schädels auf Fraktursymptome (s. S. 16ff. u. 20).
   a) Abfluß von Liquor aus Ohr oder Nase (sicheres Fraktursymptom).
   b) Abfluß von Blut aus Ohr oder Nase (für Frakturdiagnose verwertbar nur mit anderen Symptomen zusammen).
   c) Weichteilhämatome (wie bei 5b).
   d) Hirnnervenverletzungen:
   Opticus. Einseitige Ameurose, namentlich bei Deformierung des Foramen opticum (Frakturen der vorderen Schädelgrube) Facialis, schlaffer Mundwinkel, Lagophthalmus. Abducens. Strabismus convergens. Oculomotorius, Acusticus und andere Hirnnerven, s. S. 19.
6. Röntgenbilder des Schädels.
   Bei Basisfrakturen meist kein Ergebnis. Gewölbeverletzungen stets erkennbar; die verdächtige Stelle plattennah aufnehmen!
7. Den erstmalig aufgenommenen Status mindestens $^1/_2$stündlich nachkontrollieren; denn **es kommt bei der Diagnose der frischen Schädelverletzung in allererster Linie darauf an, den zunehmenden Hirndruck nicht zu übersehen,** der sich in Bewußtlosigkeit, Reizsymptomen der Extremitätenmuskulatur, insbesondere aber in dem charakteristischen Vagusdruckpuls äußert. Dann und nur dann muß sofort operiert werden.

Kopfschüsse

Wir unterscheiden beim Kopfschuß reine Weichteilschüsse und Schädelverletzungen, also Schußfrakturen.

In der Zeit vor dem Kriege war der Weichteilschuß eine häufige Verletzung, namentlich beim Selbstmord. Die billigen, kleinen Trommelrevolver, die damals die fast einzige Waffe des großen Publikums bildeten, schlugen in der Mehrzahl der Fälle nicht durch. Man fühlte das kleine Geschoß meist dicht unter der Einschußwunde außerhalb des Schädels und konnte es leicht herausnehmen.

Seither haben sich diese Verhältnisse grundlegend geändert. Die ganze Kriegsgeneration ist in der Handhabung guter Handfeuerwaffen ausgebildet worden; die Verwendung schlechter Waffen auch beim Selbstmord ist selten. Hierdurch hat der Kopfschuß beim Suicid einen sehr ernsten Charakter angenommen.

Im Kriege unterschieden wir Artillerieverletzungen und Gewehrschüsse. Von den Artillerieverletzungen haben perforierende Granatsplitter stets eine besonders schlechte Prognose, weil sie durch ihre zackige Form schwere Verletzungen setzen und fast immer von Infektionen gefolgt sind.

Die Schrapnellkugeln hatten eine relativ geringe Durchschlagskraft und wurden durch den Stahlhelm oft wirksam abgelenkt, blieben aber nicht selten auch an der Außenfläche des Schädels stecken. Sie können das Schädeldach mehr oder weniger tief eindellen und noch von außen als Halbkugel zu fühlen sein. Solche Schrapnellverletzungen tragen den Charakter der Impressionsfraktur und unterliegen deren operativer Indikation: die Wundverhältnisse müssen chirurgisch klargelegt, eingesprengte Internasplitter müssen herausgezogen werden.

Steckschüsse durch Artilleriegeschoß waren leider sehr häufig; das zackige oder kuglige Projektil hatte nicht die Durchschlagskraft des Gewehrgeschosses, blieb irgendwo im Gehirn stecken und wurde dort oft der Ausgang einer tödlichen Infektion.

Die Geschosse der modernen Handfeuerwaffen haben, wie bemerkt, eine große Durchschlagskraft. Im Nahkampf schießt sowohl Karabiner als auch Selbstladepistole meist glatt durch den Schädel hindurch. Hier ist, wie bei allen Schußverletzungen, der Ausschuß größer als der Einschuß. Dieser Unterschied ist am Schädel durch die hydrodynamische Wirkung von Gehirn und Liquor besonders deutlich.

In diesem Zusammenhang muß die explosionsartige Wirkung erwähnt werden, die ein Infanteriegeschoß, aus nächster Nähe abgefeuert, auf den Hirnschädel ausüben kann. Das Schädeldach kann hierbei vollkommen zertrümmert, das Gehirn zerfetzt und weggeschleudert werden (Krönleinscher Schädelschuß).

Ich sah solche Zertrümmerungen in großer Zahl nach einem Häuserkampf auf dem östlichen Kriegsschauplatz. Die Defekte waren so ausgedehnt, daß das Gerücht entstand, die Russen hätten den Verwundeten mit Beilen die Köpfe eingeschlagen. Es handelt sich aber — auch nach den von uns angestellten Ermittelungen — durchweg um Nahschüsse im Handgemenge.

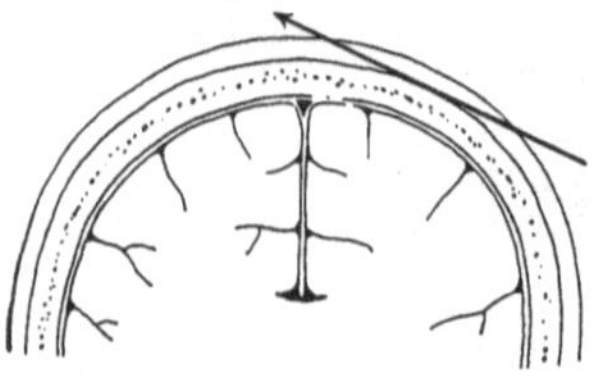

Abb. 14. Tangentialer Weichteilschuß

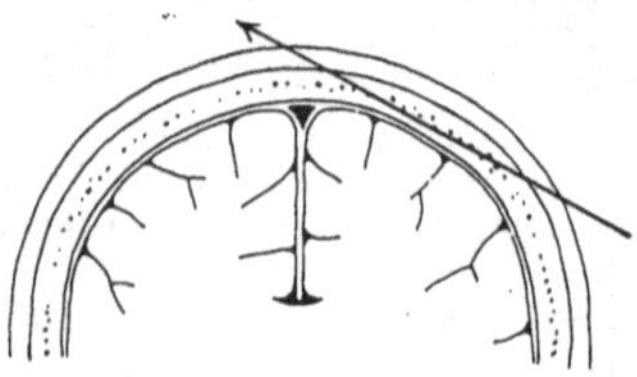

Abb. 15. Tangentialer Knochenschuß bzw. Rinnenschuß

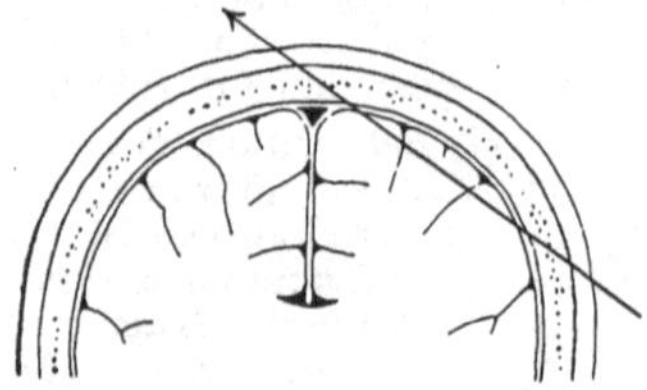

Abb. 16. Segmentaler Durchschuß

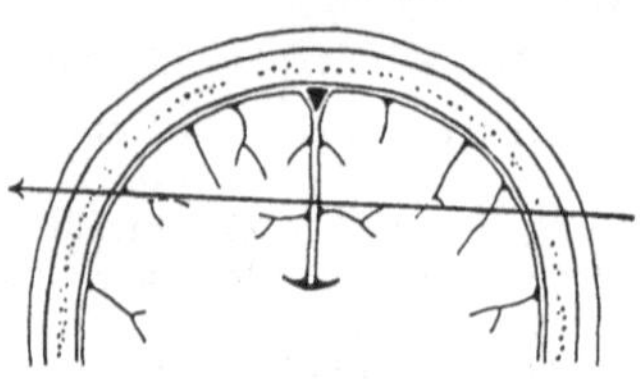

Abb. 17. Diametraler Durchschuß

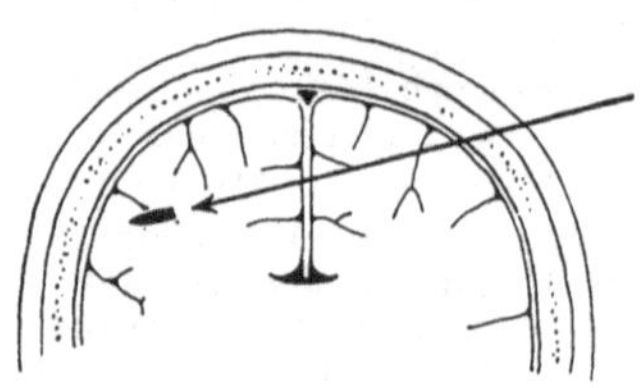

Abb. 18. Steckschuß

Abb. 14—18. Verschiedene Arten der Kopfschüsse

Ihrem Verlauf nach unterscheiden wir bei den Kleinkaliberschüssen folgende Typen.

1. Tangentiale Weichteilschüsse und äußere Prellschüsse.
2. Tangentiale Schädelschüsse und Rinnenschüsse.
3. Segmentale Durchschüsse.
4. Diametrale Durchschüsse.
5. Steckschüsse.

Die Abbildungen bedürfen keiner Erläuterung. Die Therapie aber macht besondere Feststellungen erforderlich.

Tangentialer Weichteilschuß

Mit der Diagnose „tangentialer Weichteilschuß" darf man sich nur beruhigen, wenn absolut sicher keine Knochenverletzung darunterliegt. Täuschungen sind hier leicht möglich und können verhängnisvoll werden. Im Felde mußte man sich mit dem Auseinanderziehen der Wundränder und nachher mit einer genauen Beobachtung der Hirnsymptome begnügen. Bei den Verletzungen des Friedens kann das Röntgenbild sofort eine sichere Entscheidung bringen.

Tangentialer Schädelschuß

Rinnenschuß

Die tangentialen und Rinnenschüsse sind chirurgisch besonders wichtig. Die Interna ist meist ausgiebig gesplittert, die Wundränder sind verschmutzt, Haare und sonstige Fremdkörper oft in die Tiefe hineingequetscht; dies alles zwingt zur sorgfältigen operativen Wundtoilette. Für die Prognose wichtig ist die Frage, ob die Dura intakt oder zerrissen ist. Ist sie unverletzt, so wird man sich hüten, durch unnötige Manipulationen der Infektion einen Eintrittsweg zu schaffen. Bei den Rinnenschüssen ist sie aber meist aufgerissen, was an dem vorquellenden Gehirn zu erkennen ist. Hier müssen wir vollkommen klare und reine Wundverhältnisse schaffen. Jeder Fremdkörper, der in einer solchen verschmutzten Wunde zurückgelassen wird, kann den Ausgangspunkt einer Infektion bilden. Noch Jahre nach der Ausheilung entstehen unter solchen Narben Gehirnabscesse.

Segmentaler Durchschuß

Auch die „segmentalen Durchschüsse" weisen meist sehr ausgedehnte Internasplitterung auf und ähneln in ihrem Charakter den tangentialen Schüssen. Hier wird man — ebenfalls mit Hilfe guter Röntgenbilder — schon vor der Operation entscheiden müssen, ob man nur Ein- und Ausschuß säubern will, oder die dazwischenliegenden Knochenbrücken wegen ausgedehnter Zertrümmerung opfern muß. Diese Frage ist nur von Fall zu Fall zu entscheiden.

Diametraler Durchschuß

Bei den diametralen Durchschüssen verhält man sich so konservativ wie möglich, denn das chirurgische Eingehen auf Ein- und Ausschuß kann den Schußkanal selbst nicht säubern. Wenn das doppelseitige Röntgenbild ausgedehnte Splitterungen, insbesondere am Ausschuß, zeigt, kommt die chirurgische Wundtoilette der Schußlöcher in Frage. Nach den Erfahrungen der Kriegschirurgie aber entschließt man sich stets etwas schwer dazu, weil diametrale Durchschüsse oft überraschend reaktionslos ausheilen und das Eingehen in verschorfte Schußlöcher nur neue Infektionsgefahr schafft. Im allgemeinen bevorzuge ich daher konservatives Verhalten, solange nicht die später zu besprechenden Symptome zum Eingriff zwingen.

Steckschuß

Steckschüsse sind im Beginn sehr ernst zu beurteilen; sie sind leicht die Träger einer latenten Infektion. Ob eine solche Infektion vom Geschoß aus aufflackern wird, ist im Anfang nicht zu entscheiden. Um so genauer ist der Allgemeinzustand zu beachten, um den etwa notwendigen Eingriff nicht zu versäumen. Die Lage des Geschosses läßt sich röntgenologisch stets eindeutig bestimmen. Auf Tiefenberechnungen verzichten wir, weil zwei senkrecht aufeinanderstehende Aufnahmen — unterstützt durch Bleimarken an der Kopfhaut — dem Operateur genügend Anhaltspunkte geben. Sehr schön und sinnfällig sind stereoskopische Aufnahmen (man vergesse aber auch hier nicht Bleimarken auf dem Schädeldach!).

Therapie

Primär wird man das Geschoß nur dann herausholen, wenn es technisch leicht erreichbar ist. Das ist nicht ganz selten der Fall, wenn es an der gegenüberliegenden Schädelwand abgeprallt und in ihrer Nachbarschaft liegen geblieben ist. In der Tiefe des Gehirns wird man nur ungern suchen, nicht wegen der technischen Schwierigkeiten, sondern wegen der latenten Infektion. Freilich kann auch hier die Lage des Geschosses eine zwingende Indikation abgeben. Nach den Erfahrungen im Kriege lasse ich Geschosse in der Nachbarschaft der Ventrikel nur sehr ungern stecken. Durchbruch des Erweichungsherdes in die Ventrikel ist meist gleichbedeutend mit tödlicher Meningitis.

Die Gefahr des Kopfschusses ist die Infektion. Während man Blutung und Hirndruck nach den in den vorigen Kapiteln geschilderten Regeln erkennen und bekämpfen kann, setzt die Infektion beim Kopfschuß so schleichend ein, schafft durch langsame Infektion der Meningen oder der Ventrikel so schwere Veränderungen, daß die Therapie oft machtlos ist. Es fehlt ein chirurgischer Angriffspunkt. So steht man einem Kopfschuß mehr oder weniger fatalistisch gegenüber, wenn auch die Prognose bei den Kleinkaliberdurchschüssen im allgemeinen günstig ist. Auch bei Ausbleiben von Meningitis und Ventrikelinfektion ist die Spätgefahr stets der Gehirnabsceß (s. d.).

Herdsymptome der Kopfschüsse

Die Herdsymptome der Kopfschüsse sind nach den Richtlinien verständlich, die im Kapitel „Lokalisation des Hirntumors" (S. 37) gegeben werden. Besondere Erwähnung soll hier nur eine Verletzung finden, die beim Suicidversuch eine verhängnisvolle Rolle spielt: der Durchschuß eines Opticus oder gar des Chiasma opticum beim Schuß in die Schläfe. Durch quere Haltung der Schußwaffe schießt sich der Selbstmörder extracerebral durch die Schädelbasis oder durch die Orbita; die Folge ist irreparable Sehnervenzerstörung.

Chiasma opticum

Untersuchungsschema beim Kopfschuß

Aus dem Gesagten geht folgendes hervor: Beim Kopfschuß

Untersuchungsschema

1. Schußrichtung feststellen, diametrale Durchschüsse im allgemeinen konservativ, tangentiale und Rinnenschüsse operativ behandeln.
2. Allgemeine Indikation nach den Regeln der stumpfen Gehirnverletzungen stellen. Insbesondere achten auf zunehmenden Hirndruck durch intrakranielle Blutung (s. „Hirndruck").
3. Röntgenbild aus 2 Ebenen.
4. Auf Herdsymptome untersuchen.
5. Im weiteren Verlauf Gefahr von Meningitis und Hirnabsceß.

II. Folgeerscheinungen der Kopfverletzungen

A. Traumatische Meningitis

Meningitis traumatica

Die Meningitis findet nach einem Schädeltrauma ihre Eintrittspforte
1. von einer perforierenden Wunde aus,
2. von den durch die Fraktur eröffneten Nebenhöhlen.

Die erste Eingangspforte findet sich am häufigsten bei den Schußverletzungen, die zweite bei den Basisfrakturen. Pathologisch-anatomisch handelt es sich meist um eine eitrige Infektion der Subarachnoidealräume, der Pia und der subpialen Räume; die Eiterung zieht den Pialraum entlang; bei der Autopsie findet man meist größere Strecken Gehirnrinde befallen, der Liquor ist in der Regel getrübt bis eitrig.

Die Diagnose der traumatischen Meningitis ist dadurch erschwert, daß die primären aseptischen Symptome der Kopfverletzungen zunächst das Bild beherrschen. Entweder sind es die lokalen Symptome des Kopfschusses oder die Commotio (S. 3) und Compressio (S. 5) der stumpfen Schädelverletzung. In diese Symptome hinein, die in den vorigen Kapiteln ausführlich geschildert wurden, mischt sich nun das Bild der beginnenden Infektion, die nach einer komplizierten Kopfverletzung schon am 2. Tage unter ansteigendem Fieber und zunehmender Benommenheit zur tödlichen Meningitis führen kann; andererseits kann in jedem Stadium einer Kopfverletzung die Meningitis den bis dahin normalen Heilverlauf überfallen und damit jede Prognose über den Haufen werfen. Dies muß der Praktiker wissen und bei jeder schwereren Kopfverletzung die endgültige Prognose vorsichtig stellen.

Klinischer Verlauf

Die primäre Commotio ist abgeklungen. Der Patient befindet sich am 7. oder 8. Tage einer Kopfverletzung verhältnismäßig wohl. Das Bewußtsein ist vollkommen klar, Temperatur ist nicht vorhanden, der Appetit ist gut. Die sorgfältige Untersuchung hat keinen Anhaltspunkt für Fraktur ergeben; anscheinend lag nur eine Commotio mäßigen Grades vor. Da fühlt sich im Laufe des 8. Tages der Patient plötzlich auffallend matt. Übelkeit und Brechreiz tritt auf. Der Patient macht schon innerhalb weniger Stunden einen schwerkranken Eindruck. Die Temperatur steigt staffelförmig an, das Bewußtsein wird trübe. Der Puls zeigt keine Anzeichen eines akuten Hirndrucks, wird klein und entspricht der Temperatur. Dies ist das typische Einsetzen der sekundären Meningitis. Gewöhnlich verschleiert sich dann bald das Bewußtsein, schon am ersten Tag der Verschlimmerung beginnt die Nackensteifigkeit und das Kernigsche Phänomen, Zitterkrämpfe der Extremitäten, Monospasmen und Monoparesen verschiedenster Art können in der Folgezeit auftreten.

Kernigsche Zeichen

Lumbalpunktat

Das Lumbalpunktat[1]) ist meist schon frühzeitig trübe mit den deutlichen Zeichen der akuten Infektion. Allerdings muß man daran denken, daß auch bei

[1]) Das Lumbalpunktat ist normalerweise farblos, wasserklar und ungerinnbar; spez. Gewicht 1,005—1,010. Kennzeichen der Meningitis sind 1. Trübung, 2. Zellvermehrung, 3. Globulinvermehrung, 4. Erhöhung des Liquordrucks.

1. Trübung. Die verschiedenen Grade der Trübung vom normalen wasserklaren Aussehen bis zur völligen Undurchsichtigkeit und Eiterbildung sind schon mit dem bloßen Auge zu erkennen. Die Trübung entsteht hauptsächlich durch

2. Zellvermehrung. Normalerweise befinden sich 0—5 Zellen im Kubikmillimeter. Die Zellzählung erfolgt beispielsweise mittels folgender Methode: In eine Mischpipette für weiße Blutzellen saugt man bis zur Marke 1 Zählflüssigkeit (4—5%ige Essigsäure und Methylviolett), bis zur Marke 11 Liquor auf, mischt und beschickt damit eine Zählkammer nach Fuchs und Rosenthal. Wenn man die in der ganzen Kammer gezählten Zellen durch 3 dividiert, erhält man die Anzahl der in einem Kubikmillimeter enthaltenen Zellen. Bei Blutbeimengung ist die Auszählung natürlich unbrauchbar.

3. Globulinvermehrung. a) (Phase I nach Nonne-Apelt-Schumm). Man mischt zu gleichen Teilen Liquor und gesättigte Ammoniumsulfatlösung, schüttelt die Mischung und liest nach 3 Minuten das Resultat ab (klar, Spur, Opaleszenz, ... Trübung). b) Pandys Reaktion. In ein mit gesättigter Carbolsäurelösung gefülltes Uhrschälchen läßt man einen Tropfen Liquor einfließen. Nach 3 Minuten wird die Stärke der auftretenden Trübung abgeschätzt. Zum Vergleich dient ein normaler Standardliquor.

4. Druckerhöhung. Eine diagnostisch in Betracht kommende Erhöhung des Liquordrucks ergibt sich schon aus der Ausflußart und Menge, so daß eine Bestimmung mittels Manometers meist unnötig ist. Die Druckbestimmung ist illusorisch, wenn durch Verklebungen im Lumbalkanal oder im Bereich des Foramen occipitale eine Fortpflanzung des Druckes vom Schädel bis in den Lumbalsack unmöglich ist.

Betreffs der vorstehend nicht genannten Methoden (Goldsolreaktion, Gesamteiweißbestimmung, Hämolysinreaktion usw.) muß auf die Lehrbücher der inneren Medizin verwiesen werden.

bestehender Meningitis der Liquor klar sein kann, wenn infolge von Verklebungen keine freie Kommunikation mit dem Lumbalpunkt besteht. Wenn man trotzdem in diesem Stadium gern lumbalpunktiert, so geschieht es in dem Wunsche, die beginnende Infektion mit ihrer gefährlichen Druckvermehrung von Anfang an therapeutisch zu beeinflussen. Auch ich hatte von der wiederholten Punktion im Frühstadium der meningitischen Reizung wiederholt einen günstigen Eindruck; freilich wird man sich bei der echten eitrigen Meningitis auch von der wiederholten systematischen Lumbalpunktion nichts versprechen dürfen (siehe auch Kapitel: Lumbalpunktion).

Denn die Prognose der echten Meningitis ist absolut schlecht. Bei der charakteristischen Wehrlosigkeit der Schädelhöhle gegen Infektionen verfällt der Patient sehr schnell unter den geschilderten Symptomen. Wo sich das klinische Bild der beginnenden meningitisartigen Erkrankung nach mehrfach entlastender Lumbalpunktion auffallend bessert, hatte es sich mit Sicherheit nicht um eine echte Meningitis gehandelt, sondern um das Krankheitsbild, das wir als Meningitis serosa bezeichnen (s. u.).

Ruhe; im Anfang Lumbalpunktion. Bei ausgebrochener Meningitis aussichtslos. *Therapie*

Meningitis serosa

Dem Frühstadium der eitrigen Meningitis ist symptomatisch sehr ähnlich die Meningitis serosa. Dies zuerst von Quincke, in der Chirurgie von Payr ausführlich beschriebene Krankheitsbild tritt als allgemeine Liquorvermehrung auch bei stumpfen oder aseptischen Schädelverletzungen in die Erscheinung, außerdem aber als sympathische oder begleitende Reizung in der Umgebung einer infizierten Wunde nach Art des kollateralen Ödems. Die Erscheinungen der Meningitis serosa ähneln zunächst täuschend einer beginnenden eitrigen Meningitis. Der Liquor ist stark vermehrt und steht unter hohem Druck, ist aber klar, zellarm und bakterienfrei. Die endgültige Unterscheidung von der eitrigen Meningitis wird erst durch den Verlauf gegeben: Die Prognose ist bei der Meningitis serosa ausgesprochen günstig, bei der eitrigen Meningitis durchaus schlecht. Meningitis serosa

Zeigt also ein Patient im Anschluß an eine Kopfverletzung die typischen Anzeichen einer beginnenden Meningitis, Nackensteifigkeit, Kernig, ja oft auch Ansteigen von Temperatur, so kann zunächst das Lumbalpunktat entscheiden: ist es trübe, zellreich und bakterienhaltig, so handelt es sich um eine Meningitis purulenta mit ihrem fast durchweg tödlichen Ausgang. Ist dagegen das Punktat klar, so kann zwar ebenfalls eine abgekapselte eitrige Meningitis vorliegen (siehe oben), es kommt aber mit größerer Wahrscheinlichkeit die Meningitis serosa in Frage. Schon die nächsten Tage bringen meist die Entscheidung: wiederholtes vorsichtiges Ablassen von kleinen Liquormengen bringt bei der Meningitis serosa schnelle Besserung auch der klinischen Erscheinungen; die Meningitis purulenta dagegen läßt sich in ihrem schweren klinischen Verlauf nicht aufhalten und führt unter den geschilderten Erscheinungen meist rasch zum Tode.

Ruhe, Lumbalpunktion. *Therapie*

B. Hirnabsceß

Die Diagnose der frischen Kopfverletzung war leicht, die der traumatischen Meningitis für den Erfahrenen ebenfalls nicht besonders schwierig. Anders dagegen steht es mit dem Hirnabsceß, einer leider nicht ganz seltenen Folge der stumpfen, namentlich aber der offenen Schädelverletzung.

Schulmäßig unterscheiden wir beim Hirnabsceß den sogenannten akuten und den chronischen. Der akute bildet sich verhältnismäßig kurz nach der Verletzung in der Tiefe der Schädelwunde oder in ihrer nächsten Umgebung. Er ist ein Rindenabsceß und tritt relativ früh, oft schon wenige Tage nach der Verletzung auf. Bei Akuter Hirnabsceß der operativen Inspektion der freigelegten Wunde sieht man aus dem krank und ödematös aussehenden Gehirn gelegentlich Eitertröpfchen quellen und erkennt hieran die Retention in der Rinde. Denn es handelt sich meist um eine Retention in der durch Knochenstücke oder Fremdkörper verschmutzten Wunde. Hierbei ist das Aussehen der Wunde nicht beweisend; auch eine sauber granulierende Wunde kann einen dicht darunter sitzenden Absceß verbergen. Nicht entdeckt kann der Absceß um sich greifen und zur tödlichen Meningitis führen. Nach der Stelle der Rinde richten sich die Herderscheinungen; das sicherste diagnostische Mittel aber ist, wie gesagt, die sorgfältige operative Wundrevision.

Chronischer Hirnabsceß

Viel schwieriger ist die Diagnose des chronischen Abscesses. Wochen, Monate, ja sogar Jahre nach der völligen Ausheilung der Kopfverletzung kann sich schleichend und mit vollkommen uncharakteristischen Erscheinungen in der Tiefe ein Absceß ausbilden, der in kürzester Zeit zum Tode führt. Die wichtigste Eigenschaft dieses Spätabscesses ist eine negative: daß nämlich das typische Zeichen der sonstigen Abszesse, das Fieber, vollkommen oder fast vollkommen fehlen kann. Nur Kopfschmerzen, Schwindelgefühle, gelegentlicher Brechreiz, zänkisches und reizbares Wesen sind die Anzeichen der Erkrankung. Ohne weitere Vorboten kann sie dann durch Durchbruch in die Ventrikel oder Infektion der Meningen akut zum Tode führen.

Die Pathogenese des sekundären traumatischen Abscesses ist verschiedenartig. Entweder entsteht er aus lokaler Ursache, von einem steckengebliebenen Geschoß, einem Schußkanal oder den eröffneten Nebenhöhlen, der Nase bzw. den Zellen des Warzenfortsatzes aus. Oder er entsteht — weil seltener — metastatisch, namentlich Infektionen der Pleurahöhle. Unter den genannten Entstehungsursachen sind bei weitem am häufigsten die traumatischen und die otitische.

Nach längerem Bestehen (etwa nach einem Monat) ist der Absceß nicht selten von einer Kapsel umgeben, doch zeigt er wie alle Infektionen der Gehirnsubstanz Neigung zum allmählichen oder schubartigen Fortschreiten und zur Erweichung seiner Umgebung in der Art der Encephalitis. In diesen Stadien der Erkrankung finden wir Fieber, das sonst beim Absceß, wie schon erwähnt, fehlt.

Die Mannigfaltigkeit der Entstehungsursachen bringt es mit sich, daß man bei keiner Art von Kopfverletzung sicher vor dem sekundären Hirnabsceß ist; dies macht Prognose und Spätbeurteilung einer Kopfverletzung auch für den Erfahrenen so außerordentlich schwer. Denn es ist leider Tatsache, daß fast dieselben Beschwerden, die in Dutzenden von Fällen mit Recht als „funktionell", ja als Aggravation zu deuten sind, gelegentlich einmal völlig unerwartet die Anzeichen eines Gehirnabscesses sind und dadurch zu den verhängnisvollsten Überraschungen führen. Schon mancher Absceßkranke ist als Simulant oder Neurastheniker abgewiesen worden, bis — leider oft zu spät — die organische Diagnose gestellt werden konnte. Hieran wird man bei der Nachuntersuchung Kopfverletzter stets denken müssen.

Mithin ergeben sich für den chronischen Hirnabsceß folgende diagnostische Regeln:

Wenn im Anschluß an eine Kopfverletzung nach einer wochen- oder monate-, ja selbst jahrelangen Latenz hartnäckige Kopfschmerzen, Schwindelgefühl, Charakterveränderungen und leichte Hirndrucksymptome auftreten, so muß man stets an einen sekundären Hirnabsceß denken und aus den Herderscheinungen seine Lokalisation versuchen. Stauungspapille ist nicht erforderlich und spricht eher für Tumor. Fieber ist in der Regel nicht oder nur in ganz geringem Maße vorhanden, im Gegensatz zur Meningitis und zur Encephalitis. Das Röntgenbild kann bei Lufteinfüllung in die Ventrikel ähnlich wie beim Tumor eine Verschiebung des Ventrikelsystems nach der gesunden Seite hin ergeben. Auf alle Fälle wird man Beschwerden der geschilderten Art, auch wenn sie erst monatelang nach einer schweren Kopfverletzung auftreten, Beachtung schenken, bevor der Durchbruch in die Ventrikel oder in die Meningen die Diagnose sichert, gleichzeitig aber die Therapie aussichtslos macht. Gesichert wird die Diagnose durch das positive Ergebnis der Hirnpunktion. Dieselbe ist als diagnostischer Eingriff relativ gefahrlos, muß aber nach Auffinden des Abscesses peinlich vermeiden, die Meningen oder das Ventrikelsystem zu infizieren.

Operativ. *Therapie*

C. Posttraumatische Epilepsie

Post-traumatische Epilepsie

Bei der posttraumatischen Epilepsie befinden wir uns auf einem Gebiet, auf dem — wie dies auch in späteren Kapiteln immer wieder betont werden muß — die Mitarbeit eines erfahrenen Neurologen für den Chirurgen unerläßlich ist. Immerhin muß auch der Chirurg und der allgemeine Praktiker wissen, wie er posttraumatische Krämpfe im Prinzip zu beurteilen hat.

Hysterische Krämpfe

Zunächst müssen wir immer die Möglichkeit hysterischer Krämpfe ausschalten, was im allgemeinen nicht besonders schwierig ist. Die Bewegungen haben hier meist etwas Gekünsteltes, Übertriebenes (Arcus hystericus); fast nie kommen Zungenbisse, ernsthafte Verletzungen beim Sturz, Abgang von Stuhl und Urin vor, die Pupille wird nicht lichtstarr. Der Anfall endet meist nicht mit Schlaf oder Coma, sondern mit Lach- oder Weinkrämpfen. In der Anamnese oder bei der Untersuchung finden sich außerdem fast immer andere hysterische Anzeichen, insbesondere Fehlen der Gaumen- und Cornealreflexe. Im übrigen erfolgt das Absondern der hysterischen Krämpfe nach den bei der „traumatischen Neurose" geschilderten Regeln meist ohne besondere Schwierigkeit.

Die übrigbleibenden „echten" traumatischen Krämpfe lassen sich einteilen in primäre, d. h. kurz nach der Verletzung auftretende und in die posttraumatische Spätepilepsie.

Kurz nach der Verletzung entstehende Krämpfe

Primäre traumatische Epilepsie

Sie beruhen:

1. auf einer lokalen Reizung eines motorischen Rindenfeldes durch imprimierte Knochen, durch Blutung oder Geschoßteile,

2. auf einer akuten Steigerung des Schädelinnendrucks.

Die erstere Gruppe von Krämpfen ist — auch topographisch — charakteristisch und ermöglicht, wenn sie mit dem klinischen Sitz der Verletzung übereinstimmt, nicht nur die genaue topische Diagnose, sondern auch die sofortige chirurgische Indikationsstellung.

Die imprimierte Stelle muß gehoben, ein etwaiger Fremdkörper entfernt werden. Nur das Schaffen möglichst klarer, einfacher Wundverhältnisse bietet einen gewissen Schutz gegen die sekundäre, bleibende Epilepsie, die dann chirurgisch viel schwerer zu beeinflussen ist. *Therapie*

Die zweite Gruppe der primären Krämpfe entsteht durch den akuten Innendruck. Wie beim akuten Hirndruck dargelegt wurde, ist eines der markantesten Zeichen der plötzlichen intrakraniellen Blutung das Auftreten von konvulsivischen Krämpfen und Zuckungen, die ein starkes Ansteigen des Innendrucks fast immer begleiten. Man erkennt die Natur dieser Krämpfe an den übrigen Symptomen des Hirndrucks (S. 6f.). Wenn in solchen Fällen die klonischen Krämpfe einseitig sind und diese Seite mit der gekreuzten Schädelverletzung sinngemäß übereinstimmt, dann ist die topische Diagnose der blutenden Gefäßstelle gesichert: die entlastende Trepanation fördert das prall gespannte Hämatom (oft epidural) und die spritzende Gefäßstelle zutage. Nach der Entlastung und Unterbindung bleiben die Krämpfe sofort aus. Schwieriger ist die Seitendiagnose, wenn die Krämpfe doppelseitig auftreten; dann entscheiden die beim Hirndruck geschilderten diagnostischen Erwägungen.

Posttraumatische Spätepilepsie

Wir unterscheiden nach alter Einteilung die sogen. genuine von der organisch bedingten Epilepsie. Der genuinen fehlt eine nachweisbare Ursache. Die organische tritt als Symptom bestimmter Gehirnkrankheiten, Paralyse, Lues, Tumor, Cysticerus,

Pachymeningitis usw. auf, insbesondere auch nach Gehirnverletzungen. Theoretisch ist diese Zweiteilung natürlich nicht ganz scharf; auch bei der „genuinen“ Epilepsie handelt es sich in einem Teil der Fälle sicher um die Residuen alter Krankheitsprozesse, die wir nicht nachweisen können. Diese Frage aber hat zunächst kein praktisches Interesse.

Für den Chirurgen spielt vor allem die organisch bedingte Epilepsie eine Rolle, also im wesentlichen die Rindenepilepsie mit Herderscheinungen.

Jacksonsche Epilepsie

Die Herdepilepsie der Rinde (Jacksonsche Epilepsie)

Die Ursache der Rindenepilepsie, die von Hughins Jackson (1861) beschrieben wurde, ist ein Reiz in der motorischen Region, der anatomisch verschiedener Art sein kann: Neubildung, Cyste, entzündlicher Herd, Absceß, Fremdkörper, Narbe. Bei der traumatischen Jacksonschen Epilepsie durch Schädelschüsse stimmt die Narbe mit dem Sitz der gekreuzten Krämpfe sinngemäß überein. Das Gemeinsame der Ätiologie ist der lokale Reiz in einem motorischen Zentrum, der zunächst lokale Krämpfe in der zugehörigen Muskelgruppe der gekreuzten Körperhälfte hervorruft. Hierbei kann das Bewußtsein zunächst erhalten bleiben. In diesem Stadium ist die Herddiagnose einfach, zumal die befallene Extremität nach dem Anfall nicht selten vorübergehend gelähmt ist. Bleibt die primäre Ursache bestehen und wiederholen sich die Krämpfe, dann können sie bekanntlich weitere Muskelgruppen der gekreuzten Körperseite ergreifen und schließlich den ganzen Körper befallen. Die „Aura“ vor dem Anfall, Bewußtlosigkeit, lichtstarre Pupillen, Zungenbisse sind bei den schweren Fällen ganz ähnlich vorhanden wie bei der genuinen Epilepsie, von welcher der Anfall auf seiner Höhe klinisch nicht unterschieden werden kann. Nur die Anamnese und der lokale Beginn in einer bestimmten Muskelgruppe sichern die Diagnose. Für die Herddiagnose ist es selbstverständlich unerläßlich, daß der Arzt Zeuge eines solchen Anfalls möglichst von Beginn an ist. Dies bereitet praktisch oft Schwierigkeiten; Patient und Arzt warten gelegentlich wochenlang auf einen solchen Anfall, der unter Umständen dann unerwartet in Abwesenheit des Arztes eintritt. Für solche Fälle sei an ein einfaches diagnostisches Mittel erinnert, mit dem O. Foerster bei Epileptikern den Anfall provozieren konnte, an die „Hyperventilation“. Fortgesetztes tiefes Ein- und Ausatmen kann bei dem Epileptiker den Anfall auslösen und so in Gegenwart des Arztes Klarheit über den Sitz der epileptogenen Zone verschaffen.

Außer der lokalen Schädigung ist bei der Jacksonschen Epilepsie, ähnlich wie bei der genuinen noch ein zweiter Faktor pathogenetisch wichtig: die „Krampfbereitschaft“. Sie ist bei den einzelnen Individuen sehr verschieden (s. S. 29: „Reflexepilepsie“, am Ende des Kapitels). Wieweit hierbei die innersekretorischen Drüsen eine Rolle spielen (man denke an die Versuche der Nebennierenexstirpation), ist für die chirurgische Therapie heute noch unwichtig. Sehr wichtig aber ist die Erfahrung, daß bei veralteten und generalisierten Krämpfen die operative Beseitigung des Rindenherdes keinen Erfolg mehr verspricht, weil der Körper sich auf einen Grad der Krampfbereitschaft eingestellt hat, der jeden Versuch einer lokalen Beeinflussung illusorisch macht.

Freilich ist die operative Prognose der Jacksonschen Epilepsie überhaupt nicht allzu erfreulich. An dem sehr umfangreichen Kriegsmaterial — 12—15% aller überlebenden Schädel- und Gehirnschüsse erkrankten an Epilepsie! — sind die Gehirnoperateure fast aller Länder zu Pessimisten geworden. Wie beispielsweise Leriche mit Recht betont, sind es ja nicht die Knochen- und Hirnhautverletzungen, die an dem geschädigten Hirnzentrum die Anfälle auslösen, vielmehr ist es die Hirnnarbe selbst mit der degenerativen Veränderung der Rindensubstanz.

Aufgabe des Chirurgen ist es also, die Narbe so klein und reaktionslos wie möglich zu gestalten. Das bedeutet bei der frischen Verletzung: Schaffung möglichst klarer, sauberer Wundverhältnisse über den motorischen Zentren unter Beseitigung aller reizenden Fremdkörper und Knochensplitter, und bei der älteren Verletzung mit schon ausgebrochener Epilepsie: vorsichtigstes Ausschneiden der Knochen-, Dura-, Gehirnnarbe, selbstverständlich unter größter Schonung der gesunden motorischen Umgebung. Therapie

Wie bei den Adhäsionen in der Bauchhöhle muß man daran denken, daß dem Herausschneiden der Narbe neue Narbenbildung folgt. Wie man sie am aussichtsreichsten verhindert, ob durch Fett- oder Fascientransplantation, mag der Vorliebe des einzelnen Chirurgen überlassen bleiben; ein sicheres Mittel stellt keine der gebräuchlichen Methoden dar.

Diese Erfahrung muß — ebenso wie bei den Verwachsungen der Bauchhöhle — zur Warnung dienen, Epileptiker drei- oder viermal zu operieren. Die Aussichten sind gering, und die umgebende motorische Rinde wird durch die wiederholte Operationsschädigung natürlich nicht besser. Vor allem aber ist vor dem leider nicht seltenen Irrtum zu warnen, daß man bei Schädeldefekten über der motorischen Region die Epilepsie durch Implantation von Knochen beseitigen kann. Es sind zahlreiche Fälle in der Literatur berichtet, in denen gerade die plastische Deckung einer Knochenlücke Jacksonsche Epilepsie provozierte, auch da, wo sie vorher fehlte! Weder die Entfernung noch die Einpflanzung der knöchernen Bedeckung hat eben einen kausalen Einfluß auf die histologische Veränderung der Rindensubstanz.

Reflexepilepsie

Zum Schluß muß noch einer ganz anderen, seltenen Form der „chirurgischen" Epilepsie gedacht werden, der sogen. Reflexepilepsie. Wie oben erwähnt, ist die Krampfbereitschaft bei den einzelnen Individuen verschieden. Sie ist auch generell verschieden nach dem Lebensalter. Bekanntlich neigt das frühe Kindesalter außerordentlich stark zu Krämpfen, beim wachsenden Kind verliert sich diese Veranlagung allmählich. Entsprechend dieser verschiedenen Konstitution können periphere Traumen, beispielsweise an den Extremitäten, bei besonders disponierten Individuen Krämpfe epileptiformen Charakters hervorrufen. Diese Krämpfe treten wie echte epileptische Anfälle mit Bewußtseinsverlust, lichtstarren Pupillen usw. auf. Sie können bei Fortfall der traumatischen Ursache wieder dauernd ausbleiben. Besonders häufig findet man sie bei jungen rhachitischen Kindern mit ihrer bekannt häufigen Spasmophilie. Nicht nur nach Operationen, sondern auch, namentlich bei unblutiger orthopädischer Behandlung, Beseitigung von Kontrakturen, Mobilisieren und Extensionsbehandlung versteifter Gelenke, Spreizen, Quengeln usw. treten tonisch-klonische Krämpfe verschiedenster Art auf. Krampfauslösend scheint hierbei die Nervendehnung zu sein. Die Prognose ist gut. Reflex-epilepsie

Narkotika und Unterbrechen der Behandlung bringt die Krämpfe zum Fortfall. Therapie

III. Die Hirnkomplikationen bei den entzündlichen Erkrankungen des Mittelohrs

Als Folge eitriger Mittelohrerkrankungen finden wir den subduralen Absceß, die Sinusthrombose, die Meningitis und den Hirnabsceß. Obwohl alle diese Erkrankungen auch bei anderer als otogener Entstehung vorkommen, werden sie zweckmäßig hier im Zusammenhang besprochen. Denn durch den Ort ihrer Entstehung haben sie gemeinsame differentialdiagnostische Schwierigkeiten.

Außerdem spielt rein zahlenmäßig der otogene Ursprung in der Friedenschirurgie der Schädelhöhle eine ganz besondere Rolle. Oppenheim bezeichnet in einer Statistik von 54 Hirnabscessen 43 als otitischen Ursprungs. Auch die übrigen Statistiken zeigen, wie stark sie auch schwanken, daß im Frieden der otitische Hirnabsceß mindestens die Häufigkeit des traumatischen erreicht; bei der Sinusthrombose steht die otitische Entstehung sogar an der Spitze.

Die gemeinsame Ursprungsstätte ist das Felsenbein. Jede Mittelohreiterung, die sich nicht schnell und ausgiebig durch den äußeren Gehörgang entleeren kann, bedingt die Gefahr des Fortschreitens nach innen und damit der intrakraniellen Komplikation. Die Perforation kann akut oder chronisch erfolgen. Hiernach richtet sich das klinische Bild.

Bestimmend für die Symptomatologie ist weiterhin die Lage des eitrigen Prozesses und damit der Eintrittspforte in die Schädelhöhle. Das Felsenbein bildet die Grenze von mittlerer und hinterer Schädelgrube. Perforationen an seiner Vorderfläche bedrohen die mittlere Schädelgrube und das Temporalgehirn, Perforationen der hinteren Fläche die hintere und das Kleinhirn. Nach den grundlegenden Arbeiten von Körner richtet sich auch die Lage des Hirnabscesses stets nach der Stelle der Perforation, so daß die vordere Perforation des Felsenbeins den temporalen Absceß, die hintere den Kleinhirnabsceß zur Folge hat. Wie man aus Abb. 19 ersieht, die

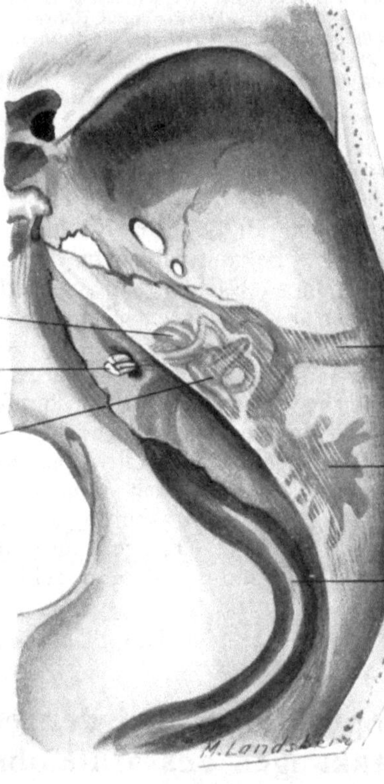

Abb. 19. Felsenbein mit Lage von Innenohr, Gehörgang, Mastoidzellen und Sinus

natürlich nur einen ganz allgemeinen Überblick gewähren kann, verläuft am hinteren Abhang des Felsenbeins der Sinus sigmoideus, durch den sich der Sinus transversus in den Bulbus venae jugularis ergießt. Knochenerkrankungen und Perforationen in dieser Gegend führen daher leicht zur Thrombose des Sinus, die sich in die Vena jugularis hinab fortsetzen kann.

Die Einzelheiten der Infektionswege können hier nicht geschildert werden. Sowohl perineural (N. cochlearis, N. vestibularis) als auch perivasculär können die Infektionen in den Schädel dringen, häufig auch direkt durch entzündliche Usur der dünnen Knochenwände des Felsenbeins. Die mittlere Schädelgrube wird am häufigsten durch das Dach der Paukenhöhle und des Kuppelraums, seltener durch den oberen Bogengang infiziert, die hintere Schädelgrube durch Vermittlung einer Labyrintheiterung oder Erkrankung der Pars mastoidea. Da der Warzenfortsatz oft bis an den Sulcus sigmoideus zerstört ist, führt diese Eiterung besonders leicht zur Sinusphlebitis.

Der klinische Verlauf der otogenen Komplikation stellt den Arzt vor zwei diagnostische Aufgaben:

1. die frühzeitige Erkennung der cerebralen Komplikation und ihre diagnostische Abgrenzung gegen das bestehende Krankheitsbild des Innenohrs;
2. die Differentialdiagnose der intrakraniellen Infektion und ihre Lokalisation zum Zweck der operativen Therapie.

Bei der Diagnostik der ersten Symptome der beginnenden intrakraniellen Störung unterscheiden wir zweckmäßig die akuten und die chronischen Otitiden. Während ihres Verlaufs ist besonders auf die entstehende Mastoiditis als die erste mögliche Vorstufe der intrakraniellen Infektion zu achten. Jede Verschlimmerung des Allgemeinzustandes bei schon bestehender Perforation des Trommelfells ist hier verdächtig, insbesondere bei Versiegen eines vorher bestehenden Eiterabflusses. Tritt gleichzeitig eine Druckempfindlichkeit des Warzenfortsatzes und eine Schwellung seiner Weichteile ein, so ist die Diagnose Mastoiditis ziemlich sicher. Differentialdiagnostisch kommt hier nur eine Phlebitis des Emissarium mastoideum in Frage, deren Druckpunkt aber scharf auf den hinteren Umfang des Processus beschränkt ist. Ein weiteres charakteristisches Merkmal für die Mastoiditis ist das vermehrte Abstehen des Ohres vom Kopf. Mastoiditis

Andererseits sind durchaus nicht die gesamten geschilderten Symptome in ihrer vollen Deutlichkeit erforderlich, um im Verlauf einer Otitis den Verdacht auf den Warzenfortsatz zu lenken. Jedes Ansteigen der Temperatur im sonst normalen Verlauf einer Otitis media, verbunden mit Schmerzen hinter dem Ohr, wird an diese häufigste Komplikation denken lassen. Denn erfahrungsgemäß kann schon ein geringer äußerer Lokalbefund schwere Eiterung, ja selbst Knochennekrose verbergen. Unter Berücksichtigung aller dieser Faktoren wird ein Übersehen der Mastoiditis bei der akuten Mittelohrerkrankung fast immer vermeidbar sein.

Sowohl die akute Otitis als auch die Mastoiditis können durch ihr stürmisches fieberhaftes Bild das Auftreten von cerebralen Komplikationen zunächst verschleiern. Hirnkomplikation Für die letzteren gilt in diesem Stadium ganz allgemein die Regel: Otitis media und eitrige Mastoiditis klingen nach ausgiebiger Eröffnung bzw. Aufmeißelung gewöhnlich rasch ab. Die Temperatur sinkt zur Norm oder zeigt zum mindesten, daß der Prozeß aus dem Stadium der bedrohlichen Aktivität zur abklingenden, chronischen Entzündung übergegangen ist. Das Allgemeinbefinden bessert sich entsprechend dem Temperaturabfall sehr schnell. Bleibt diese Besserung nach dem chirurgischen Eingriff aus, hat die Eröffnung insbesondere keinen wesentlichen Einfluß auf Temperaturkurve und Benommenheit, dann sind wir verpflichtet, an eine der ernsten intrakraniellen Komplikationen zu denken, die im weiteren differentialdiagnostisch geschildert werden.

Wesentlich anders ist der Übergang der chronischen Otitis zur Hirnkomplikation. Chronische Otitis Hier setzen die Erscheinungen so schleichend ein, arbeitet sich ein oft monate-, ja selbst jahrelang andauernder, anscheinend harmloser Mittelohrprozeß so unmerklich in die Schädelhöhle durch, daß es großer Erfahrung, vor allem aber bewußter Aufmerksamkeit des Arztes bedarf, um den Prozeß rechtzeitig zu unterbrechen. Vor allem sind es die **Cholesteatome** der chronischen Mittelohreiterung, die durch Usur des Cholesteatome Knochens und Unterhalten einer jauchigen Eiterung die Perforation in die Schädelhöhle hervorrufen und hier Sinusthrombose, Allgemeininfektion, Meningitis und Hirnabscesse zur Folge haben.

Der Verlauf ist kurz folgender: Im Anschluß an eine schwere ulceröse Otitis media, meist an die Scharlach-Otitis, bleibt eine chronische Ohreiterung zurück. Aus der meist randständigen Perforation des Trommelfells entleert sich kontinuierlich Sekret, der Prozeß ist scheinbar völlig harmlos geworden. Für die während der akuten Eiterung vernichtete Paukenhöhlenschleimhaut tritt gleichsam eine spontane Heilung ein: das Epithel des äußeren Gehörganges wächst durch die Perforationsöffnung in das Mittelohr und kleidet dasselbe mit Epidermis aus. Diese scheinbare Heilung aber bildet den Boden der neuen Gefahr, der Cholesteatombildung. Durch die Desquamation des abgeschlossenen Epithels bilden sich nämlich in der Paukenhöhle die Detritusmassen, die sich zu den bekannten, kugligen geschichteten Cholesteatomperlen zusammenballen. Otoskopisch ist hiervon oft nichts zu erkennen; wir sehen in latenten Fällen nur einen vollständigen Defekt des Trommelfells oder eine größere randständige Perforation im hinteren oberen Quadranten. In anderen Fällen sieht man in der Perforation von hinten oben her aus dem Antrum mastoideum eine Cholesteatomperle vorragen. Findet sich hierbei außerdem Eitersekretion, so spricht dies für fortschreitende Caries.

Denn die Cholesteatomperlen wachsen und bringen durch Usur des Knochens die Perforation ins Schädelinnere und seine Verbindung mit dem jauchigen, meist übelriechenden Ohrprozeß zustande. Die Folge ist dann die Gruppe der obengenannten Komplikationen, deren Art und Sitz sich nach der Stelle der Perforation richtet.

Bei einer chronischen Ohreiterung, insbesondere nach Scharlach-Otitis ist es also die erste diagnostische Aufgabe, die Gefahr des Cholesteatoms rechtzeitig zu erkennen und zu beseitigen. Hat ein Kind, namentlich nach akuter Scharlach-Otitis, monatelang Ohrausfluß, findet man bei randständiger Perforation dauernde Druckempfindlichkeit der Gegend hinter dem Ohr, so kann auch bei fehlendem Fieber und relativ gutem Allgemeinbefinden ein Cholesteatom vorliegen. Der Praktiker und der nicht spezialistisch vorgebildete Chirurg wird in solchen Fällen gut tun, frühzeitig den Otologen zu Rate zu ziehen. Denn die Perforation des meist jauchigen Prozesses in die Schädelhöhle findet oft ohne merkliche Vorboten statt, auch wenn der Prozeß schon jahrelang bestanden hat.

Wie sind nun die intrakraniellen Komplikationen, wenn sie einmal eingetreten sind, diagnostisch zu erkennen und zu beurteilen? Körner hat den wichtigen Satz ausgesprochen, daß die otitischen Krankheiten des Hirns und der Blutleiter in der Regel an der Stelle beginnen, wo die ursächliche Eiterung im Schläfenbein bis zum Schädelinhalt durchgebrochen ist. Der extradurale Absceß findet sich also am häufigsten über dem perforierten Tegmen tympani und dem Dach des Antrum mastoideum in der mittleren Schädelgrube, seltener in der Umgebung des Sinus sigmoideus in der hinteren. Er ist diagnostisch meist sehr schwer zu erkennen, weil er das klinische Bild der Mittelohreiterung begleitet und wenig charakteristische Erscheinungen macht. Druckerscheinungen macht er nur selten, weder das Fieber noch die Kopfschmerzen sind charakteristisch; sie begleiten in ähnlicher Weise den Prozeß im Felsenbein. So wird das Vorhandensein des Abscesses häufig erst bei der Operation gesichert, wenn man bei jeder Trepanation des Mittelohrs an diese Möglichkeit denkt. Ist der Absceß bei der Operation freigelegt und zum Abfluß gebracht, so muß man in allen schweren Fällen von Knochencaries daran denken, daß der Prozeß auch häufig die Dura unterbrochen hat, d. h., daß je nach der Lage auch die Möglichkeit eines Hirnabscesses und einer Sinusphlebitis besteht.

Extraduraler Absceß

Hirnabsceß

Der Hirnabsceß sitzt, wie wir beim Felsenbein besprachen, bei der Perforation von dessen Oberfläche im Temporalgehirn, bei Durchbruch der hinteren Wand im Kleinhirn. Er macht in der Regel schwerere Symptome als der epidurale Absceß, insbesondere viel häufiger echten Hirndruck. Doch gilt für ihn dasselbe, was wir schon beim traumatischen Absceß sahen: die Diagnose ist selbst bei großen Hirnabscessen keineswegs leicht und kann zu bösen Überraschungen führen. Haben wir Kopfschmerzen, Erbrechen und Druckpuls, so werden die Herderscheinungen einer Aphasie mit ziemlicher Sicherheit auf einen Schläfenlappenabsceß, cerebrale Ataxie und Schwindel auf einen Kleinhirnabsceß hinweisen. Aber diese deutlichen Symptome sind keineswegs die Regel. Im Verlauf von chronischen Ohreiterungen setzt der Absceß meist mit recht unbestimmten Erscheinungen, Stimmungs- und Charakterveränderungen, unmerklicher Verschlechterung des Allgemeinzustandes und der Leistungsfähigkeit, eigentümlicher Dumpfheit und Apathie ein, ohne daß Hirndruck oder Herderscheinungen die Diagnose sichern. Insbesondere muß der weniger Erfahrene stets daran denken, daß der Hirnabsceß kein Absceßfieber macht. Dies geht so weit, daß man bei der Differentialdiagnose von Tumor und Absceß Temperatursteigerungen nicht für die Diagnose des Abscesses verwenden darf, da sie beim Tumor fast häufiger vorkommen.

Bei den Ohrerkrankungen ist die Absceßdiagnose insofern vereinfacht, als man in der Regel den Sitz der Primärerkrankung und dadurch die möglichen Stellen der Perforation kennt. Wenn man bei dem obigen Schema stets an die Möglichkeit eines Temporal- bzw. Kleinhirnabscesses denkt, werden Unterlassungen vermeidbar sein, da in Zweifelsfällen die Hirnpunktion Klarheit bringen kann. Bedingung ist nur, daß man auch nach jahrelangem, beschwerdefreiem Verlauf die Möglichkeit eines Abscesses nicht aus den Augen verliert.

Sinusthrombose

Die Sinusthrombose läßt sich viel weniger aus Gehirnsymptomen als aus lokalen, mechanischen Veränderungen (s. u.) diagnostizieren. Zwar zeigt auch die Sinusphlebitis ein schweres cerebrales Krankheitsbild, dasselbe unterscheidet sich aber nicht generell von den Symptomen eines größeren Abscesses oder einer beginnenden Meningitis. Differentialdiagnostisch wichtig dagegen sind die allgemeinen Zeichen einer echten Thrombophlebitis, insbesondere Schüttelfrost mit Temperatursteigerungen bis 40 und 41°, die beim Abfallen von Schweißausbrüchen begleitet sind. Sehr früh zeigen sich oft die Symptome der Pyämie und der septischen Metastasenbildung; im weiteren Verlauf treten die gefürchteten Lungenembolien ein.

Schon vor diesem Stadium finden wir oft lokale Symptome. Das Emissarium mastoideum am hinteren Rande des Processus ist lokal druckschmerzhaft und geschwollen, die Vena jugularis ist in ihrem obersten Teil oft nicht nur druckschmerzhaft, sondern zeigt durch entzündliche Schwellung ihre Beteiligung an der Thrombose. Schon im Beginn lassen diese Symptome durch ihre Verbindung mit dem Schüttelfrost die Diagnose mit genügender Sicherheit stellen.

Meningitis

Hinter diesen lokalen Komplikationen steht als größte Gefahr die Meningitis. Ihr Eintritt äußert sich bei den Ohrerkrankungen mit denselben Symptomen, wie wir dies bei den anderen Hirnkrankheiten besprachen: Kopfschmerzen, Erbrechen, Benommenheit, Fieber leiten den Prozeß ein, Delirien, Reiz- und Lähmungserscheinungen folgen, Nackensteifigkeit und Kernigsches Symptom stellen die Diagnose und damit den infausten Ausgang sicher. Diese Symptome können, wenn sie deutlich ausgesprochen sind, mit keiner der vorher geschilderten Komplikationen verwechselt werden. Der Meningismus, der wie bei Hirnverletzungen auch die infektiösen Ohrerkrankungen und ihre Komplikationen im Beginn begleiten kann, trennt sich von der echten Meningitis frühzeitig durch seinen leichten Verlauf; die rapide Verschlimmerung des Allgemeinzustandes läßt bei der Meningitis sehr schnell einen Zweifel nicht mehr aufkommen. Die letzte objektive Entscheidung gibt die Lumbalpunktion. Der trübe Liquor mit seinen entzündlichen Bestandteilen sichert die Diagnose.

IV. Hydrocephalus

Wir nennen Hydrocephalus eine pathologisch vermehrte Liquoransammlung im Schädel. Je nachdem dieselbe sich — weit häufiger — von den Ventrikeln aus bildet, oder — selten — außerhalb der Ventrikel an der Oberfläche, unterscheiden wir einen Hydrocephalus internus bzw. externus.

Angeborener und sekundärer Hydrocephalus

Von anderen Gesichtspunkten aus unterscheiden wir den sogenannten angeborenen Hydrocephalus, den wir auch „primär" oder „idiopathisch" nennen können, von dem sekundären Hydrocephalus, wie er am häufigsten im Gefolge von Hirntumoren oder von entzündlichen Erkrankungen der Hirnhäute oder des Gehirns vorkommt.

Pathogenese

Die Pathogenese des Hydrocephalus ist noch sehr dunkel. Dies beruht im wesentlichen darauf, daß wir von der Absonderung des normalen Liquor noch wenig wissen. Nach einer Theorie entsteht er aus dem Plexus chorioidei, nach einer anderen aus dem Ependym der Ventrikel. Daneben ist in Betracht zu ziehen, daß auch bei normaler Liquorabsonderung der Verschluß eines Ventrikels oder des Foramen Magendii Stauung des Liquor und damit Hydrocephalus hervorrufen kann.

Für die Entstehung des Hydrocephalus beim Tumor und bei der Entzündung muß man sich vor Augen halten, daß der Liquor in der Schädelhöhle ein ganz ähnliches Verhalten zeigt wie die Pleura- bzw. Peritonealflüssigkeit in Brust- und Bauchhöhle. Hierauf wird beim sekundären Hydrocephalus eingegangen werden.

Nach praktischen Gesichtspunkten unterscheiden wir einen angeborenen und einen sekundären Hydrocephalus.

a) Angeborener Hydrocephalus

Angeborener Hydrocephalus

Der angeborene Hydrocephalus ist entweder schon bei der Geburt deutlich vorhanden oder er entsteht in den ersten Monaten oder Jahren, wird aber auch dann allgemein auf eine fötale Störung zurückgeführt.

Über das Wesen dieser fötalen Erkrankung wissen wir, wie schon oben gesagt wurde, im Grunde überhaupt noch nichts. Jedenfalls ist das Resultat der von vielen angenommenen fötalen Entzündung (?) eine übermäßige Liquoransammlung im 3. und 4. Ventrikel, die sich auch nach der Entleerung in kürzester Zeit wieder erneuert. Die Folge ist eine Auftreibung und Aushöhlung des Gehirns von innen her mit mehr oder weniger starker Kompression und Usur der Gehirnsubstanz.

Das Gehirn ist also von einer mehr oder weniger großen Flüssigkeitshöhle angefüllt. Diese Höhle kann die Größe des normalen Ventrikelsystems nur mäßig überschreiten, sie kann sich aber auch fast unbegrenzt ausdehnen und damit das Großhirn extrem auseinanderdrängen und aushöhlen. In solchen schwersten Fällen bildet dann das Großhirn eine dünnwandige Blase, die mit wasserklarer Flüssigkeit gefüllt ist. Die Menge der letzteren kann schon im 1. Lebensjahr bis zu 1, ja 2 Litern ansteigen.

Die klinischen Symptome der geschilderten Erkrankung sind aus dem Vorstehenden leicht abzuleiten. Sie bestehen in einem abnorm gesteigerten Innendruck (Hirndruck, s. S. 5) sowie in einer fortschreitenden Zerstörung der Gehirnfunktionen, insbesondere der höheren Funktionen des Großhirns. Trifft der Druck eine dehnbare Außenwand, wie am kindlichen Schädel mit seinen Fontanellen, so dehnt er Schädel und Weichteile maximal aus. Die Folge ist das bekannte Bild des Wasserkopfes mit seinen weitklaffenden Fontanellen und seinen gestauten bläulichen Venen. Die letzteren geben übrigens bei der Palpation den (täuschenden) Eindruck von Knochenrinnen.

Die Krankheit verläuft oft in Schüben. In leichteren Fällen kann der eigentliche Krankheitsprozeß schon innerhalb des 1. Lebensjahres zum Stehen kommen, die Druckerscheinungen lassen nach, der Schädel verbessert im weiteren Wachstum des Kindes seine Proportionen, intellektuelle Folgen können entweder ganz ausbleiben oder geringgradig sein. Umgekehrt schreitet bei den schwersten Fällen der Prozeß unaufhaltsam fort, der riesige Kopf steht in einem grotesken Mißverhältnis zum Säuglingskörper, die Haut der Fontanellen ist zum Platzen gespannt, es bestehen stärkster Exophthalmus, außerdem oft Nystagmus (s. S. 47) und Hirndruckkrämpfe (s. S. 7). Von einer intellektuellen Entwicklung solcher Kinder ist keine Rede, sie sind traurige Reflexorganismen und gehen glücklicherweise schon nach wenigen Monaten oder Jahren zugrunde.

Therapie

Da die Therapie gegen die Krankheitsursache machtlos ist, so muß sie sich darauf beschränken, in regelmäßigen Abständen den Druck zu verringern (d. h. die Flüssigkeit zu entleeren), damit im Falle einer Spontanheilung die inzwischen angerichteten Druckschäden möglichst gering sind. Zur Flüssigkeitsentleerung dient die Ventrikelpunktion und der Balkenstich. Die Ventrikelpunktion ist bei Hydrocephalus sehr leicht, da man meist schon in geringer Tiefe und ohne zu suchen mit der Nadel die ausgedehnten Flüssigkeitsräume trifft. Zum Einstich benutzt man am kindlichen Schädel die Fontanellen, natürlich unter Vermeidung der median liegenden Sinus. Der Balkenstich dient nicht nur der Entleerung des Liquors, sondern sucht gleichzeitig einen Dauerabfluß aus dem dritten Ventrikel an die Außenfläche des Gehirns zu schaffen: mit einer verhältnismäßig dicken Kanüle bohrt man ein Loch durch den Balken, und durch dieses Loch soll ein möglichst dauernder Abfluß aus dem dritten Ventrikel bestehen bleiben. (Nach unserer Erfahrung heilt übrigens das Loch im Balken meist zu, so daß der Balkenstich in der Wirkung nichts anderes darstellt als eine Ventrikelpunktion.)

Andere, radikalere Operationsmethoden zur Beseitigung der Krankheitsursache (z. B. Exstirpation der Plexus chorioidei) haben sich praktisch nicht durchsetzen können.

b) Sekundärer Hydrocephalus

Sekundärer Hydrocephalus

Im Gegensatz zum angeborenen Hydrocephalus, dem man praktisch auch die Fälle des frühen Kindesalters zurechnet, gibt es in jedem Lebensalter Liquorvermehrungen, die offensichtlich die Folge anderer Störungen sind. Man versteht diesen sekundären Hydrocephalus und seine mannigfaltige Pathogenese am besten, wenn man an den Ascites oder an seröse Pleuraergüsse denkt. Der Ascites kann in der Bauchhöhle durch Stauung im Pfortadergebiet, ebenso aber auch ohne Stauung als Folge eines Carcinoms (durch den uns noch unbekannten „biologischen" Reiz der Geschwulst) entstehen; schließlich kann er auch die Folge irgendeines entzündlichen Prozesses in der Bauchhöhle sein. Dieselben drei Ursachen gibt es für die Entstehung eines sekundären Hydrocephalus. Am häufigsten ist er die Folge eines intrakraniellen Tumors (s. d.). Hierbei entsteht die Liquorvermehrung nicht nur durch irgendeine venöse Stauung, sondern ebenso wie beim Ascites auch durch einen spezifischen Reiz der Geschwulst; denn es gibt kleine örtliche Hirntumoren abseits von den großen Venenstämmen, die einen ganz unverhältnismäßig starken Hydrocephalus verursachen. Bemerkenswert ist, daß die Tumoren der hinteren Schädelgrube besonders früh und ausgiebig zu Liquorvermehrung führen.

Pathogenese

Zur Diagnose eines solchen Hydrocephalus ist die Lumbalpunktion eine nicht ganz unbedenkliche Methode. Denn bei dem starken Innendruck im Schädel kann es geschehen, daß durch die Druckentlastung im Wirbelkanal Kleinhirn und Oblongata wie ein Pfropf in das Foramen occipitale magnum hineingetrieben werden; die Folge dieses gefürchteten Ereignisses ist sofortiger Tod durch Atemlähmung. Beim Hydrocephalus ist also die Ventrikelpunktion unstreitig harmloser als die Lumbalpunktion.

Die Prognose des sekundären Hydrocephalus hängt naturgemäß vollkommen vom Grundleiden ab.

Therapie

Die Therapie hat sich mit dem Grundleiden zu befassen und kann daher erst in zweiter Linie gegen den Hydrocephalus selbst gerichtet sein. Trotzdem ist gerade der Hydrocephalus beim Hirndruck der Faktor, der für den Augenblick am einfachsten beseitigt werden kann. Eine Ventrikelpunktion, die allmählich (Vorsicht vor zu starken Druckschwankungen!) den Liquordruck herabsetzt, vermindert vorübergehend die akute Druckgefahr und schafft günstigere Vorbedingungen für das Überstehen der Geschwulstoperation. Geradezu indiziert sind solche Ventrikelpunktionen auch schon vor Sicherstellung der topischen Diagnose, um Stauungspapille und Opticusatrophie schon im Beginn niederzuhalten.

Anhang: Hydrocephalus externus

Hydrocephalus externus

Primärer und sekundärer Hydrocephalus, wie sie im vorstehenden geschildert wurden, bieten fast immer das Bild des Hydrocephalus internus: die Flüssigkeit vermehrt sich im Ventrikelsystem und treibt dasselbe von innen her auseinander. Weit seltener ist der Zustand des Hydrocephalus externus, bei dem die pathologische Flüssigkeitsvermehrung vor allem an der Oberfläche des Gehirns stattfindet, also das Gehirn von außen her konzentrisch zusammendrückt. Diese Form, die auf einer Erkrankung der Meningen beruht, braucht ihrer Seltenheit wegen nur erwähnt zu werden.

V. Hirntumor

Pathologisch-anatomische Vorbemerkung

Die häufigste Hirngeschwulst ist das Gliom. Es besteht aus gewucherter Neuroglia und geht vom Gehirn selbst aus. Die Farbe ist grauweiß, durch Zerfall oder Blutung oft stellenweise rötlich oder gelblich, läßt sich oft schwer von der Farbe gesunder Marksubstanz unterscheiden. Aus diesem Grunde und wegen des ausgesprochenen infiltrativen Wachstums hat das Gliom einen klinisch bösartigen Charakter: man hat bei der Operation kaum je die Gewähr, den Tumor in toto entfernen zu können.

Im Gegensatz dazu sind die Sarkome und Endotheliome, die von den Blutgefäßen bzw. von den Meningen ausgehen, oft kugelig, scharf begrenzt und drängen die Gehirnmasse beiseite. Sie sind daher bei günstigem Sitz operativ dankbarer als das Gliom.

Neben diesen häufigsten Geschwülsten sind die übrigen Tumoren der Bindegewebsgruppe praktisch weit bedeutungsloser. Dagegen sind cystische Geschwülste nicht selten; sie entstehen als Endprodukte von Erweichungsherden, seltener durch teilweise Verklebung und Abschnürung von Ventrikelteilen. Verhältnismäßig häufig sind auch gerade im Gehirn die Cysten von Cysticercus cellulosae und Echinococcus.

Zwei Symptomengruppen sind es, auf denen die Diagnose des Hirntumors letzten Endes basiert: der Hirndruck und die Herderscheinungen. Jedes der beiden Symptome kann fehlen, beide kommen auch bei anderen Erkrankungen vor; dies kennzeichnet die Schwierigkeit der Tumordiagnose.

Frühdiagnose

Wichtiger als die spezielle Lokalisation ist für den Praktiker die Frühdiagnose. Bei der Lokalisation wird er sich weitgehend auf das Urteil des Neurologen verlassen müssen; das primär **Wichtige aber ist, daß er die verdächtigen Fälle als solche überhaupt erkennt.**

Die Frühsymptome des Tumors sind meist recht allgemeiner Art: Kopfschmerzen, Schwindel, Übelkeit, Sehstörungen usw. Alle diese Erscheinungen hatten wir schon bei anderen Hirnerkrankungen gefunden, wie auch bei Störungen anderer Organe (z. B. Augenerkrankungen, Genitalerkrankungen, Nierenerkrankungen usw.). Der Verdacht auf Hirntumor wird also beim gewissenhaften Praktiker zuerst eine Diagnose per exclusionem sein. Und die erste Regel zur Frühdiagnose lautet:

Sobald man in der Praxis auch nur einem einzelnen der intrakraniellen „Allgemeinsymptome" begegnet, gleichgültig, ob es sich um Kopfschmerz, Schwindel, Sehstörung, intellektuelle oder psychische Veränderungen handelt, muß man mit allen diagnostischen Mitteln seiner Kausalität auf den Grund gehen. Wer einen chronischen Kopfschmerz ohne Augenspiegel symptomatisch behandelt, macht sich derselben Unterlassung schuldig, als wenn er beispielsweise die Urinuntersuchung fortließe.

Welches sind nun die Gesichtspunkte, nach denen sich der erste Verdacht auf Hirntumor zur Vermutung verdichtet?

Nierenerkrankungen

Die Diagnose per exclusionem muß zuerst die Nierenerkrankungen ausschließen. Die intrakraniellen Allgemeinsymptome, Kopfschmerz, Schwindel, Sehstörung sind einzeln oder vereint die Primärsymptome chronischer Nierenstörungen, insbesondere der Nephrosklerose. Hier können sie ähnlich wie beim Hirntumor ganz allmählich und ohne stärkere Beschwerden in die Erscheinung treten. Die übliche Sprechstundenuntersuchung auf Eiweiß genügt bei diesen Fällen natürlich nicht. Da die Albuminurie gering ist und zeitweise fehlt, namentlich im Morgenurin, so ist kontinuierliche Untersuchung, Messung und Gewichtsbestimmung des Urins neben Untersuchung des Herzens und der Blutdruckmessung unerläßlich. Besondere Wichtigkeit kommt der Augenspiegeluntersuchung zu. Wegen des zentralen Sitzes der Netzhautveränderungen suchen solche Kranke oft frühzeitig den Arzt wegen ihrer Sehstörung auf, so daß nicht selten der Augenarzt als erster die Diagnose stellt. Bei den meist charakteristischen Veränderungen des Augenhintergrundes, den Blutungen und den bekannten weißen Flecken ist es oft leicht, zur Diagnose zu kommen. Auch bei den weniger charakteristischen Bildern, die durch Beteiligung der Papille einer Neuritis optica anderer Ätiologie nahe kommen, weisen die multiplen Netzhautblutungen auf den richtigen Weg.

Läßt sich die Niere als ätiologischer Faktor ausschließen, dann sind die genannten Allgemeinsymptome stets verdächtig auf einen echten intrakraniellen Prozeß. An die Abgrenzung klimakterischer Beschwerden braucht hier nur erinnert zu werden. Das Alter der Patientinnen, die Unregelmäßigkeit der Genitalfunktion, schließlich das Ansprechen auf endokrine Therapie schließt fast immer die Möglichkeit eines Zweifels aus. Sind die Symptome unklar, so ist die erste weitere Maßnahme die Spiegelung des Augenhintergrundes.

Intoxikationen

Daß Diabetes und Intoxikationen der verschiedensten Art, Blei, Alkohol (Pachymeningitis haemorrhagica!), Nicotin usw. zu Komplexen der geschilderten Symptome führen können, sei hervorgehoben, aber bereitet diagnostisch gewöhnlich keine unüberwindliche Schwierigkeit.

Psychoneurosen

Äußerst schwierig ist dagegen oft das Abgrenzen der Psychoneurosen, vor allem der Neurasthenie und der Hysterie. Die Ablehnung einer organischen Ursache ist stets außerordentlich verantwortungsvoll und darf erst nach genauer, systematischer Untersuchung erfolgen. Sehr erhebliche Schwierigkeiten bereitet ferner die Arteriosklerose mit ihren cerebralen Erscheinungen, da der Zustand der fühlbaren Arterien mit den cerebralen Veränderungen durchaus nicht Hand in Hand zu gehen braucht.

Arteriosklerose

Lues

Eine besondere Stellung nimmt schließlich in der gesamten Hirndiagnostik die Lues mit ihren lokalen und allgemeinen Folgezuständen ein. Da sie durch die Mannigfaltigkeit ihrer pathologisch-anatomischen Veränderungen so ziemlich jeden cerebralen Symptomenkomplex vorspiegeln kann, so gilt als Grundregel, daß man im Beginn seiner diagnostischen Überlegungen alle serologischen Untersuchungen im Blut und Liquor anstellt. Die alten Ärzte gaben von derselben Erwägung aus Jodkali und Quecksilber und konnten so ex juvantibus zur Diagnose kommen. Dies Verfahren ist auch heute noch bei zweifelhaften Ergebnissen der serologischen Untersuchung vor jeder eingreifenderen Maßnahme dringend zu empfehlen. Bei der serologischen Untersuchung sei daran erinnert, daß die Lues cerebri oft nur im Liquor, nicht aber im Blut eine positive Reaktion ergibt.

Solitärtuberkel

Während die Lues ex juvantibus zu erkennen ist, läßt sich der Solitärtuberkel meist erst bei der Operation als solcher erkennen. Da er kirschgroß, bisweilen auch noch wesentlich größer werden kann, so sind seine Symptome von denen einer gleich großen Gehirncyste klinisch nicht auseinanderzuhalten. In allen solchen Fällen dient vor der Operation zur Feststellung der Natur des Tumors die

probatorische Gehirnpunktion.

Probatorische Gehirnpunktion

Über der fraglichen Gegend wird eine Stelle der rasierten Kopfhaut mit den Chloräthylspray vereist (hierdurch auch die gefrorene Kopfhaut unverschieblich an den Knochen fixiert). Der elektrische Bohrer schafft in wenigen Sekunden durch Haut und Knochen Eingang für die Punktionskanüle. Die Punktion entscheidet nicht nur darüber, ob eine Cyste oder ein solider Tumor vorliegt, sondern gibt auch Aufschluß über die Natur des Tumors: der durch die Punktion gewonnene Gewebszylinder in der Kanüle ermöglicht fast stets eine mikroskopische Diagnose, gibt also Aufschluß über den Bau der punktierten Gehirnstelle (s. auch S. 50).

Lokalisation des Hirntumors

Wir müssen bei der topischen Diagnose zunächst daran denken, daß zwei pathologisch-anatomische Faktoren das klinische Bild zustande bringen:

1. die allgemeine Raumbeengung der Schädelhöhle: der Hirndruck;
2. der Tumor selbst mit seinen Lokalsymptomen.

Hirndruck

Der Hirndruck ist das klinische Bild des Mißverhältnisses zwischen Schädelkapazität und Schädelinhalt. Er entsteht, sobald der Schädelinhalt zunimmt und dadurch in der starren Schädelkapsel unter Raummangel leidet. Es ist gleichgültig, wodurch die Raumbeengung zustande gekommen ist; das klinische Bild des Hirndrucks ist im Prinzip stets dasselbe. Beim Hirntumor kann es sowohl durch den Tumor selbst als auch durch den symptomatischen Hydrocephalus internus, schließlich auch durch eine ödematöse Schwellung des Gesamtgehirns (Reichhardtsche „Hirnschwellung") entstehen. Meist sind alle drei Faktoren im Spiel, am seltensten der Tumor allein.

Das klinische Bild der Raumbeengung gestattet also an sich keine Lokaldiagnose. Dieselben Symptome können im Prinzip durch einen großen Stirnhirntumor oder durch einen ausgedehnten Hydrocephalus internus zustande kommen. Aufgabe der feineren Diagnostik ist es, hinter dem allgemeinen Bild der Raumbeengung die viel versteckteren Zeichen der primären Ursache und ihrer Lokalisation zu finden.

Die Allgemeinsymptome der Raumbeengung sind im Kapitel „Hirndruck" (S. 5ff.) ausführlich geschildert: Pulsverlangsamung, Brechreiz, Atemstörung (alles Reizsymptome der Oblongata), Sehstörung und Stauungspapille, Kopfschmerz, Benommenheit, Reizbarkeit, klonische Zuckungen, im vorgeschrittenen Stadium Ohnmachten und epileptische Krämpfe allgemeiner Natur. Diese Symptome sind unter sich weitgehend variabel und gestatten keinen Rückschluß auf den Sitz der auslösenden Ursache. Nur eine Erfahrungstatsache muß erwähnt werden: daß nämlich die hintere Schädelgrube in einer besonders engen Beziehung zum Hirndruck und seinen Symptomen steht. **Wir finden die Hirndrucksymptome besonders früh und besonders ausgeprägt bei Tumoren der hinteren Schädelgrube.** Diese Erscheinung wird teilweise dadurch erklärt, daß die Hirndruckzeichen vielfach Oblongatasymptome sind (Pulsverlangsamung, Erbrechen, Atemstörung, Blutdruckveränderung), mithin in der hinteren Schädelgrube entstehen. Die Erklärung reicht aber nicht aus; denn auch Stauungspapille und Hydrocephalus internus finden sich besonders früh und ausgeprägt bei Tumoren der hinteren Schädelgrube, ohne daß sich jedesmal ein mechanischer Zusammenhang konstruieren ließe.

Zu der klinischen Diagnosenstellung tritt unterstützend die Lumbalpunktion (vgl. S. 24) hinzu, freilich mit ihrer nicht ganz unbeträchtlichen Gefahr. Ergibt sie hohen Liquordruck, so bestätigt sie die Diagnose. Umgekehrt aber ist normaler Druck beim Punktat kein sicherer Gegenbeweis, weil Verklebungen der Liquorräume und mechanischer Verschluß im Foramen occipitale magnum den Schädelinnendruck unabhängig vom Lumbaldruck machen können. Probatorische Hirnpunktion, Ventrikelpunktion und Ventrikulographie werden im Einzelfall zur Sicherung der Diagnose herangezogen, dienen aber im wesentlichen der Herddiagnose und werden an anderer Stelle besprochen (s. S. 37 u. 50).

Herddiagnose

Steht die Tatsache des Hirndrucks fest, so kommt alles auf die **Herddiagnose** an. Sie ist dieselbe, gleichgültig, ob die primäre Ursache eine cystische oder solide Geschwulst, eine Echinococcuscyste, ein Endotheliom, Gliom oder Sarkom ist (S. 35). Deshalb wird im folgenden nicht auf die verschiedene Natur des Tumors eingegangen.

Eine Ausnahme bildet nur die Syphilis, deren gummöse Prozesse durch die starken Schwankungen im Verlauf, evtl. auch durch ihren multiplen Sitz Rückschlüsse auf die Natur der Erkrankung erlauben. Bei atypischen Symptomengruppen, namentlich von seiten der Hirnnerven, muß man stets an gummöse Veränderungen an der Schädelbasis denken.

Für die Lokaldiagnose des Tumors ist eine genaue Kenntnis der stummen Hirnteile und der lokalisierten Hirnfunktionen unerläßlich. Da ihre Schilderung den Umfang eines neurologischen Lehrbuchs annehmen müßte, beschränkt sich die folgende Darstellung auf einzelne praktische Punkte, die für den Chirurgen bei der Diagnosenstellung am wichtigsten sind:

1. die stummen Hirnregionen,
2. zentrale Motilitätsstörungen,
3. zentrale Sensibilitätsstörungen,
4. Reflexstörungen,
5. Aphasie,

6. Augenstörungen,
   a) Veränderungen des Augenhintergrundes,
   b) Sehstörungen,
   c) Störungen der Augenbewegungen,
7. Am Schluß sollen die häufigsten Lokalisationen der Hirngeschwülste mit ihren typischen Symptomenkomplexen aufgezählt werden.

Stumme Hirnregionen

Stumme Hirnregionen

Ausgedehnte Partien des Großhirns sind „stumm", d. h. sie haben keine bekannten Funktionen und machen bei ihrer Zerstörung keine Lokalsymptome. Dies gilt in erster Linie für das Stirnhirn, in dem Tumoren unbemerkt bis zu beträchtlicher Größe heranwachsen können. Selbst doppelseitige ausgedehnte Stirnhirndefekte können, wie die Kriegserfahrung gezeigt hat, ohne charakteristische Symptome bleiben. Die intellektuellen und psychischen Stirnhirnsymptome (Gedächtnisschwund, Mangel an Initiative, Witzelsucht) sind für die Tumorlokalisation wenig brauchbar, weil sie durch den allgemeinen Hirndruck ausgelöst sein können. In verdächtigen Fällen deutet eine Geruchstörung auf Stirnhirn. Unter die stummen Hirngebiete ist weiterhin der rechte Schläfenlappen zu zählen. Nur wenn der Herd so weit in die Tiefe geht, daß die Sehstrahlung erreicht wird, entsteht linksseitige homonyme Hemianopsie (s. Sehstörung). In Ausnahmefällen kann bei Linkshändern vom rechten Schläfenlappen her gelegentlich Aphasie zustande kommen; dies ist aber ein besonders seltenes Vorkommnis.

Den Gegensatz zu diesen „stummen" Regionen bilden die Zentren mit scharf lokalisierten Funktionen. Statt ihrer Aufzählung im einzelnen diene das folgende Schema (Abb. 20).

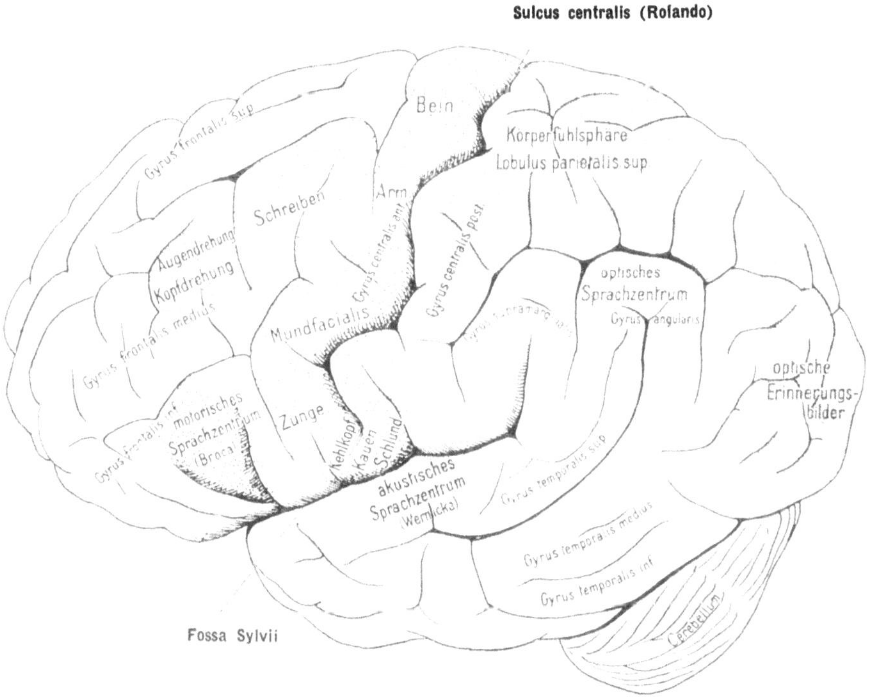

Abb. 20. Schema der lokalisierten Rindenzentren (nach Rauber-Kopsch)
(grob punktiert: motorisch, fein punktiert: sensorisch)

Zentrale Motilitätsstörungen

Zentrale Motilitätsstörungen

Nur selten finden wir die isolierten Zeichen eines einzigen Zentrums. Dies kommt besonders bei kleinen Cysten oder Tumoren der vorderen Zentralwindung vor, die eine gekreuzte motorische Lähmung der anderen Körperhälfte bedingen. Besteht hierbei eine scharf abgegrenzte Monoplegie einer einzelnen Extremität (Monoplegia cruralis, bracchialis oder facialis), so spricht dies für Sitz im Rindenzentrum, während bei tiefer sitzenden Herden größere Partien der contralateralen Körperhälfte gelähmt sind (Hemiplegie).

Wichtig ist hierbei das Verhalten der Hirnnerven, insbesondere des Oculomotorius und Facialis. Sitzt der Herd im Hirnschenkel, so entsteht Hemiplegie der gekreuzten mit Oculomotoriuslähmung derselben Seite (Hemiplegia alternans oder cruciata sup.). Sitzt er im distalen Teil der Brücke, so kommt eine Hemiplegie der gekreuzten mit Facialislähmung derselben Seite zustande (Hemiplegia alternans inferior). Um aber den weniger Erfahrenen davor zu warnen, sich mit einer solchen scheinbar präzisen Diagnose ohne Mithilfe des Neurologen zu begnügen, sei erwähnt, daß bei dieser Kombination die Facialislähmung peripheren, also degenerativen Charakter oder zentralen, also nicht degenerativen zeigen kann, je nachdem der Herd den Facialiskern und seine Wurzeln oder aber die zentrale Leitung dicht oberhalb des Kerngebiets zerstört hat.

Hemiplegia alternans

Entsprechend ihrer engen Nachbarschaft in der Rinde kommen häufig kombinierte Lähmungen benachbarter Zentren vor, also von Gesicht, Zunge und Arm oder Arm und Bein, während kombinierte Gesichts- und Beinlähmung mit Überspringen der oberen Extremität bei einzelnen Rindenherden nicht beobachtet wird.

Cysten und Tumoren der motorischen Region führen frühzeitig zu Krämpfen in der gekreuzten Extremität, die den Charakter der Jacksonschen Epilepsie annehmen. Diese Krämpfe können durch ihren lokalisierten Beginn und die Anamnese unschwer von den epileptischen Krämpfen des Hirndrucks unterschieden werden, die allgemein sind und den Charakter der genuinen Epilepsie tragen.

Zentrale Sensibilitätsstörungen

Zentrale Sensibilitätsstörungen

Wesentlich schwieriger ist das Verhalten der zentralen Sensibilität. Wir verlegen sie in die hintere Zentralwindung. Durch ihre enge Verbindung mit den benachbarten motorischen Rindenzentren finden wir bei motorischen Rindenlähmungen meist auch Gefühlsqualitäten gestört. Doch ist die Abgrenzung der sensiblen Rindenzentren nicht annähernd so scharf möglich wie bei den motorischen Regionen der Präzentralwindung. Wahrscheinlich gibt es eine sensible Rindenlokalisation in diesem Sinne überhaupt nicht. So wird auch bei großen Rindenherden eine totale Hemianästhesie der gekreuzten Körperhälfte nicht beobachtet. Vielmehr weist einseitige Hemiplegie mit totaler Hemianästhesie fast immer auf einen Herd der inneren Kapsel mit ausgedehnter Zerstörung des Thalamus opticus hin.

Eine weitere Erschwerung für die Beurteilung der Sensibilitätsstörungen liegt in der Verschiedenheit der Empfindungsqualitäten (Tastsinn, Schmerzempfindung, Temperaturempfindung, Ortssinn bzw. Lokalisationsvermögen). Am leichtesten zu beobachten ist die Tatsache, daß bei Herden der Zentralwindung am häufigsten Tiefensensibilität, Lagegefühl, Stereognose und die genaue Berührungsempfindung gestört sind; Schmerz und Temperaturempfindung können hierbei völlig intakt oder kaum merklich beeinträchtigt sein. Die Störung des Muskelsinnes führt zur Ataxie, die an der Unzweckmäßigkeit und Unsicherheit intendierter Bewegungen zu erkennen ist. Diese Rindenataxie betrifft fast immer die Extremitäten (oft verbunden mit entsprechender Parese), während Ataxie der Rumpfmuskulatur auf das Stirnhirn hinweist. Kombinierte Ataxie von Extremitäten und Rumpf weisen auf Kleinhirn, insbesondere auf Herde des Wurmes hin.

Ataxie

Bei der Prüfung der Ataxie ist weiterhin darauf zu achten, ob sie bei geschlossenen Augen stärker ist als bei offenen. Bei der corticalen, sensibel bedingten Ataxie nämlich ist die Ataxie auch bei geschlossenen Augen wesentlich deutlicher als bei geöffneten, bei der Kleinhirnataxie dagegen bleibt sie sich gleich.

Reflexstörungen

Reflexstörungen

Neben einer genauen Untersuchung auf Sensibilität und Motilität, auf Lähmungen und Spasmen ist eine exakte Prüfung der Reflexe erforderlich. Dieselben werden beim Rückenmark im einzelnen geschildert. Um Wiederholungen zu vermeiden, sei hier nur erwähnt, daß gewisse Reflexstörungen eindeutig auf zentrale Erkrankungen hinweisen. Eines der klinisch häufigsten Beispiele ist folgendes:

Verstärkung der Sehnenreflexe, Verminderung der Hautreflexe und Auftreten der Phänomene von Babinski, Oppenheim, Mendel-Bechterew erweist einen cerebralen Herd der gekreuzten motorischen Bahn (vgl. S. 65ff.)

Aphasie

Aphasie

Die Sprachregion nimmt den Fuß der dritten Stirnwindung, die Insel und die erste Schläfenwindung im linken Hirn ein. Und zwar liegt die motorische (Brocasche) Region am Fuß der linken Stirnwindung, die sensorische (Wernicke) in der ersten linken Schläfenwindung. Dementsprechend ist der Ausfall bei Erkrankungen: motorische oder sensorische Aphasie. Der Chirurg, der solche Krankheiten seltener zu beobachten Gelegenheit hat, sei daran erinnert, daß bei den Herden im Brocaschen Zentrum (motorische Aphasie) Erschwerung der Wortbildung bis zu ihrer völligen Aufhebung besteht. Der Sprachantrieb ist erheblich herabgesetzt, die Kranken sprechen muhsam und in einzelnen abgerissenen Substantiven. Bei der sensorischen Aphasie dagegen ist die spontane Sprache nicht erschwert, der Patient kann im Gegenteil auffallend redselig sein. Dagegen ist die Wortfindung und die richtige Bezeichnung vorgezeigter Gegenstände erschwert bis unmöglich. Die motorische Aphasie ist wegen der benachbarten Lage der Zentren oft mit Lähmung der Mund- und Zungenmuskulatur kombiniert. Bei der sensorischen Aphasie finden sich aus demselben Grunde gelegentlich Anästhesien in der rechten Körperhälfte, besonders auch Sehstörungen im Sinne der Hemianopsie des rechten Gesichtsfeldes.

Augenstörungen (Abb. 21)

Augenstörungen

Die ophthalmologische Untersuchung ist von größter Bedeutung nicht nur für das Erkennen des Hirndrucks, sondern auch für die intrakranielle Lokalisation. Die diagnostische Mitarbeit eines geschulten Ophthalmologen ist in der Regel unentbehrlich, weil die Augenveränderungen recht komplizierter Natur sein können. Das Erkennen und schließlich auch das Messen einer Stauungspapille ist leicht, die cerebrale Lokalisation von Skotomen, Pupillenveränderungen und Augenmuskelstörungen kann sehr schwer sein. Eine Darlegung der Augenstörungen im Rahmen dieses Kapitels ist unmöglich; der Chirurg findet das ihn speziell für die Hirndiagnostik Interessierende wohl am besten und verständlichsten in zwei Zusammenfassungen der „Ergebnisse der Chirurgie".[1])

Ihrem Wesen nach können wir die Augenstörungen einteilen in Veränderungen des Augenhintergrundes und der Papille, in die Sehstörungen und in die Bewegungsstörungen des Auges.

a) Veränderungen des Augenhintergrundes und der Papille

Augenhintergrund

Die Netzhaut enthält, vertikal übereinander aufgebaut, zwei Neuronen vollständig und den Anfangsteil des dritten Neurons, dessen Achsenzylinder den Nervus opticus bilden. Durch die gegenseitige Abhängigkeit von Nervenzellen und Achsenzylinder ist der enge trophische Zusammenhang von Netzhaut und Nervus opticus gegeben; Schädigung des Opticus führt zur absteigenden Atrophie.

Die einfache absteigende Atrophie des Opticus macht sich im Augenspiegel oft erst weit später bemerkbar, als die Sehstörung auftritt. Das liegt im Wesen des

[1]) Vgl. A. Bielschowsky, Die Bedeutung der Bewegungsstörungen der Augen für die Lokalisierung cerebraler Krankheitsherde. Ergebn. d. Chirurg. u. Orthop. Bd. 9. 1916.

Birch-Hirschfeld, Die diagnostische Bedeutung der Augenveränderungen für die Gehirnchirurgie. Die Veränderungen der Netzhaut und der Sehnerven. Ergebn. d. Chirurg. u. Orthop. Bd. 9. 1916.

Krankheitsprozesses. Eine Fraktur der vorderen Schädelgrube z. B., die den Sehnerven im Foramen opticum zerstört, führt sofort zur Amaurose. Dabei kann der Augenhintergrund, insbesondere die Papille, im Augenspiegel zunächst vollkommen normal sein. Erst sekundär entsteht das Bild der Atrophie.

Schon aus diesem einfachen Beispiel folgt, daß für die Diagnose einer intrakraniellen Erkrankung eine exakte Sehprüfung oft viel feinere Anhaltspunkte liefern kann als der Augenspiegel. Der Augenspiegel kann ja nur Aufschluß über die peripheren Neuronen der Sehbahn liefern.

Der Sehnerv selbst endet in der Gegend der Corpora geniculata und der vorderen Vierhügel. Alles, was sich im Gehirn zentralwärts von dieser Gegend, also zwischen vorderen Vierhügeln und Rinde abspielt, kann daher im Augenspiegel zunächst überhaupt nicht in Erscheinung treten. Für alle diese zentralen Prozesse ist das diagnostische Hilfsmittel die Sehprüfung, das Verhalten der Pupillen und der Augenbewegung.

Umgekehrt ist auch wichtig, daß gerade beim Hirndruck der Augenspiegel gelegentlich schon deutliche pathologische Veränderungen zeigt, wenn die Sehschärfe noch ungestört ist. Dies ist besonders der Fall bei der beginnenden Stauungspapille. Es können ophthalmoskopisch schon recht erhebliche Papillenschwellungen vorhanden sein, während der Visus noch völlig normal ist. Das mahnt zum Spiegeln jedes fraglichen Falles auch ohne subjektive Sehstörungen.

Daß das gesamte Bild der Netzhaut gerade im Beginn des Hirndrucks diagnostisch klärend wirken kann, wurde bereits erwähnt: insbesondere die urämischen Veränderungen sind auch für den weniger Geübten deutlich und diagnostisch entscheidend. Dagegen hüte man sich vor weitgehenden Schlüssen aus dem allgemeinen Verhalten der Netzhautzirkulation. Die Weite der Arterien und Venen ist so variabel, daß auch der erfahrene Ophthalmologe nur mit großer Reserve Schlüsse daraus ziehen kann.

Stauungspapille

1. Die Stauungspapille

Wie schon erwähnt, finden wir die Stauungspapille als Frühsymptom des intrakraniellen Drucks, schon bevor eine Sehstörung vorhanden zu sein braucht. Sie kann — dies wissen wir vom Schädeltrauma — schon ganz wenige Stunden nach der intrakraniellen Veränderung vorhanden sein; gewöhnlich aber braucht sie beim langsam ansteigenden chronischen Hirndruck doch Tage oder gar Wochen bis zu ihrer völligen Ausbildung. Die Theorie ihrer Entstehung ist hier belanglos; für den Chirurgen hängt die Stauungspapille engstens mit den rein mechanischen Druckverhältnissen zusammen, da sie nach der Entlastungstrepanation gewöhnlich sehr schnell verschwindet.

Wie schon erwähnt, steht sie in einer besonders engen Beziehung zur hinteren Schädelgrube; fast alle Autoren finden Stauungspapille bei Kleinhirntumoren in einem höheren Prozentsatz als bei den Tumoren des Großhirns.

Besteht die Stauungspapille nur einseitig oder findet sich ein merklicher Unterschied in der beiderseitigen Papillenschwellung, so hat dies differentialdiagnostische Wichtigkeit: man muß dann an einen Prozeß denken, der den Nerven einseitig komprimiert, beispielsweise an einen Stirnhirntumor, oder — bei einseitigen Fällen ohne Hirnsymptome — an eine intraorbitale Druckerhöhung.

Bleibt die Stauungspapille unbekannt und unbehandelt, so führt sie unter Umständen sehr schnell zur Opticusatrophie und damit zum Verlust der Sehfähigkeit. Bei rechtzeitiger Entlastung des Hirndrucks dagegen kann gleichzeitig mit dem Verschwinden der übrigen Drucksymptome auch im Auge eine Restitutio ad integrum stattfinden.

2. Die Opticusatrophie

Opticusatrophie

Während die Stauungspapille in ihrer ausgeprägten Form ein verhältnismäßig klares und eindeutiges Hirndrucksymptom ist, ist die Opticusatrophie pathogenetisch vielfältig. Zwar kann sie auch Endsymptom der Stauungspapille sein, entsteht aber bekanntlich auch durch Prozesse, die mit Stauung und Hirndruck nichts zu tun haben. So findet sie sich als Teilerscheinung eines allgemeinen Nervenleidens bei der multiplen Sklerose, Tabes und Paralyse, außerdem aber bei allen Prozessen, die die Sehbahn in ihrem retrobulbären Abschnitt bis zum primären Sehzentrum (Thalamus + Corpus gen. lat., siehe Abb. 21) zerstören. Abb. 21 zeigt weiter, daß einseitige totale Atrophie nur durch lokale Schädigung peripher vom Chiasma entstehen kann.

Die größte Rolle spielt die einfache Atrophie beim Hydrocephalus (s. S. 33). Der chronische Hydrocephalus internus führt weitaus am häufigsten zur einfachen Atrophie, während Hirntumor und Meningitis viel seltener einfache Atrophie verursachen als Stauungspapille und Neuritis optica. Da die Papillenveränderung meist erst geraume Zeit nach der Sehstörung sichtbar wird, diese Sehstörung aber erfahrungsgemäß durch rechtzeitige Druckentlastung noch wesentlich gebessert, ja behoben werden kann, so ist dies eine Mahnung, mit den druckentlastenden Eingriffen möglichst frühzeitig einzusetzen.

Der zeitliche Eintritt der Atrophie ist für unser therapeutisches Handeln von größter Wichtigkeit. Da es sich um eine absteigende Degeneration handelt, so ist der Zeitpunkt des ophthalmoskopischen Befundes verschieden, je nach dem Sitz der Ursache. Bei Verletzungen des Nerven im Canalis opticus beträgt die Latenz durchschnittlich drei Wochen, bei intrakranieller Kompression durch einen Tumor mehrere Monate, bei Kompression des Chiasma durch einen Hypophysentumor etwa ein halbes Jahr, bei Schädigung des Tractus und des Corpus geniculatum noch länger.

In all dem liegt für den Chirurgen die Mahnung, das ophthalmoskopische Bild der Atrophie nicht abzuwarten. Die Papillenveränderung ist bei der absteigenden Atrophie nur das Endstadium einer Erkrankung, die sich in der Regel schon viel früher durch subjektive Sehstörungen bemerkbar gemacht hat.

Hirnsyphilis

Das schon mehrfach erwähnte sehr verschiedenartige pathologisch-anatomische Bild der Hirnsyphilis führt zu sehr verschiedenen Augensymptomen: wir finden bei der Lues Stauungspapille, Neuritis optica und einfache Atrophie. Die Stauungspapille kommt im wesentlichen durch gummöse Prozesse von Hirn und Hirnhäuten zustande, Neuritis und Atrophie dagegen vorwiegend durch basale luetische Meningitis. Gerade das atypische und verschiedenartige Verhalten der Papille ist für die Lues charakteristisch im Gegensatz z. B. zu dem regelmäßigen Bild der tabischen Sehnervenatrophie.

Tuberkulose

Bei der tuberkulösen Meningitis finden wir überwiegend Neuritis optica, während neuritische Atrophie im allgemeinen gegen die Diagnose spricht, die Meningitis führt hier meist zum Exitus, bevor eine deutliche Atrophie ausgebildet ist.

Die große differentialdiagnostische Wichtigkeit des Augenspiegelbildes mahnt den Chirurgen, seine Hirnpatienten auch bei Mitarbeit des Ophthalmologen prinzipiell selbst zu spiegeln. Das Erkennen der einfacheren Veränderungen bietet bei einiger Übung auch dem Nichtspezialisten keine unüberwindliche Schwierigkeit.

b) Sehstörungen

Sehstörungen

Wie in dem vorigen Abschnitt ausgeführt wurde, ist die Sehstörung diagnostisch ebenso wichtig wie das Augenspiegelbild. Wenn sie für den Chirurgen als Untersuchungsmethode praktisch zurücktritt, so liegt das daran, daß einerseits die Untersuchung subjektiver Störungen am benommenen Hirnkranken oft nicht möglich ist, daß andererseits aber das Erkennen und sichere Verwerten der Sehstörungen große spezialistische Erfahrung voraussetzt.

Aus diesem Grunde soll im folgenden nur ein ganz allgemeiner Umriß der in Frage kommenden Sehstörungen gegeben werden. Nicht die Herddiagnose soll durch diese Skizze ermöglicht werden, sondern nur ein ganz allgemeines Verständnis dafür, auf welchem Wege ophthalmologisch die Diagnose gestellt wird.

Den Schlüssel zum Verständnis der Sehstörungen bietet die Skizze der optischen Leitungsbahnen (Abb. 21).

Der Nervus opticus zieht vom Auge zum Chiasma und macht eine partielle Kreuzung durch. Vom Chiasma zieht er als Tractus opticus zum primären Sehzentrum, wo er endigt. Dieses Zentrum liegt im hinteren Teil des Thalamus, dem Corpus geniculatum laterale und dem vorderen Vierhügel. Vom primären Zentrum aus zieht die Sehbahn durch den hinteren Teil der inneren

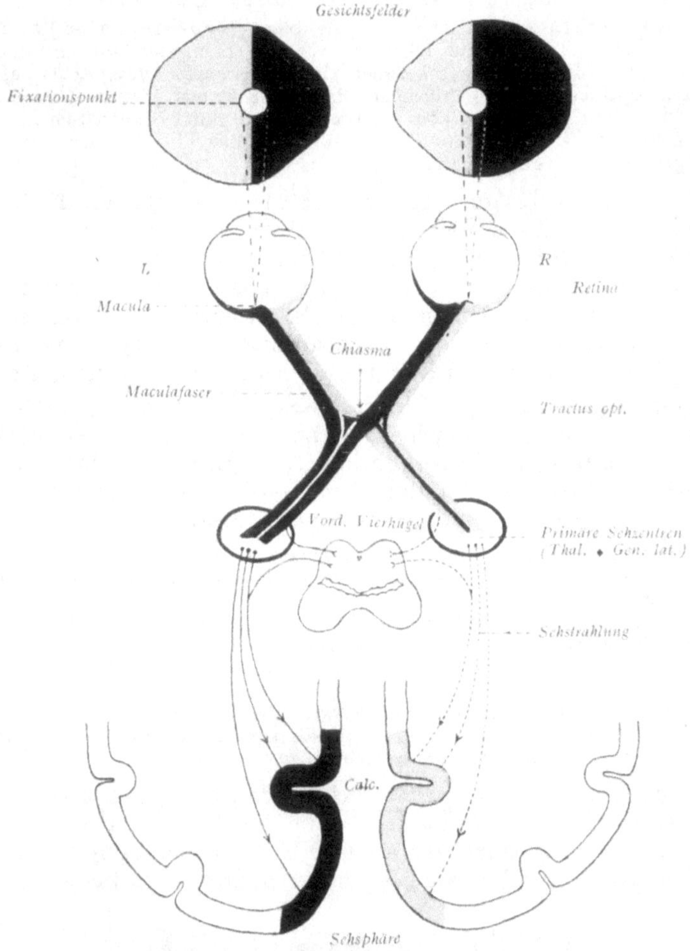

Abb. 21. Schema der Sehbahn (nach Brodmann, Neue Deutsche Chir. Bd. 11, I. Teil).

Kapsel und von da als Gratioletsche Sehstrahlung zum optischen Rindenzentrum, d. h. an die Medialfläche des Occipitallappens in der Rinde der Fissura calcarina und einem schmalen Streifen zu beiden Seiten derselben.

Die Grundlage für das Verständnis aller Sehstörungen bildet die Halbkreuzung im Chiasma. Es kreuzt sich im Chiasma der mediale (größere) Anteil des Opticus, also derjenige Teil, der den medialen (nasalen) Teil der Retina versorgt, mithin das laterale (temporale) Gesichtsfeld liefert. Dagegen verläuft ungekreuzt der laterale (temporale) Anteil des Opticus, der also das nasale Gesichtsfeld übermittelt.

Für die Diagnose wichtig ist noch die Tatsache, daß von den vorderen Vierhügeln aus die Pupillenreaktion zustande kommt. Unterbrechungen, die augenwärts von diesen Kernen stattfinden, unterbrechen daher auch die Pupillenreaktion, die Prozesse hirnwärts von den vorderen Vierhügeln lassen sie intakt. Diese Bahnen sind der Einfachheit halber in unserem Schema nicht eingezeichnet. Pupillenreaktion

Durch die Kreuzung wird die linke Hälfte des doppelseitigen Gesichtsfeldes dem rechten Tractus opticus und dem rechten Rindenzentrum übermittelt und umgekehrt.

Mithin liefert eine Verletzung oder z. B. ein Tumor im Verlauf der Sehbahn schematisch folgende Sehstörung:

1. Zerstörung des Nervus opticus peripher vom Chiasma erzeugt völlige **Erblindung des einen Auges.** Schema der Sehstörungen

2. Schädigung der gekreuzten Teile des Chiasma (Hypophysentumor, Hydrocephalus mit Dilatation des dritten Ventrikels) erzeugt Ausfall der beiden medianen Netzhauthälften, also eine **bitemporale** (vom Gesichtsfeld aus gerechnet), **heteronyme** (weil auf der rechten Seite die rechte, auf der linken Seite die linke Gesichtshälfte ausfällt) **Hemianopsie.**

3 Der entgegengesetzte Vorgang, der beiderseitige Ausfall der ungekreuzten Chiasmafasern bei Erhaltung der gekreuzten (nasale heteronyme Hemianopsie) ist praktisch außerordentlich selten (z. B. Aneurysmen beider Carotiden usw.).

4. Schädigung des Tractus opticus, der primären Sehzentren und der Gratioletschen Sehstrahlung erzeugt im Prinzip ein gemeinsames Bild: **Homonyme laterale Hemianopsie** für die gegenüberliegende Seite des Gesichtsfeldes. Bei einem Tumor im linken Tractus beispielsweise ist auf beiden Augen die linke Retinahälfte, mithin die rechte Gesichtsfeldhälfte ausgefallen.

In diesem Abschnitt der Sehbahn ist, wie schon erwähnt, das Verhalten des Pupillenreflexes von größter lokalisatorischer Wichtigkeit. Es ist ähnlich einfach abzuleiten wie das Verhalten der Sehstörung, soll aber in dieser schematischen Darstellung der Übersichtlichkeit halber nicht beschrieben werden.

5. Die Störungen im Rindenzentrum selbst sind noch nicht in allen Einzelheiten geklärt, weil uns die letzten physiologischen Kenntnisse der corticalen Lokalisation des Sehens noch fehlen.

a) Die Mündung der Gratioletschen Sehstrahlung befindet sich, wie schon erwähnt, nach der neuesten Forschung nur in einem schmalen Bezirk (Area striata) zu beiden Seiten der Fissura calcarina, also an der Innenfläche des Occipitallappens. Einseitige Zerstörung dieses Bezirks, beispielsweise durch Tumor, erzeugt nach unserem Schema im Prinzip dasselbe Bild wie beispielsweise im Tractus, nämlich homonyme Hemianopsie (freilich mit erhaltener Pupillenreaktion!).

Dabei ist zu bemerken, daß die Macula lutea, also im Gesichtsfeld ein kleiner zentraler Abschnitt, doppelseitig versorgt ist, so daß bei Läsion einer Hinterhauptshälfte die Erhaltung des zentralen makularen Feldes die Regel ist.

Doppelseitiger Sitz der Rindenschädigung, z. B. durch Tumor der Falx cerebri erzeugt „Rindenblindheit", bei der Pupillenreaktion ebenfalls intakt ist. Rindenblindheit

b) Außer dem medial liegenden Rindenfeld der Gratioletschen Sehstrahlung besitzt die Hirnrinde noch ein Feld für optische Erinnerungsbilder und für die psychische Verwertung der optischen Eindrücke, nach unseren heutigen Kenntnissen an der Außenfläche des Occipitalgehirns. Doppelseitige Schädigung dieser lateralen Occipitalwindungen erzeugt „Seelenblindheit" (nicht identisch mit der erwähnten „Rindenblindheit"!), bei welcher der Patient die Gegenstände zwar nach Form und Farbe sieht, aber nicht zu erkennen vermag. Seelenblindheit

Wie schon erwähnt, konnten im vorstehenden wichtige diagnostische Einzelheiten, z. B. das Verhalten der Pupille, die Frage des zentralen Skotoms, der positiven und negativen Skotome nur erwähnt werden, um die Übersicht nicht zu erschweren.

Störungen der Augenbewegungen

c) Störungen der Augenbewegungen

Uhthoff hat in seiner Statistik Augenmuskelstörungen gefunden:

bei Großhirngeschwülsten in 35%,
bei Kleinhirngeschwülsten in 45%,
bei Brückengeschwülsten in 82%,
bei Vierhügelgeschwülsten in 88% der Fälle.

Wenn trotz der eindeutigen Sprache dieser Statistik die Störungen der Augenmuskulatur vom Chirurgen nicht in vollem Maße ausgenutzt werden können, so hat es seinen Grund in den beiden Tatsachen, die schon für die Sehstörung galten: die Untersuchung der Augenbewegung ist am benommenen Patienten sehr schwer, oft unmöglich, und die diagnostische Verwertung dieser Störungen erfordert große spezialistische Erfahrung. Aus diesem Grunde soll auch hier nur an die elementaren diagnostischen Grundlagen erinnert werden.

Wie bei allen Hirnnerven muß man auch bei der Innervation der Augenmuskulatur zwei Zentren unterscheiden, die Rindenzentren der Augenbewegung und die untergeordneten Hirnstammzentren der Augenmuskelnerven.

Die Rindenzentren sind beim Menschen noch nicht genau bekannt. Jedoch liegen nach unserem heutigen Wissen die wichtigsten Felder im hinteren Teil der zweiten Frontalwindung. Von prinzipieller Wichtigkeit für das Verständnis der Augenbewegung ist die Tatsache, daß man von einem Rindenfeld aus nur assoziierte, d. h. parallele, gleichsinnige Bewegung beider Augen auslösen kann.

Von der Rinde aus ziehen motorische Bahnen durch die innere Kapsel in den Hirnstamm, wo sie sich an die bekannten Kerne des Oculomotorius, Trochlearis und Abducens wenden. Die einzelnen Kerne sind miteinander verbunden durch das dorsale Längsbündel, das eine wichtige Rolle bei der Reizübermittlung, insbesondere auch der reflektorischen Reizung vom Ohrlabyrinth aus (Nystagmus) spielt.

Die Augenmuskulatur wird bekanntlich innerviert durch Oculomotorius, Trochlearis und Abducens.

Oculomotorius

Der Oculomotorius versorgt den Levator palpebrae sup., den Sphincter pupillae, den Musculus ciliaris (Akkommodation) sowie die Bulbusmuskeln, mit Ausnahme des Rectus externus und Obliquus superior. Bei einer kompletten Lähmung ist die Pupille weit und reaktionslos, das Lid hängt herab, das Auge ist nach außen und unten gedreht.

Abducens

Der Abducens versorgt den Musculus rectus externus; bei seiner Lähmung ist das Auge nach innen abgelenkt und kann nicht nach außen bewegt werden.

Trochlearis

Der Trochlearis versorgt den Musculus obliquus superior; bei seiner Lähmung ist der Patient im Blick nach unten und nasalwärts behindert.

Bei weitem der größte Teil der spontanen Oculomotoriuslähmungen ist luetischer Natur. Hier können je nach dem Sitz der Veränderung Pupille und Akkommodation beteiligt sein.

Die Lähmungen der Augenmuskulatur machen für den Facharzt eine recht genaue Lokalisation des ursächlichen Herdes möglich. Aus der Kombination der Störungen ist mit ziemlicher Sicherheit zu erkennen, ob ein zentraler Herd oberhalb der Augenmuskelkerne, eine Kern- oder Wurzelerkrankung, eine Affektion an der Hirnbasis oder eine orbitale Störung vorliegt.

Während diese Einzelheiten dem Chirurgen und Praktiker im allgemeinen nicht geläufig sein können, sei nochmals auf die praktisch wichtige Tatsache hingewiesen, daß die **Pupillarreaktion** von den vorderen Vierhügeln ausgeht. Hierdurch bildet die Gegend der Corpora quadrigemina auch für den nicht erfahrenen Diagnostiker einen leicht zu merkenden Grenzstein zwischen Schädigungen, welche die Sehbahnen desseits oder jenseits treffen. Unterbrechungen, die augenwärts von diesen Kernen stattfinden, unterbrechen daher auch die Pupillenreaktion, die Prozesse hirnwärts von den vorderen Vierhügeln lassen sie intakt.

Ganz allgemein gilt außerdem für alle Pupillenstörungen (ein- und doppelseitige Pupillenstarre, Ungleichheit der Pupillen, Anisokorie, Entrundung und Verzerrung der Pupille) der Satz:

Ein- und doppelseitige Pupillenstörung bei annähernd normalem Visus und Durchsichtigkeit von Linse und Glaskörper ist stets verdächtig auf Syphilis, gleichgültig ob es sich um einen posttraumatischen Zustand oder um den Verdacht auf Hirntumor handelt. Bei solchen Pupillenstörungen sind zunächst alle diagnostischen Möglichkeiten auf Syphilis (Wassermannsche Reaktion auch des Lumbalpunktats!) zu erschöpfen.

Die einzelnen Augenmuskelstörungen können nur im Rahmen der speziellen Tumorlokalisation erwähnt werden.

Nur ein Symptom soll im Zusammenhang besprochen werden, weil es dem Chirurgen bei Hirnerkrankungen besonders häufig begegnet:

Der Nystagmus

Man bezeichnet mit Nystagmus (Augenzittern) eine besondere Art von Krämpfen der Augenmuskulatur. Hierbei sind zwei Formen zu unterscheiden:

Undulierender Nystagmus

1. der „undulierende" (oszillierende) Nystagmus, der entweder „angeboren", meist zusammen mit angeborener Schwachsichtigkeit auftritt, oder als funktionelle Neurose, z. B. bei Arbeitern in Kohlenbergwerken. Er besteht aus klonischen Zuckungen, bei denen das „Hin" und „Zurück" der einzelnen Zuckung sich gleicht.

Rucknystagmus

2. die nystagmischen Zuckungen (der Rucknystagmus), die bei Erkrankungen des Zentralnervensystems vorkommen und regelmäßig dem vestibulären Nystagmus zugrunde liegen, also beim „Hirndruck" häufig sind. Bei ihnen besteht jede Zuckung aus einem schnellen, ruckartigen „Hin" und einem viel langsameren „Zurück".

Der vestibuläre Nystagmus (also stets ein Rucknystagmus) beim Hirndruck kommt zustande durch eine Störung des nervösen Einflusses, der normalerweise von den Vestibulares und den beiden Labyrinthen aus auf die Augenmuskulatur ausgeübt wird (auf dem Wege des dorsalen Längsbündels). Dieser Einfluß, der einen Ausgleich der verschiedenen antagonistisch wirkenden Augenmuskelgruppen erzielt, ist recht kompliziert und tritt besonders deutlich bei Drehbewegungen um die Körperachse in Erscheinung.

Starker vestibulärer Nystagmus bei intrakraniellen Erkrankungen spricht also für eine Schädigung im Bereiche der Vestibulariskerne und des dorsalen Längsbündels, tritt also besonders häufig bei Druck in der hinteren Schädelgrube auf. Dabei braucht die primäre Ursache selbst (z. B. der Tumor) nicht in der hinteren Schädelgrube lokalisiert zu sein. Alle Affektionen, die, wie in früheren Kapiteln geschildert wurde, zu sekundärem Druck in der hinteren Schädelgrube, besonders im Hirnstamm führen, können den vestibulären Nystagmus auslösen.

Obwohl sich nystagmische Zuckungen auch bei Erkrankungen des Gehörorgans, ja auch unter normalen Verhältnissen nach rascher Drehung um die Körperachse finden, sind sie beim Verdacht auf Hirndruck stets ein äußerst wichtiges organisches Symptom und erfordern dann genaueste ophthalmologische Prüfung.

Schema der häufigsten Tumorlokalisationen und ihrer Symptome

1. Stirnlappen

Allgemeine psychische und intellektuelle Störungen. Witzelsucht, Geruchsstörungen, bei basalem Sitz Kompression des Tractus opticus, einseitige Stauungspapille, bei Sitz links hinten unten motorische Aphasie.

2. Präzentralwindung

Gekreuzte motorische Lähmung im Sinne der Monoplegie, bzw. entsprechende spastische Reizerscheinungen. Im obersten Teil der Windung wird die untere, im mittleren Teil die obere Extremität, im untersten das Fascio lingual-Gebiet betroffen; hier auch motorische Aphasie. Klonische Zuckungen, die den Charakter der Jacksonschen Epilepsie annehmen. Häufig Beteiligung der Tiefensensibilität (siehe unter 3).

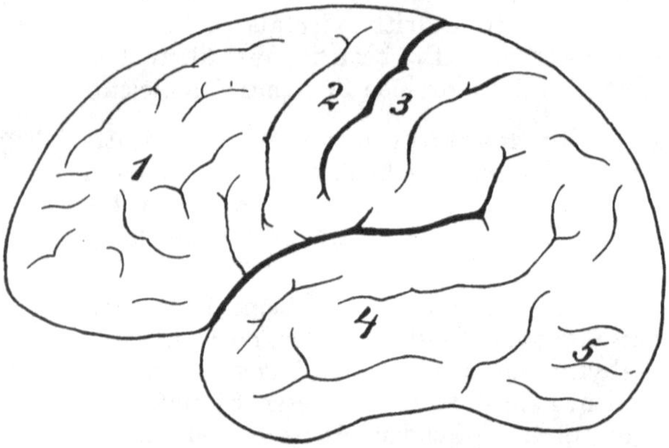

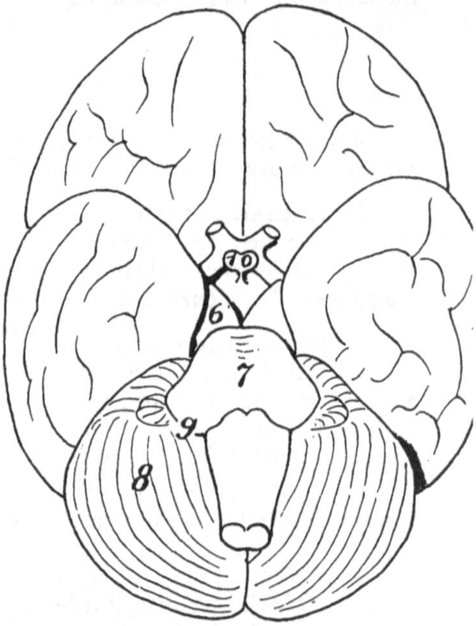

Abb. 22 und 23. Die Ziffern entsprechen den Überschriften im Text

3. Postzentralwindung

Störung der Tiefensensibilität, des stereognostischen Sinnes und des feinsten Tastgefühls, entsprechend der Lage der motorischen Störung in 2. Ataxie, besonders bei geschlossenen Augen. Schmerz- und Temperaturempfindung ungestört. Die Störungen der Tiefensensibilität sind meist kombiniert mit entsprechenden motorischen Störungen, auch mit entsprechender Krampfbereitschaft. Bei Sitz im untersten Teil sensorische Aphasie mit Alexie und Agraphie.

4. Temporallappen

Links sensorische Aphasie. Keine völlige Taubheit eines Ohres, da Innervation doppelseitig; jedoch Gehör in der gekreuzten Seite in der Regel herabgesetzt.

5. Occipitallappen

Optische Reizerscheinungen, gekreuzte homonyme Hemianopsie mit erhaltener Pupillenreaktion. Das zentrale Gesichtsfeld der Macula lutea, doppelseitig versorgt, bleibt bei einseitigem Occipitaltumor erhalten.

6. Hirnschenkel

Hemiplegia alternans sup., d. h. Hemiplegie der gekreuzten Körperhälfte mit Oculomotoriuslähmung derselben Seite.

7. Brücke

Störung der Pyramidenbahnen, kombiniert mit Hirnnervenlähmungen. Im distalen Brückenteil oft Hemiplegia alternans inferior, d. h. gekreuzte spastische Extremitätenlähmung mit gleichseitiger Facialislähmung. Die Hirnnervenkerne proximal vom Herd sind verschont; die Lähmung der Hirnnerven zeigt entweder degenerativen (peripheren) Charakter oder nicht degenerativen (zentralen), je nachdem der Herd das Kern- und Wurzelgebiet oder die Leitungsbahnen proximalwärts davon zerstört hat. Dies gibt lokalisatorische Richtlinien für die Höhenlokalisation im Hirnstamm.

8. Kleinhirn

Cerebellare Ataxie. Mit Neigung zum Fall nach der betroffenen Seite, bei Wurmtumoren zum Fall nach hinten. Gangstörungen, Drehschwindel. Ataxie auch bei offenen Augen (im Gegensatz zur Rindenataxie). Häufig Nystagmus, frühzeitige Stauungspapille, Sehstörung und Hydrocephalus internus. Schmerzen am Hinterkopf und im Nacken.

9. Kleinhirn-Brückenwinkel

Ohrensausen, Schwerhörigkeit bis Taubheit, Labyrinthschwindel, Nystagmus, Trigeminusneuralgie, Abducens- und Facialislähmung. Abschwächung des Kornealreflexes. Bei wachsendem Tumor Kleinhirnsymptome.

10. Hypophyse

Charakteristische bitemporale Hemianopsie mit fortschreitender Opticusatrophie, die zur völligen Blindheit führt. Starke Kopfschmerzen, Erbrechen, endokrine Störungen im Sinne der Akromegalie oder der Dystrophia adiposo-genitalis. Röntgenbefund: Usur der Sella turcica, erkennbar bei seitlicher Aufnahme (Abb. 24).

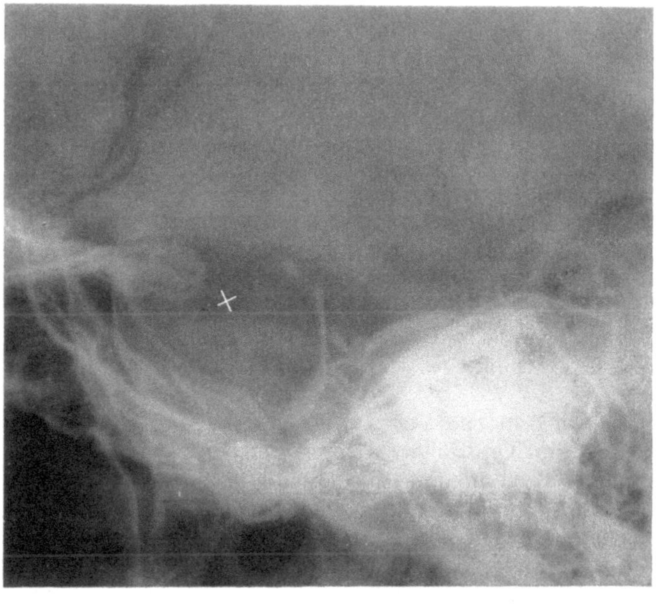

Abb. 24. Typische Ausweitung der Sella turcica durch Hypophysentumor

Hilfsmethoden zur Tumordiagnostik

Diagnostische Hirnpunktion

Diagnostische Hirnpunktion

Erst wenn der Sitz des Tumors nach neurologischen Gesichtspunkten ermittelt ist, kommt die diagnostische Hirnpunktion in Frage. Ihre Technik ist beim „Hirntumor" beschrieben (siehe S. 37). Die Gefahr der Hirnpunktion, die vor allem in der Blutung eines größeren Hirngefäßes besteht, wird von den einzelnen Operateuren verschieden bewertet. Sicher ist, daß ein diagnostisches Verfahren, das überhaupt Gefahr bringt, erst nach Erschöpfung der übrigen diagnostischen Methoden berechtigt ist.

Es wurde bereits dargelegt (S. 37), daß die sogenannten „Hirnzylinder", die man aus der Punktionskanüle ausspritzt und histologisch untersuchen kann, bisweilen eine schöne histologische Tumordiagnose liefern. Dies berechtigt aber nicht, in Zweifelsfällen, besonders nach oberflächlicher und nicht genügend gestützter Diagnose, an den verschiedensten Stellen des Schädels herumzupunktieren, um vielleicht doch ein positives histologisches Resultat zu erhalten.

Ventrikulographie

Ventrikulographie

Encephalographie

Die Ventrikulographie ist die von Dandy angegebene Einblasung von Gas in das Ventrikelsystem zwecks Darstellung des letzteren im Röntgenbild. Bingel hat das gleiche Resultat vom Lumbalsack aus zu erreichen gesucht; er nannte sein Verfahren Encephalographie.

Ein Abwägen der beiden Methoden würde hier zu weit führen. Ich selbst verwende fast nur die Dandysche Ventrikeleinfüllung, weil sie, insbesondere nach der von Jüngling ausgearbeiteten Technik, zuverlässiger ist; bei der Lufteinblasung in den Lumbalsack nach Bingel wird nämlich das Ventrikelsystem gelegentlich nicht aufgefüllt, wenn durch Verklebungen usw. eine Kommunikation zwischen Ventrikelsystem und unterem Lumbalsack nicht besteht. Andererseits bietet gerade bei einem solchen Verschluß die Dandysche Einblasung in den Ventrikel die Gefahr eines akut gesteigerten Hirndrucks, der gelegentlich doch einen recht bedrohlichen Zustand (Atemstörung!) zur Folge haben kann. Als Operateur wird man sich daher im Einzelfall gegebenenfalls der einen oder der anderen Methode bedienen.

Technik der Ventrikulographie im Prinzip wie folgt: Patient nach Jüngling in Gesichtslage, den Kopf um 30—40 Grad gedreht, so daß das Vorderhorn den tiefsten Punkt des Ventikelsystems bildet. Punktion des Vorderhorns beiderseits, zunächst auf der vermutlich gesunden Seite. Bohrloch kurz vor dem Bregma, etwa 3 cm seitlich der Mittellinie; Kanüle nach hinten unten gerichtet, von der Seite gesehen nach Richtung des äußeren Gehörgangs. Vorsichtiges Ansaugen des Liquors und Ersatz von etwa 10 ccm Liquor durch 7 ccm Luft. Ich injiziere ungern mehr als insgesamt 20 ccm Luft (gewöhnliche Luft des Operationssaals).

Die Lufteinblasung in das Ventrikelsystem kann diagnostisch sehr brauchbare Hinweise liefern. Die Verdrängung des Ventrikelsystems, die Asymmetrie der luftgefüllten Ventrikel kann für die Lokalisierung eines vermuteten Tumors ausschlaggebend sein. Freilich darf auch dieses Mittel nur in Verbindung mit den andern diagnostischen Gesichtspunkten verwertet werden. Es muß sogar in jedem Einzelfall erstrebt werden, die Ventrikulographie durch eine sichere klinische Diagnose überflüssig zu machen, weil eben die Lufteinblasung auch in der Hand des Geübten nicht ganz harmlos ist.

Die kraniocerebrale Topographie

Kranio-cerebrale Topographie

Für jeden cerebralen Eingriff, schon für die diagnostische Hirnpunktion, ist es nötig, die Lage der suspekten Hirnstelle möglichst genau auf Außenfläche des Kopfes projizieren zu können. Da dem Praktiker kompliziertere Instrumente hierfür (sogenannte Kraniometer) nicht zur Verfügung stehen, seien nach den beiden Schemen von Kocher und Krönig die bekanntesten Techniken angegeben, durch welche die Projektion auf die Haut möglich ist. Hierbei sind durch die Verschiedenheit der Schädelformen Ungenauigkeiten natürlich unvermeidlich; für die üblichen praktischen Zwecke aber sind die Methoden ausreichend.

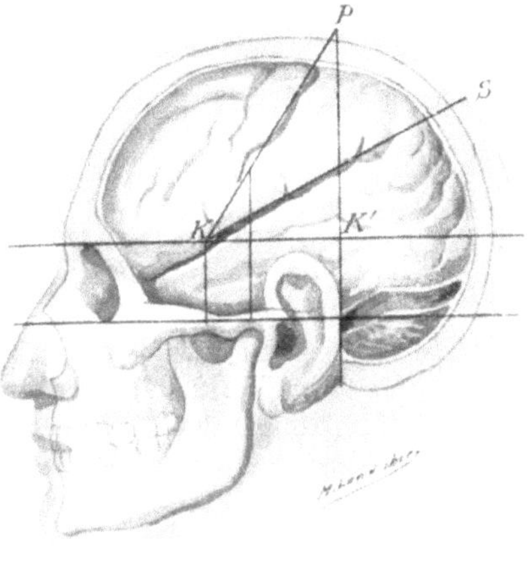

Abb. 25. Krönleinsches Schema

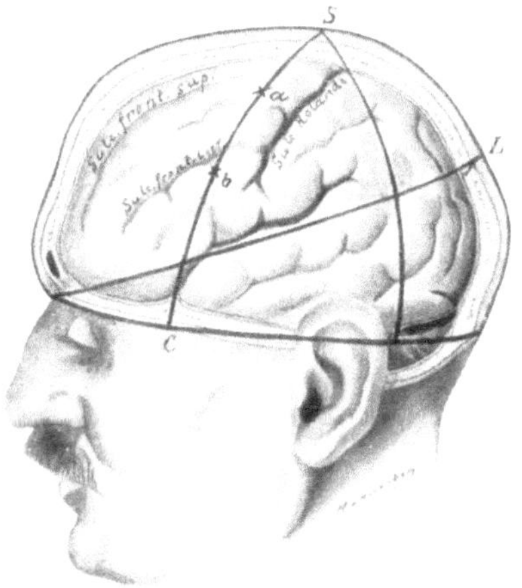

Abb. 26. Kochersches Schema

Nach Krönlein

Nach Krönlein ziehen wir eine horizontale Grundlinie vom Infraorbitalrand zum äußeren Gehörgang (am praktischsten mit Bandmaß und Fettstift). Parallel dazu ziehen wir eine obere Horizontale durch den Supraorbitalrand. Auf beiden senkrecht errichten wir eine vordere, mittlere und hintere Vertikale durch Mitte des Jochbogens, Unterkieferköpfchen und hintersten Punkt der Basis des Processus mastoideus. Punkt *K*, der Schnittpunkt der vorderen Vertikalen mit der oberen Horizontalen, und Punkt *P*, an welchem die hintere Vertikale die Scheitellinie trifft, entsprechen dem unteren und oberen Ende des Sulcus centralis (Rolandi). Vor der Linie *KP* liegt also der Gyrus praecentralis, hinter der Linie *KP* der Gyrus postcentralis. Halbiert man den Winkel *PKK'*, so entspricht diese Halbierungslinie *KS* der Richtung der Fossa Sylvii.

Nach Kocher

Das Kochersche Schema ist einfacher: Wir ziehen mittels eines Bandmaßes die Äquatoriallinie durch Glabella und Protuberantia occipitalis externa, über dem Ansatz der Ohrmuschel hinweg. Dann verbinden wir Glabella und Protuberanz durch den sagittalen Meridian. Die Mitte des sagittalen Meridians ist der Scheitelpunkt *S*. Von ihm werden nun mit dem Kraniometer Winkelgrade zur sagittalen Linie gemessen, die wir ohne Instrument durch folgendes Schema ersetzen: wir teilen den horizontalen Meridian in drei gleiche Teile, was mit Hilfe des Bandmaßes gut möglich ist. Die Verbindungslinie vom vordersten Drittel *c* zum Scheitelpunkt *S* entspricht etwa dem Sulcus praecentralis, hinter dem wir also die motorischen Zentren zu suchen haben. Teilen wir die Linie *CS* wieder in drei gleiche Teile, so entspricht Punkt *a* und *b* dem hinteren Ende des Sulcus frontalis superior und inferior. Hieraus lassen sich die motorischen Zentren annähernd feststellen.

Die Linea naso-lambdoidea, d. h. die Verbindungslinie zwischen Glabella und der Spitze der Sutura lambdoidea entspricht der Richtung der Fossa Sylvii.

VI. Erkrankungen des Hirnschädels und seiner Weichteile

A. Schädeldeformitäten[1])

Schädeldeformitäten und Nervus opticus

Die meisten angeborenen Schädeldeformitäten, Makrocephalie, Mikrocephalie, sowie die pathologischen Grade der Dolichocephalie (Langkopf) und Brachycephalie (Kurzkopf) interessieren den Pathologen, den Neurologen und den Rassenforscher, sind aber für den Chirurgen, weil therapeutisch nicht angreifbar, praktisch ohne Interesse. Es gibt aber einen organischen Faktor, der praktisch besondere Beachtung verdient: Die Opticusstörungen. Sei es durch eine pathologische Enge des Foramen opticum, sei es durch Zerrung des Nerven oder durch einen pathologisch vermehrten Schädelinnendruck, ein deformierter Schädel kann den Sehnerven bedrohen. Diese Gefahr besteht besonders bei einer relativ harmlosen aber häufigen Deformität, dem

Turmschädel

Turmschädel

Der Turmschädel gehört zu den Brachycephalien (Kurzschädeln), beginnt meist schon im ersten Lebensjahr und wird erklärt durch eine vorzeitige Synostose der Schädelknochen. Er findet sich wesentlich häufiger beim männlichen als beim weiblichen Geschlecht. Der Kopf ist abnorm hoch, sein Höhepunkt liegt dicht hinter der vorderen Fontanelle. Die Augenhöhlen sind flach, die Folge ist häufig ein Exophthalmus. Der Gaumen ist abnorm hoch.

Da es nach Küttner das Gehirn ist, welches die Größe und Form des Schädels bedingt (und nicht umgekehrt), so besteht trotz der vorzeitigen Verknöcherung häufig kein Mißverhältnis zwischen Schädelkapazität und Schädelinhalt. Infolgedessen sind diese Kranken in der Regel psychisch und intellektuell normal. Andererseits gibt es auch Fälle von echtem Hirndruck, d. h. solche, bei denen durch die vorzeitige Verknöcherung tatsächlich zu wenig Platz für das wachsende Gehirn ist. Diese Fälle können alle Symptome zeigen, die beim Hirndruck geschildert wurden.

Opticusatrophie

Von besonderer Bedeutung sind die Störungen des Sehnerven, die sich in einer fortschreitenden Opticusatrophie äußern (s. S. 43). Die Atrophie tritt am häufigsten zwischen 5. und 7. Lebensjahr auf. Die Ursache der Atrophie kann entweder in einer Verengerung des knöchernen Kanals oder in einem echten Hirndruck mit dadurch bedingter Stauungspapille liegen. Nach der Ursache richten sich die therapeutischen Versuche.

Therapie

Abgesehen von großen operativen Schädelkorrekturen, die allgemeine Anwendung nicht gefunden haben, richtet sich die Therapie im wesentlichen symptomatisch gegen den Hirndruck und vor allem gegen die Opticusatrophie. Bei steigendem Hirndruck können gelegentlich alle Maßnahmen erforderlich sein, die zur operativen Druckentlastung angegeben wurden. Diese Maßnahmen werden gleichzeitig auch die Opticusschädigungen bekämpfen, welche aus einer echten Stauungspapille hervorgehen. Für die lokale Opticusschädigung sind neuerdings Operationsmethoden angegeben worden (Hildebrand), die den verengten Knochenkanal erweitern und dadurch dem Nerven Platz zu schaffen suchen. Bei dem sonst infausten Verlauf der Nervenatrophie lohnt der operative Versuch.

B. Entzündliche Erkrankungen

1. Akut entzündliche

Soweit die akut entzündlichen Erkrankungen des Schädeldaches von den Weichteilen ausgehen, bedürfen sie kaum besonderer diagnostischer Hinweise.

Erysipel

Das Erysipel der behaarten Kopfhaut ist seltener primär, meist fortgeleitet vom Erysipel des Gesichts oder des Nackens. Hieraus, sowie aus der teigigen Schwellung der Kopfhaut ist die Diagnose unschwer zu stellen; die Farbe im behaarten Gebiet ist oft nur rötlich und weniger charakteristisch als im Gesicht.

[1]) Anm. über Hydrocephalus S. 33.

Phlegmonen, soweit sie nicht von Verletzungen entstehen, nehmen ihren Ausgang von den verschiedenen hier in Frage kommenden Entzündungsherden, insbesondere vom Ohr, von den Lymphdrüsen oder von den Zähnen. Besonders zu erwähnen sind die Phlegmonen, die infolge von entzündlichen Kiefererkrankungen — in früherer Zeit öfters nach zu reichlich eingespritzter Infiltrationsanästhesie in die entzündeten Alveolen — unter der Fascia temporalis nach oben kriechen. Diese von den Kiefern ausgehenden Entzündungen sind prognostisch sehr ernst zu beurteilen und enden trotz breiter Spaltungen nicht ganz selten letal. Phlegmone

Nach Erweichung Incision; der Eiter sitzt — namentlich in der Submentalgegend — oft sehr tief! *Therapie*

Die akute Periostitis und Osteomyelitis der Schädelknochen ist selten, aber dann nicht schwer zu diagnostizieren. Ihrem Sitz nach ist stets daran zu denken, daß die Eiterbildung nicht nur nach außen, sondern auch in das Schädelinnere stattfinden kann, hier zunächst die Dura abhebt, im weiteren Verlauf aber auch zur Infektion der weichen Hirnhäute und damit zur tödlichen Meningitis führen kann. Periostitis Osteomyelitis

Eröffnung bzw. Entfernung des Sequesters. *Therapie*

2. Chronisch entzündliche Erkrankungen

Von den chronisch entzündlichen Erkrankungen der Schädelknochen kommen besonders die Syphilis und die Tuberkulose in Betracht. Sie äußern sich an den Schädelknochen in ähnlicher Form, wie dies von den übrigen Körpergegenden her bekannt ist. Die Syphilis tritt als einfache ossifizierende Periostitis (starke periostitische Knochenauflagerungen) und als gummöse Periostitis (Bildung von Gummen, oft multipel zwischen Periost und Knochen) auf. Hierbei bilden sich Schwellungen, Tophi, die aus einem festen basalen und einem weichen, fast fluktuierenden oberen Teil bestehen und schon hierdurch als Gummata zu erkennen sind. Brechen sie nach außen durch, so entsteht das typische syphilitische Ulcus in Form eines scharf gestanzten Loches mit speckigem Grund. Das Markante an der syphilitischen Knochenveränderung ist auch am Schädel die Knochenneubildung mit ihrer zernagten Oberfläche und ihren zarten eburnisierten Sequestern. Diagnostisch wichtig bei der syphilitischen Erkrankung ist der Schmerz. Er tritt spontan auf und ist so charakteristisch, daß Schmerz und Tophus bei allmählicher spontaner Entstehung mit größter Wahrscheinlichkeit auf die Diagnose Syphilis hinweisen, obwohl tertiäre syphilitische Erkrankungen in den letzten Jahren erheblich seltener zu Gesicht kommen als früher. Syphilis des Schädeldaches

Neben spezifischer Behandlung (vor allem auch Jodkali!) operative Entfernung des Sequesters. *Therapie*

Die Tuberkulose des Schädeldaches tritt im Gegensatz zur Lues häufig im Kindesalter auf. Sie beginnt meist in der Diploe und führt zur Nekrose der erkrankten Stelle, der Schädel ist perforiert, außen ist das Periost, innen die Dura vom Eiter abgehoben. Der Sequester ist oft kreisrund von dem üblichen gezackten Aussehen der tuberkulösen Sequester. Bricht der Prozeß nach außen durch, dann entstehen tuberkulöse Fisteln von typischem Aussehen, oft mit bläulich unterminiertem Rand. Vor der Perforation kann gelegentlich die Differentialdiagnose gegen Syphilis in Frage kommen; hierbei ist daran zu denken, daß die tuberkulöse Schwellung sehr frühzeitig die echte Fluktuation des kalten Abscesses zeigt, das Gumma dagegen nicht. Tuberkulose

Operative Entfernung der Sequester. *Therapie*

C. Geschwülste des Schädeldachs

1. Angeborene Kopfgeschwülste

Die häufigsten angeborenen Kopfgeschwülste[1]) sind die Cephalocelen, die Dermoide, die Angiome.

Cephalocele

Cephalocele Die Cephalocelen oder Hirnbrüche sind geschwulstartige, herniöse Ausstülpungen des Schädelinhalts, welche stets angeboren sind und in der Mittellinie sitzen. Die Haut über der Geschwulst ist unverändert, bei größeren ist sie auf der Kuppe zuweilen durch Dehnung atrophisch.

Der Sitz der Cephalocelen ist entweder die Glabella oder das Hinterhaupt, stets streng median (sincipitale Cephalocele, Abb. 27, bzw. occipitale Cephalocele, Abb. 28). Die Cephalocele am Hinterhaupt heißt „superior" oder „inferior", je

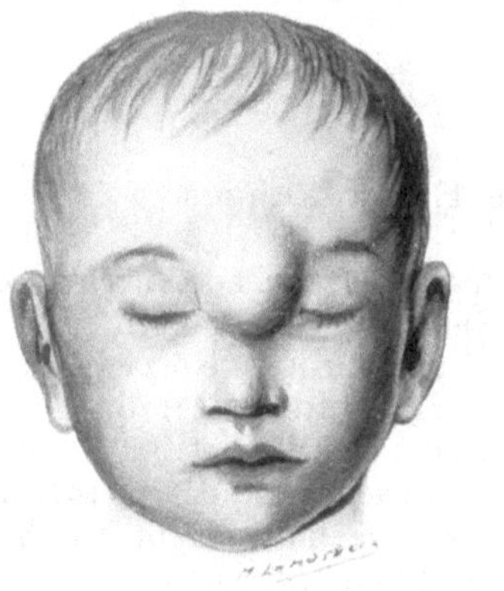

Abb. 27. Sincipitale Cephalocele

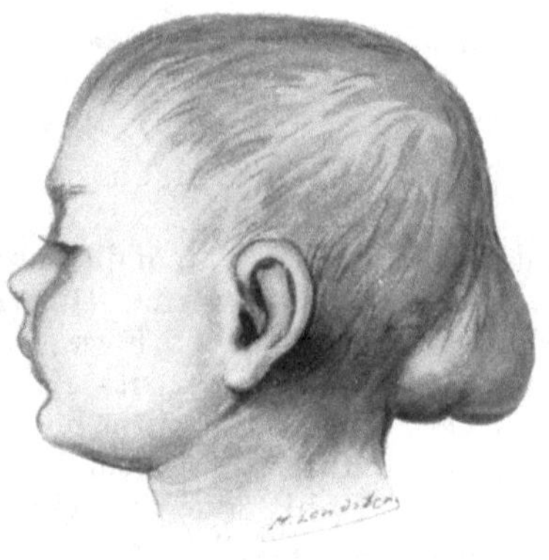

Abb. 28. Occipitale Cephalocele

nachdem sie zu einer Öffnung über oder unter der Protuberantia occipitalis heraustritt. Die sogen. basalen Cephalocelen, die in der Gegend des Siebbeins oder Keilbeins austreten, sind äußerst selten und daher von geringem praktischen Interesse.

Die Ausstülpung erfolgt durch eine Lücke von Knochen und Dura und enthält ganz ähnlich wie bei der Spina bifida (S. 85) entweder cystisch herausgetretene Arachnoidea oder Arachnoidea mit herausgetretener Gehirnsubstanz. Je nach diesem Inhalt unterscheiden wir reine Meningocelen (vorgetriebene Hirnhaut), reine Encephalocelen (solide Gehirnauftreibung mit wenig oder gar keinem Liquorinhalt), Encephalocystocelen (cystisch vorgetriebenes Gehirn mit Liquor erfüllt), schließlich Encephalocysto-Meningocelen (weite cystische Arachnoidealräume mit einem Pfropf Gehirnsubstanz am Grunde). Diese Differenzierung ist für die Theorie der Hirnbrüche wichtig, für Diagnose und Therapie noch insofern, als die Prognose der Operation weitgehend davon abhängt; die reine Meningocele gibt die bei weitem beste Prognose, alle Formen von cystischen Hirnvorfällen sind weit schwieriger, weil bei ihrer Abtragung stets der Seitenwinkel eröffnet wird, bei den frontalen Cephalocelen das Vorderhorn, bei den occipitalen das Hinterhorn. Trotzdem sind auch die „Encephalocystocelen" vielfach erfolgreich operiert worden.

Meningocele — Encephalocele — Encephalocystocele — Encephalocystomeningocele

[1]) Anm. Über Cephalhämatom des Neugeborenen s. S. 10.

Die Diagnose der Cephalocelen geht also folgenden Weg: Findet man im frühesten Kindesalter eine angeborene Geschwulst unter normaler Haut, die streng median an der Glabella oder oberhalb oder unterhalb der Protuberantia occipitalis sitzt, so beobachtet man, ob sie in Verbindung mit dem Schädelinneren steht, d. h. ob sie bei Husten und Pressen stärker hervortritt, ob sie sich durch Kompression mehr oder weniger in den Schädel entleeren läßt und ob sie pulsiert. (Die Pulsation findet sich übrigens nicht regelmäßig.) Treffen die genannten Merkmale, insbesondere der unumgänglich notwendige mediane Sitz zu, so darf man an ein Cephalocele denken. Betreffs des Inhalts ist zu bemerken, daß die soliden Hirnvorfälle (Encephalocelen) am häufigsten an der Nasenwurzel sitzen und hier flache bis halbkugelige Schwellungen bilden, während die cystischen Mischformen als große, kugelige Gebilde meist am Hinterhaupt sitzen.

Differentialdiagnostische Irrtümer sind denkbar mit median sitzenden Dermoiden (s. u.) und mit kommunizierenden Blutcysten, den sogen. Sinus pericranii. Das Dermoid ist nie durchleuchtend und zeigt keinen Zusammenhang mit dem Schädelinhalt, läßt sich insbesondere in keiner Weise ausdrücken. Im Gegensatz dazu läßt sich der Sinus pericranii besonders leicht ausdrücken. Er ist eine venöse cystische Ausstülpung der venösen Sinus der Dura mater und tritt an der Außenfläche des Schädels als kleine Weichteilschwellung in die Erscheinung, häufig in der Mittellinie der Hinterhauptgegend. Da sein Inhalt flüssiges Blut ist, das in offener Kommunikation mit den Sinus steht, so zeigt der Sinus pericranii alle Symptome dieser freien Kommunikation besonders deutlich beim Husten und Pressen, Kopfneigen usw. Insbesondere läßt er sich schon durch leichten Fingerdruck fortdrücken, während das Fortdrücken der Cephalocelen wegen ihres Inhalts weit schwieriger und unvollkommener möglich ist. Dermoid Sinus pericranii

Therapie der Cephalocelen operativ mit den im Text erwähnten Vorbehalten. Therapie

Dermoidcysten

Dermoidcysten

sind ebenfalls angeboren, wenn auch bei der Geburt oft noch klein und unauffällig.

Sie treten im zweiten oder dritten Lebensjahr, spätestens aber im Pubertätsalter in die Erscheinung, im Gegensatz zu den Atheromen, die kaum vor dem 15. Lebensjahr beobachtet werden. Sie entstehen da, wo im frühembryonalen Leben Spalten sich schließen, man faßt sie als Cysten abgesprengter und verlagerter Epithelreste auf.

Diesem embryonalen Spaltverschluß entspricht ihr häufigster Sitz: an der Glabella, am äußeren und am inneren Rand der Orbita, an den Fontanellen, am Warzenfortsatz. Von den Atheromen (s. u.) unterscheiden sie sich durch ihren typischen Sitz, ihr meist solitäres Auftreten (die Atherome sind oft multipel), durch das meist sehr jugendliche Alter des Beginns, durch ihre Lage unter der verschieblichen Haut, während die Atherome in der Haut sitzen. Die Unterscheidung von der Cephalocele ist bei medianem Sitz nicht möglich, weil beide Gebilde angeboren sind und von einem Spalt im Schädel ausgehen. Die Dermoidcyste läßt sich aber gar nicht oder doch wesentlich schlechter in den Spalt zurückdrücken als die Cephalocele, sie zeigt vor allem bei Husten, Pressen und Schreien nicht den deutlichen Zusammenhang mit dem Schädelinhalt.

Exstirpation. Therapie

Angiome

Angiom

kommen am Kopf häufiger vor als an allen anderen Körperstellen. Sie sind fast immer angeboren, finden sich aber bei der Geburt oft nur angedeutet in Form roter Punkte oder Fleckchen, die in den ersten Wochen des Lebens dann rapide wachsen können. In erwachsenen Jahren ist ein primäres Auftreten außerordentlich selten und dann fast immer traumatischer Ätiologie. Es werden alle Formen von der einfachen Teleangiektasie bis zum großen kavernösen und racemösen Angiom beobachtet.

Kohlensäureschnee, Stichelung, Exstirpation. Therapie

2. Später auftretende Kopfgeschwülste

Atherom

Die Atherome sind die bei weitem häufigsten tumorartigen Gebilde der Kopfhaut. Sie treten im Gegensatz zu den Dermoiden kaum je vor dem fünfzehnten Lebensjahrzehnt auf, sitzen in der Haut, lassen sich also nur zusammen mit derselben verschieben — wieder im Gegensatz zu den Dermoiden, die meist unter der verschieblichen Haut sitzen. Weiterhin unterscheiden sie sich vom Dermoid durch ihren völlig regellosen Sitz auf der ganzen behaarten Kopfhaut und durch ihre Vielzahl im Gegensatz zu den meist solitären Dermoidcysten.

Osteom Fibrom Lipom Carcinom

Gegenüber der Häufigkeit dieser Retentionsgeschwülste spielen die echten Tumoren am Hirnschädel zahlenmäßig nur eine geringe Rolle. Osteome, Fibrome und Lipome sind selten und zeigen keine Besonderheit. Das Carcinom, das an den Weichteilen in den verschiedenen Formen des Hautkrebses vorkommt, ist in der Regel leicht zu erkennen, auch dann, wenn es gelegentlich von einem zerfallenen Atherom ausgeht.

Sarkom

Knochensarkome können metastatisch und primär auftreten; im letzteren Falle sind sie myelogen oder periostal. Da vor der Perforation weder die Schnelligkeit des Wachstums noch die Kopfschmerzen charakteristisch für die Natur der Schwellung sind, wird die letzte Entscheidung über die Natur der Geschwulst meist erst durch die Probeexcision gebracht.

Rückenmark

Die Diagnose der „chirurgischen", d. h. chirurgisch zu behandelnden Erkrankungen des Rückenmarks hat die Aufgabe, Höhe und Art der örtlichen Störung festzustellen.

Höhendiagnostik

Die Höhendiagnostik ist im Rückenmark infolge seines segmentären Ausbaus oft mit fast mathematischer Genauigkeit möglich. Dies bildet den besonderen Reiz der Rückenmarksdiagnostik. Nach der topischen Diagnose aber muß die Art der Störung ermittelt werden, und dies ist meist viel schwieriger. Wo die Krankheitsursache klar ist, wie bei einer Fraktur oder Entzündung der Wirbelsäule, muß Art und Schwere der Markverletzung bestimmt werden; sie ist entscheidend für unser therapeutisches Handeln. Noch größere Anforderungen stellt die Diagnostik bei einer verborgenen Ursache, beispielsweise bei einem Tumor des Wirbelkanals. Und doch kann hier eine gute Diagnostik nicht nur die Segmenthöhe, sondern oft auch den Ursprungsort (Meningen, Wurzel oder Rückenmark selbst) und die Operabilität des Tumors bestimmen.

Art der Störung

Wer als Chirurg diese diagnostischen Möglichkeiten kennt, wird sich die gleiche Selbstbeschränkung auferlegen wie am Gehirn: er wird operative Indikationen nur in engster Zusammenarbeit mit einem erfahrenen Neurologen stellen. Und er wird hiervon um so weniger abweichen, je tiefer er in die Materie eingedrungen ist und die außerordentlich großen Möglichkeiten und Feinheiten, aber auch die Fehlerquellen der topischen Diagnostik kennengelernt hat.

I. Allgemeiner Teil

Drei Gebiete sind es, in die sich der Mediziner hineindenken muß, wenn er Rückenmarksverletzungen beurteilen, topische Diagnosen stellen will:

1. Den prinzipiellen Verlauf der motorischen und sensiblen Leitungsbahnen im Rückenmark,
2. Die wichtigsten Gesichtspunkte der neurologischen Untersuchungstechnik,
3. Die topographischen Beziehungen zwischen Wirbelsäule einerseits, Rückenmark und Wurzeln andererseits.

A. Schema der motorischen und sensiblen Bahnen im Rückenmark

1. Motorische Bahn

Reflex und Muskeltonus

Zum Verständnis der Motilität und ihrer Untersuchung sei das folgende Schema der motorischen Leitungsbahnen vorausgeschickt (Abb. 29).

Die willkürliche motorische Leitungsbahn des Muskels besteht aus zwei Teilen: der erste Abschnitt (das zentrale Neuron) reicht von der motorischen Hirnrinde durch die Pyramidenbahn bis zur Vorderhornzelle des Rückenmarks, der zweite von der Vorderhornzelle bis zur Muskelfaser. In diesem zweiten peripheren Neuron verlaufen die spinalen Reflexe, die also von der Peripherie her auf dem Wege der sensiblen Bahn ins Rückenmark und von hier aus zu den Vorderhornzellen, also zum peripheren motorischen Neuron treten. Dieser spinale Reflex unterhält die Dauerinnervation des Muskels. Eine Unterbrechung der peripheren Reflexbahn unterbricht also die Muskeltonus Sehnenreflexe und setzt gleichzeitig den Muskeltonus herab.

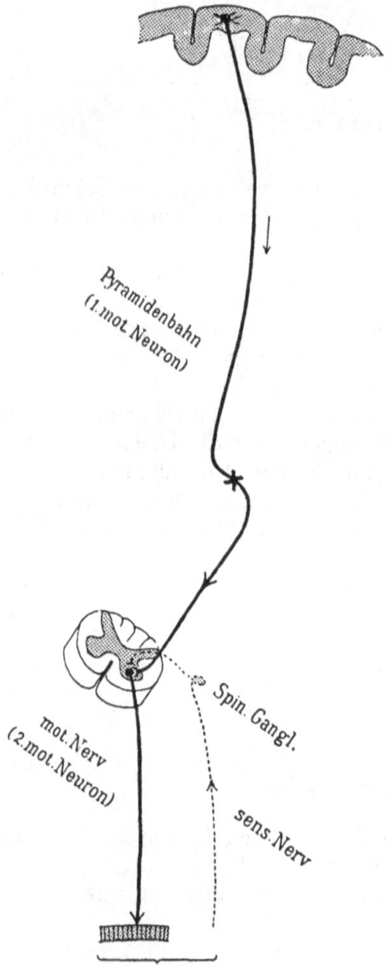

Abb. 29. Motorische Bahn und Spinalreflex (Das Kreuz × ist die Pyramidenkreuzung innerhalb des zentralen Neurons)

Im Gegensatz dazu hat das zentrale motorische Neuron, also die Pyramidenbahn von der Großhirnrinde bis zum Vorderhorn, einen regulierenden und hemmenden Einfluß sowohl auf die spinalen Reflexe als auch auf den Muskeltonus. Eine Unterbrechung in dieser zentralen motorischen Bahn verstärkt also die spinalen Reflexe und verstärkt den Muskeltonus.

In dem übereinander geschalteten cortico-spinalen Apparat verhält sich also spinaler Reflex und Muskeltonus im Prinzip gleichsinnig: Bei Unterbrechung im peripheren Reflexbogen Herabsetzung der Reflexe und des Muskeltonus, bei Unterbrechung der Pyramidenbahn Verstärkung der spinalen Reflexe und des Muskeltonus.

Analog dem geschilderten Spannungszustand verhält sich die Trophik der Muskulatur: Bei Erkrankungen im peripheren motorischen Neuron ausgeprägter Muskelschwund, bei Erkrankungen im zentralen Neuron entweder gar keine oder nur geringe Muskelatrophie infolge von Inaktivität. Nach demselben Schema richtet sich schließlich auch das Verhalten der Muskulatur auf elektrische Reizung (s. d.).

Die vorstehende Schilderung der motorischen Leitungsbahnen und der Muskelspannung ist aber noch nicht erschöpfend; es fehlt ein wichtiges System, das der Einfachheit halber bis jetzt unerwähnt blieb: die subkortikale sogenannte extrapyramidale Regulierung der Muskelspannung (s. Abb. 30). Der normale Muskeltonus wird nämlich nicht nur vom Pyramidensystem gebremst, sondern außerdem erhalten und reguliert von einem zweiten übergeordneten System, das nichts mit Pyramidenbahn und motorischer Rinde zu tun hat, sondern durch Hinterstrangsfasern zu Kleinhirn, Bogengangsapparat des Ohrs und Streifenhügel verläuft. Die efferente Bahn dieses Systems verläuft außerhalb der Pyramidenbahn zu den Vorderhornzellen. Dieses System erhält also den normalen Muskeltonus von Kleinhirn und Bogengängen her, es wird seinerseits reguliert und gebremst Extrapyramidale Regulierung vom Streifenhügel aus (s. Abb. 30). Erkrankungen dieses Systems führen zur Herabsetzung des Muskeltonus; Erkrankungen im Streifenhügel selbst können umgekehrt zur pathologischen Verstärkung, d. h. zur Rigidität führen (z. B. bei der Parkinsonschen Krankheit).

Die vorstehend geschilderte doppelte Regulierung des Muskeltonus ist von prinzipieller diagnostischer Wichtigkeit. Ihre Kenntnis ermöglicht einerseits die Diagnosen in Pyramidenbahn und im spinalen Reflexapparat. Dann aber gewährt gerade das Schema des subcorticalen Systems Einblick in die Zusammenhänge, die zwischen Kleinhirn, Bogengängen des Ohrs, Muskelgefühl und Muskeltonus bestehen. Nehmen wir noch hinzu, daß Kleinhirn und Bogengangsapparat in engster Verbindung mit der Augenmuskulatur (Nystagmus!) steht, also über die Stellung der Augenachsen orientiert ist, so ergibt sich, daß in dem geschilderten extrapyramidalen Regulationsapparat die optische, die muskuläre und die vestibuläre Orientierung im Raum vereinigt

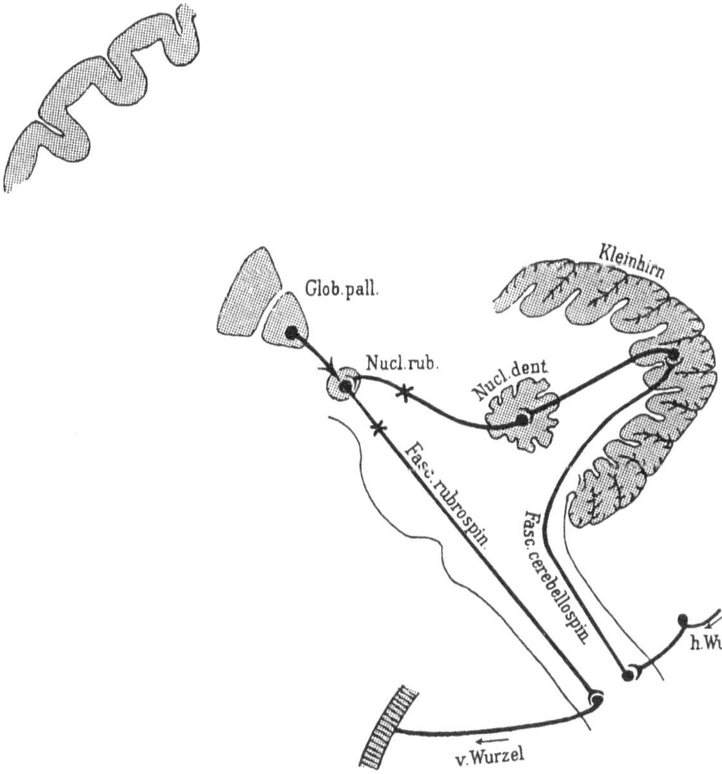

Abb. 30. Extrapyramidale (Kleinhirn-) Regulierung des Muskeltonus und der Statik (nach Bing)

ist, daß er also Gleichgewichtslage und normale Statik beherrscht. Erkrankungen oder Verletzungen in sensibler Bahn, Kleinhirn, Bogengangssystem usw. verursachen daher spezifische Störungen in Statik und Koordination. Statik

2. Sensible Bahn (s. Abb. 31 u. 52)

Das trophische Zentrum des peripheren sensiblen Nerven ist das Spinalganglion. Von ihm treten die hinteren Wurzeln in das Rückenmark ein. Hier verläuft ein Teil direkt in dem gleichseitigen Hinterstrang ungekreuzt bis zur Medulla oblongata. Ein anderer Teil tritt mit der grauen Substanz derselben Seite in Verbindung bzw. kreuzt durch die graue Substanz die Mittellinie und verläuft im Vorderseitenstrang der gegenüberliegenden Seite zur Oblongata empor (Abb. 31).

Diese schematisch geschilderte Anordnung hat auch für die chirurgische Verletzungsdiagnose größte Bedeutung. Da nämlich die Bahnen für Schmerz- und Temperaturempfindung zunächst in den Ganglienzellen der Hinterhörner enden und in der gekreuzten Vorderseitenstrangbahn weitergeleitet werden, andererseits aber die Tiefensensibilität und teilweise auch die Berührungsempfindung in den ungekreuzten Hintersträngen verläuft, so sind bei den verschiedenartigen Verletzungen und Erkrankungen des Rückenmarks dissoziierte Empfindungsstörungen vorhanden (s. im Abschnitt „Untersuchung der Sensibilität").

Brown-Séquard-sche Halbseitenlähmung

Aus dem vorstehend geschilderten Verlauf der motorischen und sensiblen Rückenmarksbahnen folgt weiterhin ein typisches Verletzungsbild, das der Brown-Séquardschen Halbseitenlähmung (s. auch Abb. 52). Bei einseitiger Durchtrennung des Rückenmarks muß nämlich nach dem beschriebenen Schema folgendes eintreten: die Motilität ist auf der Seite der Verletzung unterbrochen, ebenso die Tiefensensibilität, die ja ungekreuzt in den Hintersträngen hochgeleitet wird. Dagegen ist Schmerz- und Temperaturempfindung auf der gegenüberliegenden Seite gestört, die Berührungsempfindung ist auf beiden Seiten partiell gestört. Schließlich findet sich

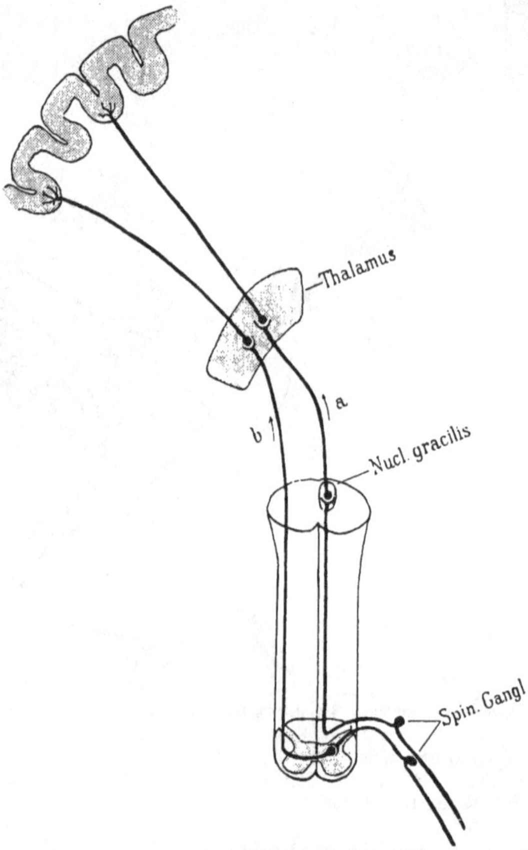

Abb. 31. Schema der sensiblen Bahn mit ihrer gleichseitigen (*a*) und gekreuzten (*b*) Leitung (vgl. auch Abb. 52)

in der Höhe der Verletzung selbst auf der gleichen Seite eine schmale anästhetische Zone infolge der Störung der eintretenden Wurzel. Dieses Bild der Halbseitenlähmung findet sich sowohl bei Verletzungen als auch bei Spontanerkrankungen, z. B. Tumoren, die eine Seite des Rückenmarks zerstören.

Schmerzleitung

Die mehrfach erwähnten Vorderseitenstrangbahnen haben ein aktuelles Interesse auch für die operative Chirurgie gewonnen. Da in ihnen die Schmerzleitung für Haut, Unterhaut und Eingeweide verläuft, so sind Durchschneidungen der Vorderseitenstränge bei schmerzhaften Erkrankungen der unteren Körperhälfte mit gutem Erfolg durchgeführt worden (s. **„Chordotomie“** im Kapitel „Schmerzchirurgie“ S. 118).

Betreffs Lokalisation und Empfindungsqualitäten s. Abschnitt „Untersuchung der Sensibilität“.

B. Allgemeines zur neurologischen Untersuchungstechnik

Der folgende Abriß beschränkt sich auf diejenigen Teile der Untersuchungstechnik, die auch der Chirurg praktisch braucht oder die er benötigt, um den Gedankengang des Neurologen zu verstehen.

Für die Erhebung der Anamnese brauchen allgemeingültige Regeln nicht angeführt zu werden. Auf die besondere Rolle, die auf allen Gebieten des Nervensystems die Syphilis spielt, wurde schon beim Gehirn hingewiesen. Die Erblichkeitsverhältnisse sind bei allen Erkrankungen des Nervensystems von größter Wichtigkeit. Hierbei handelt es sich nicht nur um Infektionen, wie Syphilis und Tuberkulose, sondern auch um ererbte Disposition zu vasomotorischen Störungen, Migräne usw. Anamnese

Wie schon mehrfach erwähnt, handelt es sich in der neurologischen Diagnostik relativ häufig um die Abgrenzung von organischen und „funktionellen" Symptomen, die früher unter den Sammelbegriff der Hysterie zusammengeworfen wurden. Dies mahnt gerade bei den oft sehr labilen Nervenkranken zur besonderen Vorsicht, um nicht durch ungeschicktes Fragen und Untersuchen Symptome in sie hineinzusuggerieren. Zwar wird der erfahrene Nervenarzt nur selten auf die Dauer über die organische oder hysterische Natur eines Krankheitsbildes im unklaren sein, der Chirurg aber hat diese Erfahrung im allgemeinen nicht und muß nach beiden Richtungen hin sehr vorsichtig sein. Es kommt als erschwerend hinzu, daß die Fragestellung „organisch oder funktionell?" nicht erschöpfend ist, weil nach einem treffenden Worte Oppenheims auch jeder organisch Nervenkranke das Recht hat, hysterisch zu sein. Funktionelle Störungen Hysterie

Gar nicht selten sind Symptome organischer Erkrankungen von schwer hysterischen Zeichen überlagert; das hierdurch vergröberte Krankheitsbild wirkt dann wegen seiner offensichtlichen Übertreibungen auf den Unerfahrenen weit harmloser, als es die geringfügigen Herderscheinungen für sich allein täten. Die letzteren auch aus einem unreinen verfälschten Bild herauszulesen und in ihrer Bedeutung richtig einzuschätzen, ist die Aufgabe, welche die frühzeitige Diagnose eines Rückenmarktumors, einer Kompressionsmyelitis usw. in der Praxis stellt. Lehrbuchdiagnosen sind leicht, aber selten. Bei zahlreichen Nervenkrankheiten ist weiterhin gerade die psychische Veränderung ein wichtiger Hinweis auf die organische Natur des Leidens (z. B. Paralyse, Tabes, Epilepsie, Encephalitis, Arteriosklerose der Hirngefäße usw.). Auch das Verhalten des Bewußtseins ist mit größter Genauigkeit zu registrieren, weil es beispielsweise, wie im Abschnitt „Gehirn" geschildert, einen wichtigen Maßstab für die Beurteilung der cerebrospinalen Druckverhältnisse bildet.

Die allgemeine körperliche Untersuchung des Patienten muß zunächst erschöpfend nach allen Regeln der inneren Medizin erfolgen. Der allgemeinen Untersuchung des Körpers folgt dann die speziell neurologische Prüfung. Sie besteht aus der Prüfung der Motilität, der Elektrodiagnostik, der Reflex- und der Sensibilitätsprüfung.

1. Untersuchung der Motilität

Bei der praktischen Untersuchung der Motilität prüft man Tonus, passive und aktive Beweglichkeit. Die Eigenschaften des Tonus wurden S. 58 geschildert. Zu ergänzen ist, daß wir bei der pathologisch verstärkten Muskelspannung Spasmus und Rigor unterscheiden. Der Spasmus ist das Zeichen der Pyramidenstörung; er äußert sich in federndem Widerstand, der sich hauptsächlich bei schnellen, akuten Bewegungsversuchen bemerkbar macht, rasch nachläßt und bei langsamen Bewegungen ganz fehlen kann. Der viel seltenere Rigor ist Zeichen der Streifenhügelerkrankung (S. 58f.); er ist ein gleichmäßiger Widerstand, der durch die Schnelligkeit der Bewegung nicht beeinflußt wird. Spasmus Rigor

Bei den Lähmungen unterscheiden wir Paralyse (völlige Lähmung eines Muskels), Parese (abgeschwächte Bewegungsfähigkeit), Monoplegie (Lähmung einzelner Muskelgruppen oder einer Extremität allein), Hemiplegie (Lähmung einer Körperhälfte), Paraplegie (Lähmung gleicher Gebiete beider Körperhälften, z. B. beider Arme, beider Beine usw.). Über das Prinzipielle der schlaffen und spastischen Lähmung s. S. 57f. Paralyse Parese Monoplegie Hemiplegie Paraplegie

Die Störungen der Koordination führen zum klinischen Bilde der Ataxie. Man ermittelt sie bekanntlich dadurch, daß man den Patienten gewisse koordinierte Bewegungen ausführen läßt (beispielsweise Berühren der Nasenspitze mit dem Zeigefinger, Berühren des Knies mit der Ferse des anderen Beines usw.). Beim Stehen zeigt sich die Ataxie durch Schwanken, namentlich bei geschlossenen Augen (Rombergsches Phänomen), beim Gehen durch Schleudern der Beine, Schwanken und Ändern der Bewegungsrichtung. Ataxie

Diagnostisch wichtig sind hierbei die Eigenheiten, durch die man den spinalen Reflexapparat vom Kleinhirnapparat unterscheiden kann: Bei Störungen des spinalen Reflexapparats sind nämlich hauptsächlich die elementaren einfachen Bewegungen beeinträchtigt, während Spinale Reflexstörung

Kleinhirnataxie Erkrankungen des Kleinhirnapparats häufig die elementaren Bewegungen intakt lassen, dagegen die Statik, das Stehen und Gehen am stärksten treffen. Diese Kleinhirnataxie ist differentialdiagnostisch außerordentlich deutlich; unterstützt wird die Diagnose durch einen weiteren charakteristischen Unterschied: daß nämlich die spinale Ataxie bei geschlossenen Augen zunimmt (z. B. beim Rombergschen Phänomen der Tabes), während die Kleinhirnataxie durch das Öffnen oder Schließen der Lider kaum beeinflußt wird.

Von den motorischen Reizerscheinungen wurden die Krämpfe und ihr verschiedener Charakter im Kapitel „Gehirn" besprochen. Die unwillkürlichen Bewegungen (Tremor, Chorea und Athetose) sind wichtig für die Diagnose in den subkortikalen Zentren, kommen aber bei den chirurgisch interessierenden Krankheitsbildern nur in seltenen Fällen (s. Hirntumor) zur Beobachtung.

Elektrodiagnostik

Die Elektrodiagnostik ist für das spinale Nervensystem, vor allem für seine chirurgisch interessierenden Verletzungen von entscheidender diagnostischer Wichtigkeit. Prognose und Operabilität werden nach ihrem Ergebnis beurteilt. Ihre technischen Einzelheiten zu schildern, ist hier nicht der Ort; auch der Neurologe erlernt sie letzten Endes nicht theoretisch aus dem Lehrbuch, sondern aus der praktischen Erfahrung. Der Praktiker, insbesondere der Chirurg, aber muß so viel davon wissen, daß er die neurologischen Resultate verstehen und für die Indikationsstellung verwerten kann.

Das Instrumentarium der Elektrodiagnostik ist nach dem Luxus der ärztlichen Ausstattung, nach der Art der zur Verfügung stehenden Stromquellen usw. verschieden. Im Prinzip läuft es darauf hinaus, daß ein Apparat mit galvanischem (konstantem) und faradischem (ununterbrochenem) Strom zur Verfügung steht; die Reizung erfolgt mittels einer größeren indifferenten Elektrode und einer kleineren Reizelektrode, die auf die zu untersuchende Stelle aufgesetzt wird.

Direkte und indirekte Reizung Reizpunkte Untersucht wird sowohl der Muskel selbst (direkte Reizung) als auch der Nerv (indirekte Reizung). Für beide Untersuchungen gibt es sogenannte Reizpunkte, d. h. Stellen,

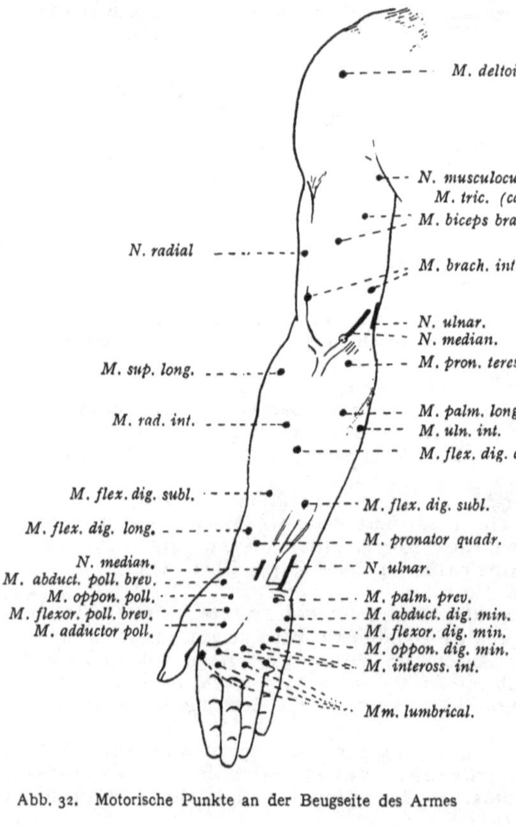

Abb. 32. Motorische Punkte an der Beugseite des Armes

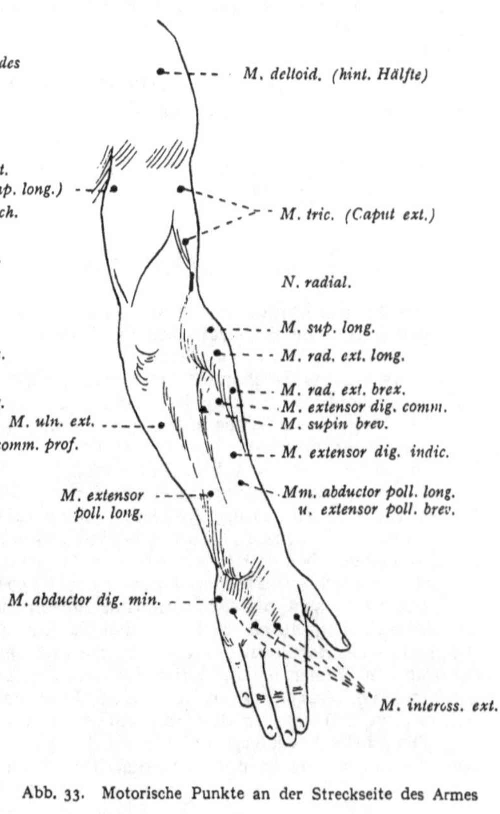

Abb. 33. Motorische Punkte an der Streckseite des Armes

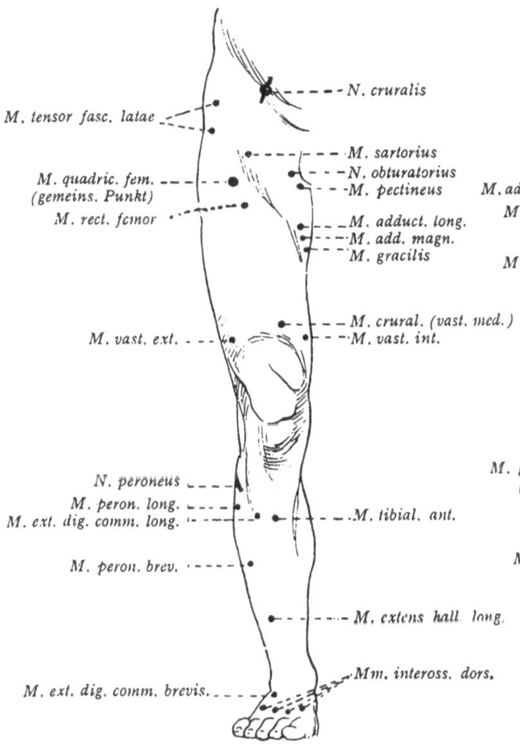

Abb. 34. Motorische Punkte an der Streckseite des Beines

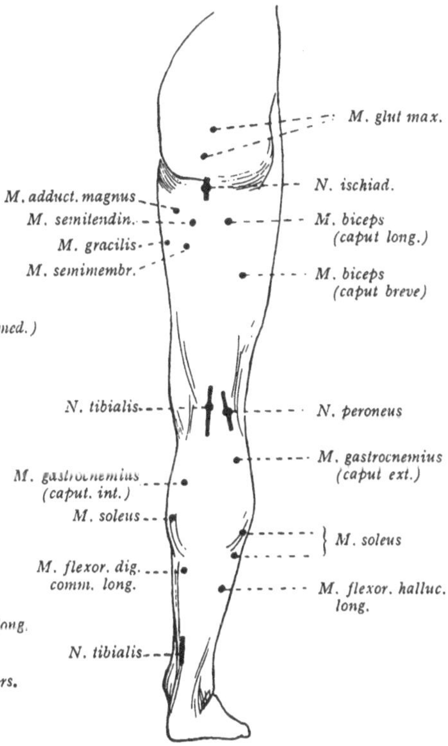

Abb. 35. Motorische Punkte an der Beugseite des Beines

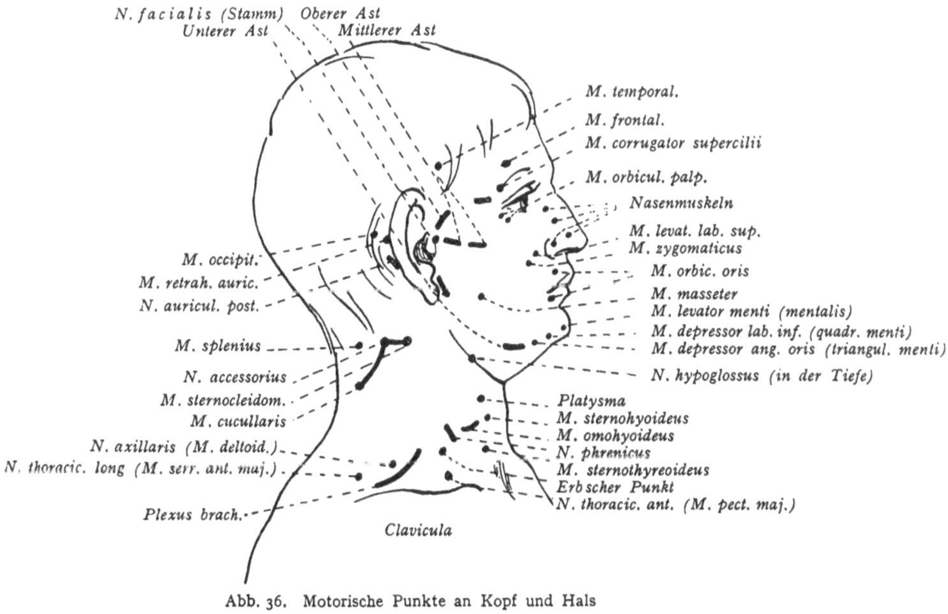

Abb. 36. Motorische Punkte an Kopf und Hals

von denen aus die Reizwirkung am besten zustande kommt. Diese Reizstelle ist am Muskel die Eintrittsstelle des Nerven. Der Nervenstamm selbst ist in seinem ganzen Verlauf gleichmäßig erregbar; seine Reizpunkte sind daher die Stellen, die am dichtesten unter der Haut liegen und mithin am leichtesten erreicht werden können (Abb. 32—36).

Der klinische Sinn, welcher der Elektrodiagnostik zugrunde liegt, ist nun folgender: Der von einem normalen motorischen Nerven versorgte Muskel unterliegt bei der direkten und indirekten Reizung gewissen elektrodiagnostischen Zuckungsgesetzen. Ist die Nervenleitung zwischen dem Muskel und ihrem trophischen Zentrum, der Ganglienzelle, durchtrennt oder geschädigt, oder ist die motorische Ganglienzelle im Vorderhorn selbst erkrankt, dann ändert sich die elektrische Reaktion des Muskels sowohl bei der direkten als auch bei der Nervenreizung. Es treten Zuckungstypen auf, die dem normalen Nerven fremd sind und die schließlich als **„Entartungsreaktion"** ein gesetzmäßiges pathologisches Bild liefern.

Entartungsreaktion

Diese Entartungsreaktion, also qualitative Veränderung der Reaktion auf elektrische Reize, beweist eindeutig einen Herd oder eine Verletzung im Verlauf des peripheren Neurons von der Vorderhornzelle über die vordere Wurzel bis zum peripheren motorischen Nerven einschließlich. Sie beruht physiologisch auf der Degeneration, der jeder von seinem trophischen Zentrum, dem Ganglion, abgetrennte Nerv anheimfällt und erscheint parallel mit dieser Degeneration. Dementsprechend begleitet sie ausschließlich die Durchtrennung oder Erkrankung der peripheren motorischen Bahn und findet sich weder bei der Zerstörung der Pyramidenbahn noch bei rein muskulären Erkrankungen.

Demgegenüber stehen die rein quantitativen Unterschiede der Reizreaktion. Erhöhung der elektrischen Reizbarkeit findet sich beispielsweise bei der Tetanie, Herabsetzung bei leichten Verletzungen der peripheren motorischen Bahn oder bei Erkrankungen der Pyramidenbahn (das letztere infolge der sekundären Inaktivitätsatrophie). Die Herabsetzung der Erregbarkeit ist also im Gegensatz zur Entartungsreaktion nicht beweisend für den Sitz der Schädigung im peripheren Neuron.

Die Reizreaktionen

Nun zur Übersicht der Reizreaktionen selbst.

Bei normaler Innervation ist Nerv und Muskel sowohl für den faradischen Strom als auch für Schließung und Öffnung des galvanischen erregbar, und zwar haben bei der galvanischen Reizung die vier Reizarten verschieden starke Wirkung. Wir unterscheiden am Ort der Reizung:

Kathodenschluß . . . . (K.-S.)
Kathodenöffnung. . . . . (K.-Ö.)
Anodenschluß . . . . (An.-S.)
Anodenöffnung. . . . . (An.-Ö.)

Diese Reizarten wirken bei steigender Stromstärke in der Reihenfolge:

K.-S.-Z. (Kathodenschließungszuckung)
An.-S.-Z. (Anodenschließungszuckung)
An.-Ö.-Z. (Anodenöffnungszuckung)
K.-Ö.-Z. (Kathodenöffnungszuckung)

Schon bei schwächstem Strom erfolgt also die Zuckung bei Kathodenschluß, erst bei stärkstem bei Kathodenöffnung. Dieses Zuckungsgesetz gilt, wie nochmals betont sei, für direkte und indirekte Reizung.

Komplette Entartungsreaktion

Bei der oben geschilderten **Entartungsreaktion** (Ea.-R.) unterscheiden wir eine komplette und eine partielle. Die **komplette Ea.-R.** besteht aus folgenden Einzelheiten. Die indirekte (also Nerven-) Erregbarkeit ist für faradischen und galvanischen Strom aufgehoben. Bei der direkten (Muskel-) Reizung ist die faradische Erregbarkeit ebenfalls aufgehoben, die galvanische dagegen erhöht. Diese galvanische Reaktion zeigt außerdem ein abnormes Zuckungsbild: die Zuckung verläuft nicht schnell, ruckartig, sondern träge und wurmförmig, die Latenz ist verlängert. Auch die Zuckungsformel ist verändert. Gewöhnlich (aber nicht immer) tritt die An.-S.-Z. vor der K.-S.-Z. ein, auch die K.-Ö.-Z. kann vor der An.-S.-Z. erfolgen. Außerdem hat sich die Reizungsstelle verschoben: Der Muskel hat seinen Reizpunkt verloren und reagiert am besten bei Aufsetzen der Reizelektrode auf seinen peripheren Sehnenabgang. Bleibt die Nervenschädigung über Monate bestehen, dann sinkt auch die direkte galvanische Erregbarkeit und verschwindet schließlich ganz.

Partielle Entartungsreaktion

Bei der **partiellen Ea.-R.** bleibt die direkte und indirekte faradische Erregbarkeit erhalten, ebenso die galvanische direkte. Alle Reaktionen sind aber herabgesetzt. Bei direkter galvanischer Reizung finden sich außerdem alle geschilderten Merkmale der Ea.-R.

Welches ist nun die diagnostische und prognostische Bedeutung der elektrischen Reaktionen? Das wichtigste und eindeutigste Symptom ist die komplette Entartungsreaktion. Sie beweist stets eine organische Schädigung der peripheren motorischen Bahn. Handelt es sich um eine Verletzung (dies ist in der Chirurgie die häufigste Ätiologie), dann beweist die komplette Ea.-R. den durchaus ernsten Charakter derselben. Allerdings besagt sie nicht mit Sicherheit, daß eine komplette Kontinuitätstrennung eines Nervenstammes vorliegt, sondern findet sich auch bei erhaltener Kontinuität dann, wenn nur eine Leitungsunterbrechung stattgefunden hat, beispielsweise durch Quetschung. Da solche Nerven auch spontan, d. h. auch ohne Nervennaht wieder auswachsen und regenerieren können, so beweist die komplette Ea.-R. nicht, daß unter allen Umständen operiert werden muß. Zahlreiche Kriegsverletzungen mit kompletter Ea.-R. sind auch unter konservativer Behandlung ausgeheilt, wenn auch nach langer Zeit. Andererseits ist die komplette Ea.-R. gerade das wichtigste Symptom der echten Kontinuitätstrennung, die eine operative Freilegung und Naht erforderlich macht. Denn die Naht schafft eine weit größere Sicherheit der Heilung und kürzt zum mindesten die Dauer der Wiederherstellung stark ab. Man wird sich besonders dann dazu entschließen, wenn nach einem mehrmonatigen Verlauf keinerlei Besserung zu verzeichnen ist, wenn vielmehr das Endstadium der Ea.-R. beginnt: daß nämlich die gesteigerte direkte Erregbarkeit des Muskels umschlägt in eine Herabsetzung und schließlich in ein Fehlen der galvanischen Erregbarkeit. In diesem Stadium darf man im allgemeinen auf eine spontane Heilung nicht mehr rechnen, kann aber bei operativer Nervennaht immer noch eine Ausheilung erzielen. Die Prognose wird für den operativen Eingriff erst absolut schlecht, wenn die komplette Ea.-R. nach Fortfall der galvanischen direkten Erregbarkeit monate- oder jahrelang bestanden hat. Klinische Bedeutung

Bedeutet die komplette Ea.-R. eine organische Schädigung schwersten Grades, so beweist die partielle eine Schädigung mittleren, die einfache Herabsetzung der Erregbarkeit eine Schädigung leichten Grades. Weder die inkomplette Ea.-R. noch die einfache Herabsetzung der Erregbarkeit erlaubt so bündige Schlüsse wie die komplette Ea.-R., sie veranlassen also bei der traumatischen Schädigung stets zum vorläufigen Abwarten. Erst der weitere Verlauf, der Übergang zur Heilung oder zur kompletten Ea.-R., ermöglicht konservativen oder operativen Entschluß.

Ein typisches elektro-diagnostisches Bild bietet bisweilen die Druckläsion eines Nerven, wie sie durch Hämatome, Callus bei Schußfrakturen usw. zustande kommt. In solchen Fällen kann Nerv und Muskel peripher von der Verletzungsstelle völlig normal erregbar sein, während der Nerv oberhalb der Verletzungsstelle unerregbar geworden ist, weil die Stelle selbst die Erregung nicht mehr leitet.

2. Untersuchung der Reflexe

Die Sehnenreflexe verlaufen auf dem Wege sensibler Nerv — hintere Wurzel — motorisches Vorderhorn — motorischer Nerv (s. Abb. 29). Sie werden gehemmt und reguliert durch die von der Hirnrinde zum Vorderhorn ziehende Pyramidenbahn. Verletzungen im Reflexbogen selbst heben den Reflex auf. Umgekehrt müssen Störungen in der hemmenden Pyramidenbahn die Sehnenreflexe verstärken. Hier aber besteht eine prinzipielle Ausnahme, die gerade für die Verletzungschirurgie von größter Bedeutung ist. Sie soll am Beispiel des Patellarreflexes geschildert werden: Verstärkung und Aufhebung der Reflexe

Der Patellarreflex (vgl. S. 66) setzt sich innerhalb des Rückenmarks im 2. bis 4. Lumbalsegment um. Nach der Theorie müßte man also erwarten, daß jede Schädigung der Pyramidenbahn oberhalb des 2. Lumbalsegments, beispielsweise eine Quetschung des Brustmarks durch Wirbelfraktur, regelmäßig den Patellarreflex verstärkt und zur spastischen Lähmung in den Beinen führt. Das ist aber nicht der Fall (oder vielmehr nur dann, wenn die Verletzung im Brustmark nur partiell ist). **Bei einer totalen Querläsion im Brustmark dagegen sind alle tiefer verlaufenden Sehnenreflexe, also auch der Patellarreflex, aufgehoben, die Lähmung der Beine ist nicht spastisch, sondern schlaff.**

Totale Querläsion

Wir haben also das merkwürdige Verhalten, daß eine hochsitzende partielle Läsion des Rückenmarks tatsächlich, wie zu erwarten, gesteigerte Reflexe und Spasmen für die kaudalwärts gelegenen Segmente bedingt, daß dagegen eine völlige Querdurchtrennung schlaffe, tote Lähmung ohne Reflexe hinterläßt, meist schon unmittelbar nach der Verletzung. Dieses Verhalten der schweren Querschnittsverletzung ist so typisch, daß es sich zur Diagnose und Prognose benutzen läßt. Eine schlaffe Beinlähmung, deren Sehnenreflexe aufgehoben sind und aufgehoben bleiben, spricht mit Sicherheit für eine Querschnittsschädigung allerschwerster Art (Bastian-Brunssches Gesetz). Ausnahmen sind trotz vereinzelter Veröffentlichungen bisher nicht mit Sicherheit beobachtet. Die theoretische Erklärung ist noch unbefriedigend.

Bastian-Brunssches Gesetz

Nachdem diese für die Rückenmarksverletzung praktisch wichtige Grundregel vorweggenommen wurde, sei kurz auf die übliche Einteilung der Reflexe eingegangen. Wir unterscheiden die Sehnenreflexe sowie die Haut- und Schleimhautreflexe.

Sehnenreflex

Für die Sehnenreflexe (Patellar-, Achillessehne usw.) gilt das oben von Reflexbogen und Pyramidenbahn Gesagte mit Regelmäßigkeit: bei Verletzung im Reflexbogen, insbesondere in seinem Rückenmarkssegment ist der Reflex unterbrochen. Bei Verletzungen der höher gelegenen Pyramidenbahn (bis zur Hirnrinde einschließlich) ist der Sehnenreflex verstärkt, bei totaler Durchtrennung des Rückenmarks ist er in der Regel zunächst völlig aufgehoben.

Haut- und Schleimhautreflex

Die Haut- und Schleimhautreflexe lassen sich nicht mit dieser Genauigkeit lokaldiagnostisch verwerten. Hier erfolgt offenbar die Reizübertragung von hinterer Wurzel auf Vorderhorn nicht scharf lokalisiert in dem betreffenden Rückenmarkssegment, sondern unter Mitwirkung von Schaltzellen, die in der grauen Substanz des Rückenmarks liegen. Durch diese eingeschalteten Neuronen wird der Reiz von der hinteren Wurzel nicht nur auf die Vorderhornzelle des gleichen Segments übertragen, sondern auch auf die vorderen Kerne höherer oder tieferer Segmente, so daß neben dem direkten Weg noch leitersprossenartig Reflexbögen darüber und darunter bestehen. Dadurch können die Hautreflexe auch nach Zerstörung ihrer spezifischen Rückenmarkssegmente erhalten bleiben, andererseits auch durch Verletzung oberhalb ihres eigentlichen Reflexbogens zum Fortfall kommen. Hierdurch sind sie diagnostisch nicht mit derselben Schärfe verwertbar wie die Sehnenreflexe.

Sehnenreflexe

Patellarsehnenreflex

Der Patellarsehnenreflex (2. und 3. Lumbalsegment) ist beim gesunden Menschen konstant (in 98%).

Bei dem Jendrassikschen Kunstgriff (Patient zieht die festgefalteten Hände auseinander, damit seine Aufmerksamkeit abgelenkt wird) muß man darauf achten, daß nicht der entgegengesetzte Effekt erreicht wird, d. h. die Muskeln der unteren Extremität durch Mitbewegung angespannt werden.

Westphalsches Zeichen

Fehlen des normalen Patellarreflexes heißt „Westphalsches Zeichen". Außer bei Tabes findet es sich überall da, wo der Reflexbogen durch Verletzung oder Entzündung (Neuritis, Querschnittserkrankungen) lokal unterbrochen ist; insbesondere auch bei der oben geschilderten totalen Querschnittsdurchtrennung oberhalb der Lumbalsegmente. Bei stark erhöhtem Patellarreflex Patellarklonus.

Achillessehnenreflex

Achillessehnenreflex (3.—5. Sakralsegment): beim Gesunden ebenfalls vorhanden, aber nicht ganz so konstant wie der vorige. Fehlen des Reflexes wie beim Patellarreflex unter Berücksichtigung der anderen Segmenthöhe. Bei pathologisch verstärktem Reflex Fußklonus.

Fußklonus

Tricepsreflex (6.—7. Cervicalsegment): Streckung des Vorderarms bei Beklopfen der Tricepssehne dicht oberhalb des Olecranon und Tricepsreflex

Bicepsreflex (5.—6. Cervicalsegment): Beugung des Vorderarms bei Beklopfen der Bicepssehne sind nicht so konstant und praktisch nicht so wichtig wie die beiden vorigen. Bicepsreflex

Verwandt mit den Sehnenreflexen sind die Knochen- und Periostreflexe. Von ihnen treten der Radiusreflex (Kontraktion von Biceps und Bracchioradialis bei Beklopfen des distalen Radius), der Ulnarreflex (Kontraktion des Triceps bei Beklopfen der distalen Ulna), besonders bei verstärkten Reflexen deutlich hervor. Praktisch wichtig ist der Reflex nach Mendel-Bechterew: Beklopfen der Gegend des Os cuboideum erzeugt beim Gesunden oft Dorsalflexion der 2.—5. Zehe, bei Erkrankungen und Verletzungen der Pyramidenbahn dagegen Plantarflexionen der Zehen und Spreizung. Die Periostreflexe sind jedoch auch beim Gesunden nicht konstant und daher diagnostisch nicht annähernd so verwertbar wie Patellar- und Achillessehnenreflex. Knochen- und Periostreflex Mendel-Bechterewscher Reflex

Hautreflexe.

Plantarreflex ($S_1 - S_2$) beim Gesunden fast konstant in 98%. Bei Reizung der Fußsohle Plantarflexion der Zehen, nur bei starken dauernden Reizen Dorsal flexion im Fußgelenk zusammen mit Beugung des ganzen Beines in Hüftgelenk und Knie (Fluchtbewegung, Verkürzungsreflex). Nur bei Kindern im 1. Lebensjahr wird bei Bestreichen der Fußsohle die große Zehe dorsal flektiert. Diese Dorsalflexion der großen Zehe ist beim Erwachsenen immer das Symptom einer organischen Erkrankung oder Verletzung der Pyramidenbahn in Rückenmark oder Gehirn (Babinskisches Symptom). Das Babinskische Symptom kann schon im Frühstadium der Erkrankung auftreten, wenn andere Symptome noch kaum merklich sind; es ist auch dann immer der Beweis einer organischen Pyramidenstörung und daher diagnostisch außerordentlich wichtig. Plantarreflex Babinskisches Symptom

Außer bei Verletzungen tritt das Babinskische Symptom auf bei cerebralen Hemiplegien, multipler Sklerose, Seitenstrangssklerose, Rückenmarkstumoren usw. auf. Bei Kindern im 1. Lebensjahr ist es, wie gesagt, nicht verwertbar; es ist wohl ein phylogenetisch älterer Reflex, der in der Ontogenese erst durch das Reifen der Pyramidenbahn gehemmt wird.

Analog dem Babinskischen verläuft der Oppenheimsche Reflex, der gelegentlich auch bei Fehlen des Babinski vorhanden ist: kräftiges Herabstreichen an der medialen Tibiafläche führt bei den genannten Erkrankungen der Pyramidenbahn zur Dorsalflexion der großen Zehe, evtl. auch des ganzen Fußes. Oppenheimscher Reflex

Cremasterreflex ($L_1 - L_2$) beim Gesunden in mindestens 85%. Bei Bestreichen oder Kratzen an der Innenfläche des Oberschenkels wird der entsprechende Hoden durch Kontraktion des Cremaster in die Höhe gezogen. Auch in der Chirurgie ist das Fehlen des Reflexes nicht selten wichtig für die Höhendiagnose von Verletzungen oder Tumoren des Rückenmarks. Eine ähnliche Bedeutung haben die Cremasterreflex

Bauchdeckenreflexe, bei denen wir einen oberen ($D_8 - D_9$), einen mittleren und unteren ($D_{10} - D_{12}$) unterscheiden. Bei Bestreichen der Bauchhaut kontrahiert sich die seitliche Bauchmuskulatur, insbesondere der Obliquus ext. Bei fetten oder schlaffen Bauchdecken läßt sich der Reflex nicht immer nachweisen; zur Unterstützung kann man die Bauchwand passiv nach median anspannen. Abgesehen von den rein neurologisch interessierenden Erkrankungen (multiple Sklerose) sind es wieder die Tumoren des Rückenmarks, für deren Lokalisation der Reflex wichtig ist. Der Reflex fehlt, wenn der Tumor in Höhe des spinalen Zentrums sitzt; dadurch ermöglicht er in den unteren Dorsalsegmenten bisweilen eine genaue Höhendiagnose. Bauchdeckenreflex

Schleimhautreflexe

Conjunctival- und Cornealreflex

Conjunctival- und Cornealreflex. Der erstere fehlt bisweilen auch beim Gesunden, der Cornealreflex ist konstant. Bei der Prüfung muß man den Patienten nach der Seite sehen lassen, um den Abwehrreflex durch den optischen Eindruck zu vermeiden. Der Cornealreflex fehlt bei Ausfall seines motorischen oder sensiblen Nerven, also des Facialis bzw. des ersten Trigeminusastes. Er kann ein wichtiges Frühsymptom der beginnenden Trigeminusschädigungen sein (Kleinhirn-Brückenwinkeltumor!).

Uvula-, Rachen- und Gaumenreflex

Der Uvula-, der Rachen- und Gaumenreflex sind auch beim Gesunden nicht konstant, fehlen vielmehr häufig bei funktionellen „nervösen" Erkrankungen. Ihr symmetrisches Fehlen ist daher diagnostisch nicht wichtig. Einseitiges Fehlen des Pharynxreflexes deutet auf Vagus- oder Glossopharyngeuslähmung.

Analreflex

Analreflex (S_5). Einführen des Fingers in den Anus oder Stechen der Dammgegend erzeugt Kontraktion des Sphincter ani ext. und der Dammuskel. Bei Verletzung des Sakralmarks schlaffes Offenstehen des Anus und Fehlen des Sphincterreflexes.

Pupillarreflex (vgl. S. 45)

Die Störungen des Pupillarreflexes in Verbindung mit Rückenmarkstörungen werden bei der Höhendiagnose des Rückenmarks besprochen (S. 80).

3. Untersuchung der Sensibilität

Die Prüfung der Sensibilitätsstörungen ist in ihren Feinheiten eine äußerst schwierige Fachuntersuchung. In ihren großen Zügen aber ermöglicht sie auch dem Praktiker weitgehende Rückschlüsse, insbesondere auf die chirurgisch interessierenden Erkrankungen. Wir unterscheiden Hautsensibilität und Tiefensensibilität.

Hautsensibilität

Hautsensibilität (s. Abb. 37, 38, 46, 50, 51)

Das anästhetische Feld der Haut hat verschiedene Formen und Grenzen, je nachdem die Schädigung in peripherem Nerv, Wurzeln und Rückenmark oder in der zentralen sensiblen Bahn sitzt.

Lokalisation der Felder

Schädigung des peripheren Nerven

Ist ein peripherer Nerv durchtrennt, so fällt neben der Motilität auch die sensible Innervation der Hautgebiete fort, die von dem Nerv und seinen Ästen peripher von der Verletzungsstelle versorgt werden. Diese Felder sind typisch (s. Kap. „Periphere Nerven", Abb. 46, 50, 51).

Während es für den Praktiker weniger darauf ankommt, die Versorgungsfelder der einzelnen Hautäste zu kennen, ist es wichtig, die Gebiete der größeren Nervenstämme im Prinzip zu wissen (z. B. Radialis, Medianus und Ulnaris, Cruralis und Ischiadicus) sowie ihrer wichtigsten Verzweigungen. Denn durch Kombination mit der Motilitätsstörung ist dann meist die Lokaldiagnose gesichert.

Die Abbildungen 46, 50, 51 sollen neben den bekannten Schemen der Hautnervenverteilung die Versorgungsgebiete der größeren Nervenstämme zeigen. Ihre chirurgisch interessierenden Einzelheiten werden bei den peripheren Nerven besprochen. Zu bemerken ist, daß bei Verletzungen einzelner Nervenäste die anästhetischen Felder stets etwas kleiner sind als die eigentlichen Versorgungsgebiete, weil die Innervation benachbarter Äste an ihren Grenzen ineinander übergreift.

Schädigung im Rückenmark oder an den hinteren Wurzeln

Schädigungen im Rückenmark oder an den hinteren Wurzeln ergeben an der Haut segmentale (radikuläre) Störungsstellen (Abb. 37, 38), die ebenfalls typisch, aber anders angeordnet sind als die Versorgungsfelder der peripheren Nerven. Außerdem sind Rückenmarks- und zentrale Sensibilitätsstörungen oft „dissoziiert" (s. u.). Die segmentale Anordnung der sensiblen Innervation ist diagnostisch ungemein wichtig, weil sie oft mit mathematischer Sicherheit die Höhenlokalisation einer

Rückenmarksschädigung gestattet. Aus diesem Grunde ist es auch für den jungen Chirurgen ratsam, sich das Prinzipielle der Anordnung einigermaßen einzuprägen. Beispielsweise gestattet schon eine oberflächliche Sensibilitätsuntersuchung am Bein durch die Lage der anästhetischen Felder mit Sicherheit eine Entscheidung zwischen Lumbal- und Sakralmark, da der Nervus cruralis aus Lumbalwurzeln, der Ischiadicus aus Sakralwurzeln besteht. Der sakrale Ischiadicus übernimmt am Unterschenkel bekanntlich die äußere und hintere Fläche; die Haut des Fußes wird, außer einem kleinen medianen Anteil, rein sakral vom Ischiadicus versorgt (Abb. 51).

Ähnlich einfach ist die Scheidung von cervicalen und thorakalen Segmenten bei der Innervation des Armes.

Schädigung im Gehirn (cerebrale Sensibilitätsstörungen)

Die cerebralen Sensibilitätsstörungen (bei Verletzungen, Blutungen, Erweichungen oder Tumoren in den sensiblen Rindenzentren (s. Hirnlokalisation) oder in der inneren Kapsel oder im Thalamus) haben auf der Haut wieder andere Formen und Grenzen. Sie betreffen als Hemihypanästhesie meist eine Körperhälfte, öfters auch einzelne Glieder, und hier die distalen Teile oft stärker als die proximalen. Zu bemerken ist noch, daß bei der Rindenanästhesie gewöhnlich stereognostischer Sinn und Lokalisationsvermögen besonders stark beeinträchtigt ist.

Hysterische Störungen

Neben den echten, organisch bedingten Sensibilitätsstörungen spielen die psychogenen, insbesondere die hysterischen keine wesentliche Rolle; sie müssen aber richtig diagnostiziert werden, weil sie beim Unerfahrenen zu groben Irrtümern führen können. Ihr Merkmal ist besonders ihr regelloser Sitz, der sich nach keiner der beschriebenen typischen Abgrenzungen richtet.

Empfindungsqualitäten

Im vorstehenden wurde die Ausdehnung der Sensibilitätsstörungen besprochen. Daneben spielt eine gleich wichtige Rolle die **Empfindungsqualität** und ihr verschiedenartiges Verhalten bei Schädigungen.

Die oben geschilderte Felderbegrenzung ließ sich durch einfache Prüfung der Berührungsempfindung feststellen; qualitativ aber unterscheiden wir bei der Untersuchung die Empfindung von Berührung, Temperatur und Schmerz, daneben den stereognostischen Sinn.

Ist ein sensibler Nerv durchtrennt, so sind in seinem Ausbreitungsgebiet alle genannten Empfindungsqualitäten erloschen; ihre Unterscheidung hat mithin kein praktisches Interesse. Größte diagnostische Wichtigkeit erlangen dagegen die einzelnen Qualitäten, wenn sie dissoziiert gestört sind, d. h. wenn nur einzelne Funktionen versagen. Diese **Dissoziation der Empfindungsstörung** ist besonders wichtig bei Schädigungen des Rückenmarks. Ist nämlich die graue Substanz des Rückenmarks (vgl. Abb. 52) erkrankt oder zerstört, so finden wir in typischer Weise Schmerz- und Temperaturempfindung erloschen, während die Berührungsempfindung erhalten bleibt. Dieses Bild der dissoziierten Empfindungsstörung kommt bei Rückenmarkstumoren, traumatischen Erweichungen, besonders charakteristisch auch bei der Syringomyelie vor.

Dissoziation der Empfindungsstörung

Die Störung erklärt sich aus dem verschiedenartigen Verlauf der Bahnen: die Bahnen für Schmerz und Temperaturempfindung enden zunächst in den Ganglienzellen der Hinterhörner, werden daher durch Erkrankungen der grauen Substanz unterbrochen. Die Berührungsempfindung dagegen wird von der hinteren Wurzel aus durch Hinterstränge und Vorderseitenstränge großenteils direkt bis zur Medulla oblongata fortgeleitet, bleibt also durch Schädigung der grauen Substanz unberührt.

Auch die umgekehrte Dissoziation kommt vor, daß nämlich, wie gelegentlich bei Tabes oder Neuritis, die Berührungsempfindung erloschen ist, Schmerzreize dagegen empfunden werden.

Ein anderes Bild der dissoziierten Störung findet sich bei der „Halbseitenlähmung (Braun-Séquard)" (s. S. 60 u. S. 76). Das Prinzip dieser Störung macht sich die moderne **Schmerzchirurgie** zunutze (Chordotomie, s. S. 118).

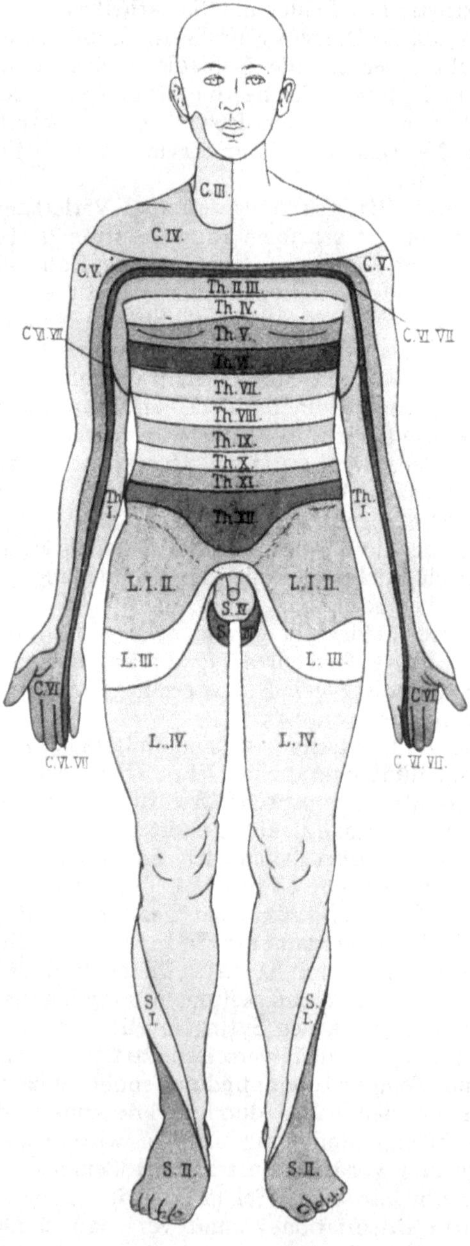

Abb. 37. Innervierung der Haut nach den Rückenmarkssegmenten (nach Rauber-Kopsch)

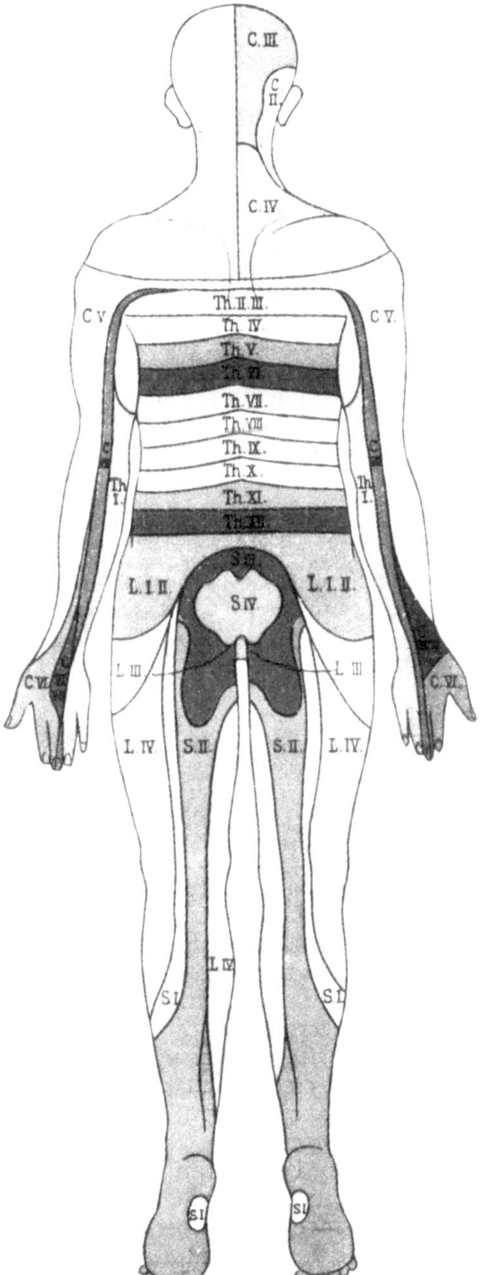

Abb. 38. Innervierung der Haut nach den Rückenmarkssegmenten (nach Rauber-Kopsch)

Stereognostischer Sinn

Daß Stereognose und Tiefensensibilität in besonders engen Beziehungen zu cerebralen Störungen steht, wurde beim Gehirn bereits mehrfach erwähnt.

Untersuchungstechnik der Empfindungsqualitäten

Eine oberflächliche Untersuchung der Sensibilitätsstörungen ist auch ohne besondere Erfahrung mit einfachstem Instrumentarium möglich. Die Berührungsempfindung läßt sich durch Pinsel oder kleinen Wattebausch, der Temperatursinn durch Reagenzgläschen mit verschieden temperiertem Inhalt oder zwei entgegengesetzt temperierte Metallstäbchen, der Schmerzsinn durch eine Nadelspitze (die nicht in das Gewebe einzudringen braucht!) prüfen. Die feinere Diagnostik dagegen, wie sie beispielsweise zur operativen Indikationsstellung am Rückenmark notwendig ist, erfordert neurologische Fachkenntnisse. Es muß davon abgesehen werden, hier Einzelheiten zu bringen, die nur ein unvollkommenes Bild liefern würden. Für den Praktiker genügt die ausgezeichnete knappe Darstellung von F. Müller (Taschenbuch der medizinisch-klinischen Diagnostik von Seiffert und Müller); wer die Einzelheiten der neurologischen Untersuchungstechnik möglichst leicht verständlich sucht, lese beispielsweise den Abschnitt „Allgemeine Diagnostik der Nervenkrankheiten" von F. Kramer (im Lehrbuch der Nervenkrankheiten von Curschmann und Kramer).

Tiefensensibilität

Tiefensensibilität

Die Sensibilität der tiefen Teile ist in Physiologie und Pathologie weitgehend unabhängig von der Oberflächenempfindung.

Kieschmerz

Die Gelenke werden von besonderen Rami articulares versorgt, deren Ursprung aus den verschiedenen Nervenstämmen anatomisch bekannt und teilweise diagnostisch wichtig ist (z. B. wird der Knieschmerz bei beginnender Hüfttuberkulose dadurch erklärt, daß der N. obturatorius regelmäßig Fasern ins Hüftgelenk, meist aber auch sensible Fasern an die hintere Kniegelenkskapsel abgibt).

Diese Zusammenhänge sind aber noch nicht genügend geklärt; denn auch Femoralis und Ischiadicus senden Zweige in beide Gelenke. Andererseits gibt die Nachbarschaft des Obturatorius-Stammes mit dem erkrankten Hüftgelenk auch keine ausreichende Erklärung; der Knieschmerz ist Frühsymptom der Kapseltuberkulose des Hüftgelenks, und in diesem Frühstadium ist der Canalis obturatorius und der M. obturator ext. klinisch noch nicht beteiligt an der Entzündung.

Die Sensibilität der Muskeln und Fascien ist ebenfalls unabhängig von den Hautnerven und wird durch die Muskelnerven selbst geleitet. Hierdurch ist Tiefensensibilität, Drucksinn und Bewegungsempfindung weitgehend unabhängig von der Oberfläche. Auch die Störungen der Tiefensensibilität zeigen ein völlig selbständiges Gepräge. Das Wesentliche hierüber wurde bei der Besprechung der Ataxie, bei den „zentralen Sensibilitätsstörungen" (S. 40) und bei der Untersuchung der Motilität (s. S. 61) besprochen.

Sensible Reizerscheinungen

Sensible Reizerscheinungen

Die verschiedenen Arten der Schmerzen, Parästhesien und Neuralgien werden in den speziellen Kapiteln besprochen. Diagnostisch wichtig bei chirurgischen Erkrankungen sind die hyperalgetischen Zonen der Haut bei Erkrankung tiefliegender Organe (sogenannte **Headsche Zonen**). Sie werden entweder durch Irradiation von tiefliegenden Schmerzreizen auf durchziehende oberflächige Leitungsbahnen erklärt oder — neuerdings — durch Einmündung der visceralen sympathischen Bahnen und der oberflächlichen sensiblen Nerven in ein und dasselbe Rückenmarkssegment. Die Folge ist eine oft außerordentlich starke Schmerzempfindlichkeit gewisser Hautstellen auf ganz geringfügige Reize oder sogar ein Spontanschmerz der entsprechenden Hautgegend. Das diagnostisch Wichtige dieser Headschen Zonen ist ihr typischer Sitz: beim Ulcus ventriculi im 8. und 9. Dorsalsegment links, bei der Gallensteinkolik im 6.—9. Dorsalsegment rechts und im rechten Schulterblatt, bei der Nierensteinkolik im 10. und 11. Dorsalsegment der entsprechenden Seite, von hier aus herunterstrahlend bis zur Penisspitze und in den Hoden. Entsprechend dem bekannten Aortenschmerz fand ich auch bei Brustschüssen zweimal heftige Schmerzen in der linken Schulter mit stärkster Schmerzhaftigkeit der Haut. Bei Verletzungen kann man von Headschen Zonen natürlich nur dann sprechen, wenn die direkte sensible Nervenbahn selbst durch Trauma und Hämatom mit Sicherheit nicht geschädigt wurde.

C. Die topographischen Beziehungen zwischen Wirbelsäule, Rückenmark und Wurzeln

Topographie im Wirbelkanal

Ist eine Wirbelverletzung klinisch diagnostiziert, so muß sich der Praktiker Rechenschaft ablegen, welche Stelle des Nervensystems geschädigt sein kann, d. h., er muß die topographischen Beziehungen zwischen Wirbelsäule und segmentaler Anordnung des Rückenmarks kennen. In erhöhtem Maße ergibt sich diese Notwendigkeit für den Operateur, wenn er eine neurologisch lokalisierte Stelle im Wirbelkanal freilegen muß.

Das Prinzip der sensiblen und motorischen Versorgungsgebiete wird verständlicher, wenn man an die entwicklungsgeschichtliche Grundlage zurückdenkt: daß nämlich der Wirbeltierkörper ursprünglich streng metamer angeordnet war, wobei die Dermatomeren (d. h. die von den einzelnen Hinterwurzeln innervierten Hautfelder) senkrecht zur Wirbelsäule standen und den von den entsprechenden Vorderwurzeln innervierten Myomeren entsprachen. Diese gemeinsame Höhenlage von Dermatom und Myotom bleibt in der Entwicklung nicht erhalten, das Dermatom verschiebt sich kaudalwärts; dies ist nach Sherrington der Grund dafür, daß bei gemeinsamen Störungen eines sensiblen und motorischen Wurzelpaares die Lähmung höher hinaufreicht als die Anästhesie.

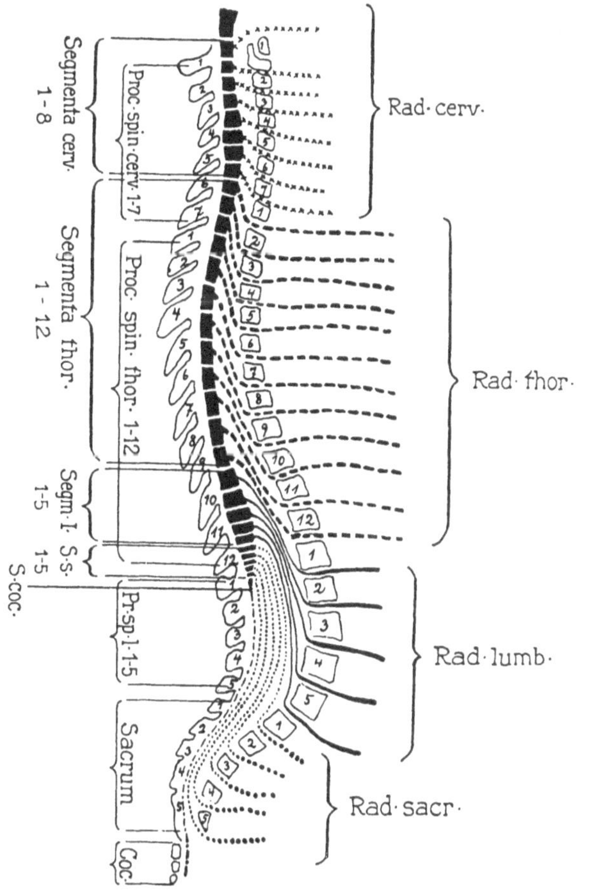

Abb. 39. Topographische Beziehung zwischen Rückenmark, Wurzelaustritten und Wirbeln (nach Bing)

Das Rückenmark endet zwischen 1. und 2. Lendenwirbel.

Hierdurch sind die Rückenmarkssegmente wesentlich enger zusammengeschoben als die entsprechenden Wirbelkörper, wie aus Abb. 39 ersichtlich ist. Diese Verschiebung nimmt nach unten hin zu: Im obersten Halsmark entspricht dem Wirbelkörper noch das gleiche Marksegment; das erste Dorsalsegment liegt in Höhe des 7. Halswirbels, das erste Lumbalsegment entspricht dem 10. Brustwirbel, das erste Sakralsegment dem oberen Rand des 1. Lendenwirbelkörpers. Abwärts vom Dornfortsatz des 1. Lendenwirbels finden wir im Wirbelkanal nur noch die Cauda equina mit dem Filum terminale. Dementsprechend nimmt die Länge des intravertebralen Wurzelverlaufs nach unten hin beständig zu; während im oberen Halsmark die Wurzeln annähernd horizontal verlaufen und in der gleichen Segmenthöhe den Wirbelkanal verlassen, finden wir schon in der unteren Brustwirbelsäule eine schräge und steile Anordnung, die Cauda schließlich bildet ein Längsbündel, dessen segmentale Einzelheiten von Operationsschnitt aus nicht ohne Mühe festzustellen sind.

Dornfortsätze

Abb. 39 zeigt weiterhin schematisch den verschiedenartigen Bau der Dornfortsätze, der naturgemäß bei der Bestimmung der Segmenthöhe beachtet werden muß. Denn während im Halsteil die Fortsätze gerade nach hinten gehen und die Foramina intervertebralia (die Austrittsstellen der Wurzeln) dem Zwischenraum zwischen den beiden zugehörigen Dornfortsätzen entsprechen, verschiebt sich die Topographie an der Brustwirbelsäule immer stärker; da hier die Dornfortsätze immer steiler nach abwärts verlaufen, so entspricht das Foramen intervertebrale mit seinem Wurzelaustritt dem nächst höheren Dornfortsatz. Erst an der Lendenwirbelsäule mit ihren wieder horizontal verlaufenden Dornfortsätzen entspricht der Wurzelaustritt wieder dem gleichnamigen Dornfortsatz.

An jedem sensiblen Nerven und an der Innervation jedes Muskels beteiligen sich mehrere Rückenmarkssegmente. Weiterhin sei auf die praktische Erfahrung hingewiesen, daß man zur Freilegung eines neurologisch lokalisierten Rückenmarkstumors den Knochen zweckmäßigerweise noch ein bis zwei Wirbel oberhalb der vermuteten Höhe eröffnet, weil die erkrankte Stelle oft oberhalb, seltener unterhalb des diagnostizierten Segments liegt (vgl. S. 84). Für die Verletzungslehre sei der weniger Geübte noch daran erinnert, daß bei Verletzungen der obersten Halswirbelsäule die Medulla oblongata mit ihrem Atemzentrum in gefährlichster Nähe liegt, daß die gesamten Sakralsegmente mit ihren Zentren für Blase und Mastdarm in Höhe des zwölften Brustwirbeldornes zu suchen sind und daß schließlich vom zweiten Lendenwirbel abwärts durch Frakturen oder perforierende Verletzungen nur noch die Cauda equina betroffen wird.

II. Spezieller Teil

A. Verletzungen des Rückenmarks

Wie bei den Schädelverletzungen, so spielt auch bei den Wirbelverletzungen die Schädigung des Inhalts die wichtigste Rolle. Bei jeder frischen Wirbelverletzung ist das erste Augenmerk des Untersuchenden auf Rückenmark und Wurzeln gerichtet. Ein normaler neurologischer Befund befreit den Arzt von einer großen Sorge; denn Wirbelverletzungen sind nur langdauernde und sehr unbequeme Erkrankungen, während die Rückenmarksverletzung zu den traurigsten Kapiteln der Unfallchirurgie gehören.

Ursachen

Unter den Ursachen der Rückenmarksverletzungen stehen an erster Stelle die Frakturen und Luxationen der Wirbelsäule. Bei den Schußverletzungen kann das Geschoß selbst oder ein eingedrückter Wirbelknochen die Nervensubstanz zerstören. Stichverletzungen in dem Wirbelzwischenraum spielen zahlenmäßig eine nur sehr geringe Rolle. Schließlich gibt es entsprechend der Commotio cerebri außerordentlich viel seltener am Rückenmark eine „Commotio medullae", d. h. eine vorübergehende Markstörung bei intakter Wirbelsäule.

Sowohl Frakturen der Wirbelbögen als auch Kompressionsfrakturen der Wirbelkörper sind imstande, den Wirbelkanal einzuengen und seinen Inhalt zu pressen. Besonders verhängnisvoll ist die Wirkung schwerer Luxationen. Glücklicherweise

Prognose

aber beruht nicht jede neurologische Schädigung bei der Wirbelfraktur auf Knochenimpression. Mindestens ebenso häufig finden wir eine Druckschädigung durch das intravertebrale Hämatom der Verletzungsstelle, schließlich auch Leitungsunterbrechungen durch Blutungen im Rückenmark selbst. Leichtere Markschäden, besonders aber die Kompression durch Blutung von außen haben im allgemeinen eine gute Prognose. Es sind das die Fälle, die spontan völlig ausheilen können. Mithin gibt es praktisch folgende Möglichkeiten:

Arten der Markschädigung

1. Markdurchtrennung bzw. schwere Quetschung, die organisch und funktionell irreparabel ist.

2. Kompression durch eingedrückten Knochen, die unter Umständen durch eine operative Entlastung zu retten ist.

3. Kompression durch ein Hämatom im Wirbelkanal, die im allgemeinen spontan ausheilt, wenn das Hämatom resorbiert wird.

4. Feinere oder gröbere Blutungen und Erweichungen im Rückenmark selbst, deren Prognose von ihrer Schwere abhängt.

5. Sogenannte „Commotionen" des Rückenmarks, die pathologisch-anatomsich mit 4. zusammenfallen können, im wesentlichen aber auf Störungen des gesamten Rückenmarks (beispielsweise nach Verschüttungen) bezogen werden.

6. Stets zu denken ist auch an Verletzungen der Wurzeln bzw. der Cauda equina (s. d.).

Die Diagnostik hat nun die Aufgabe, **Art und Segmenthöhe der Verletzung** zu bestimmen. Demnach werden im folgenden erst die wichtigsten Verletzungstypen beschrieben, sodann (S. 79) Hinweise für die Segmentbestimmung gegeben.

1. Totale Querschnittsunterbrechung

Totale Querschnittsunterbrechung

Die traurigste Folge der schweren Wirbelsäulenverletzung, die totale Querschnittsdurchtrennung, ist glücklicherweise relativ selten. Gröbere mechanische Verschiebungen durch Frakturen, insbesondere auch durch Luxationen, sind die häufigste Ursache. Dabei braucht die Kontinuität des Rückenmarks äußerlich nicht unterbrochen zu sein. Vielmehr sind es häufiger nur Quetschungen, die den betroffenen Abschnitt zur Atrophie und damit zur dauernden Leitungsunterbrechung mit auf- und absteigender Degeneration bringen. Unterhalb der Unterbrechung ist jede cerebrale motorische und sensible Funktion erloschen, also sämtliche willkürlichen Bewegungen sowie jede Empfindungsqualität. Es sind also alle Muskeln gelähmt, deren motorische Zentren unterhalb des Herdes gelegen sind (s. „Höhenlokalisation"). Im Prinzip stimmt die Grenze der Motalität mit der Sensibilitätsgrenze sinngemäß überein; die Verschiedenheiten im einzelnen und ihre Gründe sind für den Praktiker weniger wichtig. Während wir theoretisch unterhalb der Verletzungsstelle gesteigerte Reflexe erwarten sollten, ist die Lähmung gewöhnlich schlaff, die Sehnenreflexe und meist auch die Hautreflexe sind erloschen, wenigstens in der ersten Zeit nach der Verletzung (s. S. 66, Bastian-Brunssches Gesetz). Diese Areflexie und Antonie kann, wie besprochen wurde, auch im weitern Verlauf erhalten bleiben. Aufgehoben ist weiterhin bei fast allen kompletten Querschnittsdurchtrennungen die willkürliche Funktion von Blase und Mastdarm, deren Zentren im Sakralmark liegen. Es besteht Incontinentia alvi, Harnverhaltung und -inkontinenz; die Blasenstörung führt bei längerem Bestehen zu Cystitis und Cystopyelitis. Vasomotorische Störungen, Blutüberfüllung auch der Corpora cavernosa penis, die aber im Gegensatz zur partiellen Läsion selten zu ausgesprochenem Priapismus führt, schließlich Neigung zum schwersten Decubitus in den anästhetischen Feldern vervollständigen das klinische Bild.

Bastian-Brunssches Gesetz

2. Partielle Markläsion

Partielle Markläsion

Die klinischen Symptome der partiellen Markläsion sind naturgemäß weniger gesetzmäßig und viel variabler; das Bild ist nicht nur nach der Segmenthöhe, sondern auch nach Art und Umfang des getroffenen Markteils verschieden. Ganz allgemein ist zu sagen, daß auch bei der partiellen Läsion zwar im Anfang das periphere Versorgungsgebiet „tot" erscheinen kann (s. o.), daß sich aber meist sehr schnell wieder Zeichen von Motilität, Sensibilität und Reflexen, gewöhnlich sogar vermischt mit Reflexsteigerungen, Reizerscheinungen und Hyperästhesien wieder einstellen. Denn nicht selten täuscht im Anfang einer Verletzung die Blutung eine komplette Querschnittsunterbrechung vor; während der Resorption gehen dann die primären Kompressionserscheinungen zurück, bis schließlich der echte spezielle Symptomenkomplex der organischen Markverletzung zurückbleibt. Auch diese Symptome können sich dann im Laufe von Wochen und Monaten in Sinne der Heilung verändern, indem Bahnen vikariierend für einander eintreten. Im Prinzip gelten für die partielle Verletzung folgende Grundregeln, die nach dem Schema der motorischen und sensiblen Bahnen (s. die entsprechenden Abschnitte S. 57 und 59) ohne weiteres verständlich sind.

Trifft die Verletzung das motorische Gebiet, so haben wir zwischen Verletzung des zentralen und peripheren Neurons zu unterscheiden, wie dies bei der Beschreibung der motorischen Bahnen geschildert wurde: Im Gebiet der verletzten Vorderhörner schlaffe Lähmung mit Reflexunterbrechung und sehr schneller Muskelatrophie (Verletzung des peripheren Neurons). Hierbei ist allerdings daran zu denken, daß die Muskeln in der Regel von mehreren Segmenten versorgt werden, daß also bleibende schlaffe Lähmung einer Muskelgruppe nur bei ausgedehnteren Verletzungen vorkommt. Für die Versorgungsgebiete unterhalb der verletzten Segmente entsteht das Bild der Pyramidenstörung, d. h. Beeinträchtigung der willkürlichen Bewegung bei Verstärkung der Reflexe (Verletzung des zentralen Neurons). Atrophie entsteht hier erst nach längerer Zeit infolge der Inaktivität, also nie in so starkem Grade wie bei der Unterbrechung des peripheren Neurons.

Auf sensiblem Gebiet ist daran zu denken, daß die Hinterstränge Tiefensensibilität und Lageempfindung versorgen, während bei Verletzung der Hinterhörner und der Vorderseitenstrangbahnen Schmerz- und Temperaturgefühl getroffen ist. Die Kombinationen dieser Verletzungen erklären sich aus dem Schema der sensiblen Bahnen (s. Abb. 31 u. 52).

Blase und Mastdarm können im Anfang gestört sein, stellen aber ihre willkürlichen Funktionen bei der partiellen Verletzung meist relativ schnell wieder her, weil sie doppelseitig innerviert sind. Vasomotorische Störungen und Priapismus werden häufig beobachtet, Neigung zum Decubitus ist in anästhetischen Zonen vorhanden, aber wesentlich schwächer als bei der kompletten Querschnittsunterbrechung. Die typischen Reflexstörungen (Babinski usw.) wurden im Kapitel „Reflexe" besprochen.

Ein besonders eindrucksvolles, auch für den Ungeübten verständliches Symptomenbild ist das der

Halbseitenlähmung

3. Halbseitenlähmung (Brown-Séquard)

Ihr Prinzip ist bei der Beschreibung der sensiblen Bahnen (S. 60) geschildert. Aus den Abb. 31 u. 52 ist es leicht verständlich. In der einen verletzten Rückenmarkshälfte verläuft: die motorische Pyramidenbahn und — im Hinterstrang — die Tiefensensibilität der gleichen Seite, im Vorderseitenstrang dagegen die Schmerz- und Temperaturleitung der anderen Seite. Bei einseitiger Querdurchtrennung des Marks finden wir also:

a) auf der Seite der Läsion:

1. Motorische Lähmung. Sie trägt den Charakter der Pyramidenläsion, ist also spastisch, die Reflexe der Pyramidenstörung (Babinski usw.) sind in der Regel nachzuweisen. Am oberen Rand der gestörten Zone (also entsprechend der Vorderhornverletzung im zerstörten Segment selbst) gewöhnlich Kernlähmung (also peripherer Typ).
2. Aufhebung der Tiefensensibilität infolge der Hinterstrangsverletzung.
3. Gleichseitige Hyperästhesie der Oberfläche.
4. Vasomotorenlähmung.
5. Sehr häufig am oberen Rand des gestörten Gebiets eine gürtelförmige Wurzelstörung infolge Mitverletzung der eintretenden Wurzel.

b) auf der gekreuzten Seite:

Störung der Oberflächensensibilität, insbesondere für Schmerz und Temperaturempfindung infolge des gekreuzten Verlaufs dieser Gefühlsqualitäten im Rückenmark (s. sensible Bahnen).

Harnblase

Harnblase

Die Blasenmuskulatur wird autonom und cerebrospinal innerviert. Der Musculus detrusor und sphincter internus besteht aus glatten Fasern, wird also nicht cerebrospinal innerviert, demgegenüber ist der Sphincter externus und der hinterste Teil der Harnröhrenmuskulatur quergestreift, wird also willkürlich versorgt.

Die Innervation der Blase setzt sich schematisch aus übereinander geordneten Neuronen zusammen: der periphere Reflex endet im Plexus hypogastricus, darüber angeordnet ist ein spinaler Reflex mit Zentrum im untersten Teil des Rückenmarks, wahrscheinlich einem entleerungsfördernden im unteren Sakralmark, einem entleerungshemmenden im oberen Lumbalmark. Diese Zentren sind durch afferente und efferente Bahnen mit dem Gehirn verbunden.

Querschnittsunterbrechungen im Rückenmark und selbst Zerstörungen der Cauda equina führen also nicht zu einer völligen Blasenlähmung; vielmehr stellt sich nach kurzer Zeit ein Automatismus ein, der sein Zentrum im sympathischen Plexus hypogastricus hat und unwillkürlich sowie ohne Gefühl funktioniert. Bei einer Querschnittsverletzung des Rückenmarks ebenso wie bei der Caudaverletzung ist also das Gefühl für die Blasenfüllung aufgehoben, willkürliche Entleerung ist unmöglich. Es stellt sich daher zunächst vollständige Harnverhaltung ein, die weit ausgedehnte Blase muß regelmäßig mit dem Katheter entleert werden. Dieser Zustand aber bleibt in der Regel nicht dauernd: es entsteht vielmehr das Bild der Ischuria paradoxa; in gewissen Zwischenräumen fließen kleine Teile des Blaseninhalts ab, ohne daß damit eine wesentliche Entleerung der prall gefüllten Blase erreicht wird. Im weiteren Verlauf stellt sich der obenerwähnte Automatismus her. In Zeiträumen von einer viertel, einer halben oder einer ganzen Stunde kommt es automatisch zu einer unbewußten und ungewollten partiellen Harnentleerung. Es ist leicht verständlich, daß alle diese Zustände oft zur Cystitis und zur aufsteigenden Infektion von Harnleiter und Nierenbecken führen müssen. In der Tat geht ein beträchtlicher Teil der schweren Rückenmarksverletzungen an den Blasenstörungen mit ihren aufsteigenden Infektionen der Harnwege zugrunde (s. Therapie).

Ischuria paradoxa

Bei partiellen Verletzungen oder Erkrankungen in höheren Rückenmarksteilen begegnet man am häufigsten zwei Typen von Störungen: Die Urinentleerung ist erschwert und die Patienten müssen übermäßig pressen, um nur kleinere Mengen zu entleeren, oder aber Harndrang und Entleerung überfällt den Patienten unerwartet und ungewollt.

Die Pflege einer gelähmten Harnblase ist bei der Rückenmarksverletzung eine der verantwortungsvollsten Aufgaben. Harnantiseptika per os, Blasenspülungen, peinlichste Asepsis beim Katheterisieren! Der naheliegende Gedanke des Dauerkatheters ist meist undurchführbar, weil die anästhetische Harnröhre besonders leicht zu brandigem Decubitus neigt. Also Blasenspülungen in strengster Asepsis und mit größter Vorsicht vor mechanischen Verletzungen! Die Gefühllosigkeit der Harnröhre, welche das Katheterisieren scheinbar erleichtert, verpflichtet zu besonderer Zartheit beim Einführen des Katheters! Man darf nie vergessen, daß jede auch oberflächliche Harnröhrenverletzung die Wiederkehr der spontanen Funktion stark erschwert.

Therapie

Mastdarm

Mastdarm

Ähnlich wie die Blase ist auch der Mastdarm mit glatter und quergestreifter Muskulatur, mit einem Sphincter internus und externus versorgt. Dementsprechend ist die Kontinenz unwillkürlich und willkürlich. Die willkürliche Stuhlentleerung erfolgt durch Zuhilfenahme der Bauchpresse, die die Muskulatur der Ampulle zur Peristaltik anregt. Die nervöse Versorgung ist ähnlich wie bei der Blase, wahrscheinlich im Prinzip etwas einfacher, indem hier wohl neben der

Bauchpresse nur Kontraktion oder Erschlaffung der Sphincteren in Frage kommt, kein echter Detrusor.

Bei Verletzung des Sakralmarks oder der Cauda equina ist der Verschluß der Sphincteren unterbrochen, der Anus steht offen und es erfolgt unwillkürlicher Abgang von Stuhl, der meist nicht empfunden wird. Bei mehr zentral gelegenen spinalen Verletzungen ist nur die willkürliche Entleerung aufgehoben; gewöhnlich entwickeln sich hierbei hartnäckige Obstipationen, die an Pflege und Beobachtung des Patienten hohe Anforderungen stellen. Hochgelegene Querschnittsunterbrechungen scheinen auch die Innervation höherer Darmabschnitte zu treffen, so daß man im Gefolge von Rückenmarkstraumen Darmlähmungen bis zu den bedrohlichsten Stadien des Ileus findet.

Therapie

Unermüdliche Reinigung und Hautpflege des Anus und der Kreuzbeingegend! Entlasten durch Luftkranz, Waschen mit Kampferwein!

Eine anästhetische Kreuzbeingegend, dauernd durch Stuhlgang verunreinigt, ist stärkst bedroht durch Decubitus, der, einmal ausgebrochen, leicht brandig wird und kaum zu beseitigen ist.

4. Verletzungen der Cauda equina

Cauda equina

Es ist äußerst schwer, Symptome der Cauda equina von denen des untersten Rückenmarks zu unterscheiden. Das Rückenmark endigt in Höhe des ersten Lendenwirbels. Verletzungen ebenso wie entzündliche Prozesse und Tumoren in Höhe der unteren Lendenwirbelsäule oder am Kreuzbein treffen also die Cauda equina. Die Cauda setzt sich zusammen aus den Lumbalwurzeln 3—5 sowie aus allen sakralen und coccygealen Wurzeln. Mithin ähneln ihre Symptome durchaus denen, die beispielsweise bei einer Rückenmarkszerstörung am ersten Lendenwirbel zustande kommen.

Das einzige charakteristische Merkmal für die Caudaverletzung sind echte Wurzelsymptome (im Gegensatz zu den Marksymptomen). Wir finden also spontane Wurzelschmerzen (Anaesthesia dolorosa) an Damm, Kreuzbein und Blasengegend, während bei Rückenmarksverletzungen die spontane Schmerzhaftigkeit geringer zu sein pflegt. Bei der Caudaverletzung ist weiterhin die Sensibilität stets für alle Qualitäten gestört, während die Sensibilitätsstörung des Rückenmarks oft dissoziiert ist. Schließlich sind an der Cauda die Störungen sehr selten symmetrisch, während am untersten Rückenmark wegen der Kleinheit des gesamten Markzylinders die Symmetrie der Symptome meist ausgesprochen deutlich ist.

Je nach der Höhe der Caudaverletzung können die Wurzeln in ihrer Gesamtheit oder partiell getroffen werden. Dementsprechend sind die Ausfälle. Bei Verletzungen in Höhe des 2. Lendenwirbels findet sich atrophische Lähmung der gesamten unteren Extremitäten mit Anästhesie bis zur Leistengegend (die obere Grenze hängt davon ab, ob die obersten Lumbalsegmente mit ausgefallen sind, s. Abb. 37 u. 38), Blasen- und Mastdarmlähmung. Unterhalb des 3. Lendenwirbels bleiben N. cruralis und obturatorius intakt; wir finden also nur eine komplette Lähmung des Plexus sacralis und Nervus ischiadicus, ebenfalls noch mit Blasen- und Mastdarmlähmung. Bei noch tieferen Verletzungen unterhalb der Austrittsstelle der zweiten Sakralwurzel finden sich dann nur noch die charakteristischen Symptome der untersten Sakralnerven und des Nervus coccygeus, d. h. Blasen- und Mastdarmlähmung, Impotenz und Reithosenanästhesie. Die letztere entsprechend dem Hautgebiet der unteren Sakralwurzeln (Abb. 38).

Höhendiagnostik der Rückenmarksschädigung

(s. Abb. 37—38)

A. Halsmark

Halsmark

I. Allgemeines

a) Totale Querschnittsunterbrechung: Oberhalb des 5. Segments tödlich wegen Nervus phrenicus (C 3 — C 5). In den untersten Segmenten: Paraplegie der oberen und unteren Extremitäten, totale sensible Lähmung von entsprechender Höhe ab (Abb. 37—38), Lähmungen meist schlaff, Sehnenreflexe erloschen, Blasen- und Mastdarmlähmung. Starke Temperatursteigerung (bis 42° C) oder Hypothermie (bis 34°), Erectio penis.

b) Partielle Verletzungen: Bei geringgradigen extramedullären (Blutung, Druck): Obere Extremitäten meist charakteristisch betroffen, Schmerzen nach dem Typus der „Wurzelschmerzen" (vgl. S. 84), Hyper- und Parästhesien, Anaesthesia dolorosa. Herpes zoster lenkt Verdacht auf Spinalganglion entsprechender Höhe. Lähmungen s. spezielle Segmente. Bei intramedullären Blutungen ist die Sensibilität der unteren Körperhälfte mehr betroffen als die der oberen.

In den sensiblen Hintersträngen (Goll, Burdach) legen sich nämlich die in den oberen Segmenten eintretenden sensiblen Fasern stets seitlich an die tieferen an, so daß die letzteren nach median verdrängt werden. So verlaufen in den Hintersträngen des Halsmarks die sensiblen Bahnen der Unterschenkel am meisten median, die der Arme legen sich lateral an. Bei zentralen Markblutungen werden die medialen Teile, also die Versorgung der Beine, am meisten getroffen.

II. Segmente

a) motorisch

motorisch

Oberhalb von C. 5. alle Totaldurchtrennungen tödlich, Bulbärsymptome, Atemnot, Phrenicuslähmung (N. phrenicus aus C 3 — C 5). Daher Luxation von Atlas und Epistropheus tödlich.

C 5 + 6. Ausfall an Schulter und Ellenbogenmuskulatur.

C 6. Arme auswärts gedreht nach oben gehalten, Ellenbogen gebeugt, Vorderarme supiniert, Finger halb gebeugt.

C 7. Ausfall an den Handgelenksmuskeln (lange Strecker der Hand und Finger); daher: Vorderarme in mäßiger Pronation auf dem Thorax liegend, Ellenbogen gebeugt, Hände halb geschlossen.

Dazu evtl. die unter A I genannten Symptome. Beinlähmung schlaff oder spastisch (s. S. 66 u. 75).

„Okulopupilläres Symptom" s. unten.

C 8. Schulter und Ellenbogenmuskulatur intakt! Ausfall der langen Fingerbeuger.

Dazu die unter A I genannten Symptome. Beinlähmung S. 66 u. 75.

„Okulopupilläres Symptom" s. unten.

b) sensibel

sensibel

Hals und Schultergegend sowie Thorax bis zum 2. Intercostalraum werden von C 4 versorgt; Zerstörung dieses Segments ist meist noch tödlich. C 5 — C 7 lassen sich an den Armen abgrenzen (s. Abb. 37 u. 38).

Brustmark

B. Brustmark

I. Allgemeines

Die motorischen Lähmungen der von Th 1—12 versorgten Muskeln sind uncharakteristisch

Sensibel. Bis zum 2. Interkostalraum Versorgung von C 4, darauf folgt vorn sogleich Th 2, sodann Th 3—13 streifenförmig in horizontalen Flächen (also nicht parallel zu den Rippen!) bis zur Symphyse vorn und bis zur Glutealgegend hinten (s. Abb. 37 u. 38).

Die Diagnose der Zerstörung richtet sich selbstverständlich nach der oberen Grenze der sensiblen Ausfallserscheinungen

II. Segmente

Th 1 Lähmung der kurzen Hand- und Fingermuskeln, Lähmung der Beine, Anästhesie von Ulnarseite des Armes, von Brust und Rücken abwärts, Blasen- und Mastdarmlähmung, Steigerung des Patellarreflexes, Fußklonus, Okulopupilläres Symptom.

Okulopupilläres Symptom

„Okulopupilläres Symptom“, hervorgerufen durch Zerstörung von Nervenbahnen, die von der Medulla oblongata herkommen, an der Rad. thoracalis 1 (manchmal C 8) das Rückenmark verlassen und durch den Ramus communicans in den Sympathicus eintreten. Symptome Miosis, reflektor. Pupillenstarre, enge Lidspalte, Zurücksinken des Bulbus.

Th 5. Lähmung der Beine, Anästhesie vom 8. Brustwirbel und von der Mammillarhöhe abwärts, Patellarreflex gesteigert bzw. erloschen (s. S. 65f. u. 75), unwillkürliche Entleerung von Blase und Mastdarm.

Lumbosakralmark

C. Lumbo-sakralmark und Cauda

I. Allgemeines

Die Differentialdiagnose zwischen Mark- und Caudaverletzung oft schwierig

Cauda

a) Für Caudaverletzung sprechen

1. Spontane Wurzelschmerzen (Anaesthesia dolorosa),
2. Sensibilitätsstörung aller Qualitäten,
3. Bei Motilitätsstörung erloschene Reflexe und Ea.-R.,
4. Störungen meist asymmetrisch.

Mark

b) Für Markverletzung sprechen:

1. Fehlen spontaner Schmerzen,
2. Sensibilitätsstörung oft dissoziiert,
3. Motilitätsstörung oft spastisch,
4. Störungen fast immer symmetrisch (wegen Kleinheit des letzten Rückenmarkteiles).

II. Segmente

Lumbalmark

a) Lumbalmark

Oberes Lumbalmark Lähmung der Bauchmuskeln und der Beine, Patellarreflex (L 2 u. 3) je nach Segmenthöhe der Verletzung verstärkt oder abgeschwächt bzw. erloschen (s. Bastian-Brunssches Gesetz, S. 65f.). Achillessehnenreflex verstärkt, Fußklonus. Anästhesie von Leiste, Hüfte, Beinen. Blasen- und Mastdarmlähmung. Cremasterreflex erloschen.

Mittleres und unteres Lumbalmark Bauchpresse frei. Lähmung der Beine. Patellarsehnenreflexe erloschen. Fußklonus vorhanden. Cremasterreflex erhalten.

Anästhesie des Gesäßes und der Beine, außer dem obersten äußeren Teil der Oberschenkel (hier L 3). Blasen- und Mastdarmlähmung.

b) Sakralmark: Sakralmark

Sensibel: Anästhesie im Ischiadicusgebiet (der N. Ischiadicus entspringt aus sämtlichen Sakralwurzeln (Abb. 37, 38 u. 51).

Reithosenanästhesie (S. 2 bis S. 5). S. 2 bis S. 5 versorgt die Haut von Gesäß, Hinterfläche des Oberschenkels, Damm, Scrotum, Penis. Reithosenanästhesie

Motorisch: An der Innervation der Beinmuskulatur beteiligt sich nur noch S. 1 und S. 2. Mithin bei Verletzungen unterhalb des zweiten Sakralsegments: keine Lähmung der Beine, Cremasterreflex erhalten; Blasen- und Mastdarmlähmung, Erloschensein des Analreflexes, Anästhesie an Gesäß, Damm, Scrotum und Penis.

Segmentale Topographie der Reflexe s. S. 66ff., von Blase und Mastdarm s. S. 77f.

Die vorstehende Übersicht bezog sich auf die Marksegmente; die Lage dieser Segmente zu den Wirbelkörpern und -bögen ist aus Abb. 39 ersichtlich.

Der diagnostische Gedankengang bei der Rückenmarksverletzung

Diagnostisches Schema

1. Bei jeder Verletzung der Wirbelsäule auf Rückenmarksverletzung untersuchen. Hierzu braucht der Schwerverletzte zunächst nicht bewegt und umgedreht zu werden.

2. Der Verletzte wird aufgefordert, die Beine anzuziehen, in Hüftgelenk und Knie zu beugen, Fußgelenke und Zehen zu bewegen. Kann er dies nicht, so muß man zunächst an Frakturen des Beckens oder der Extremitäten denken.

3. Falls Becken- oder Extremitätsfraktur auszuschließen, oberflächliche Sensibilitätsprüfung in den gelähmten Teilen. Bei positivem Ergebnis liegt Rückenmarks- oder Wurzelschädigung vor.

4. Prüfung der Motilität, Sensibilität und Reflexe nach den entsprechenden Kapiteln. Bei der Motilität Frage der schlaffen oder spastischen Lähmung, bei der Sensibilität Verhalten der einzelnen Empfindungsqualitäten wichtig (S. 69). Betreffs der Reflexe denke man an das Bastian-Brunssche Gesetz (s. S. 66 und S. 75)!

5. Blasenfunktion feststellen!
   a) Aufforderung zur spontanen Urinentleerung.
   b) Falls aktive Urinentleerung unmöglich, so beweist dies noch keine organische Störung; Rückenlage oder psychisches Trauma können Hindernis bilden.
   c) Perkutorisch kontrollieren, ob Blase normal gefüllt ist. Im anderen Falle muß man an Beckenfraktur mit Blasenruptur denken!
   d) Bleibt trotz gefüllter Blase Unfähigkeit der aktiven Entleerung, katheterisieren. Hierbei größte Schonung und erster Versuch mit weichem Katheter, weil jede Mißhandlung der Harnröhre Sphincterkrampf und Ischurie verlängert.
   e) Bei bleibender Störung entwickelt sich dann das Bild der nervösen Ischurie, oft mit Inkontinenz (s. S. 77).
   f) Die Blasenstörung kann sich in kurzer Zeit spontan bessern. Sonst bildet sie die bedrohlichste Komplikation wegen der Gefahr der aufsteigenden Cystitis, Pyelitis und Pyonephrose.

6. Nach 1—5 Höhendiagnose; dann Vergleich des Nervenstatus mit dem Verletzungsbefund der Wirbelsäule; hieraus Festlegung von Prognose und Therapie.

Prognose

Den Angehörigen gegenüber ist die Prognose im Anfang mit allergrößter Vorsicht zu stellen. Besteht schlaffe Paraplegie mit ausgefallenen Sehnenreflexen, so ist sie fast absolut ungünstig; im anderen Fall hat man oft die Freude, bereits nach Tagen oder nach wenigen Wochen in vorher „toten" unteren Extremitäten motorische und sensible Reizerscheinungen auftreten zu sehen, bald darauf die ersten schwachen Anzeichen der willkürlichen Motilität.

Indikationsstellung

Konservativ oder operativ?

Für die Indikation entscheidend ist Art und Schwere der Rückenmarksverletzung. Ein durchquetschtes Rückenmark ist irreparabel, seine Behandlung mithin konservativ. Liegt umgekehrt nur eine Kompression durch Blutung vor, dann wird die letztere spontan resorbiert; auch hier ist konservative Behandlung geboten.

Für die operative Indikation bleiben mithin nur die seltenen Fälle übrig, bei denen eine mechanische Veränderung, beispielsweise ein disloziertes Stück Wirbelbogen oder ein Geschoß eine Kompression ausübt. Außerdem müssen zwei Voraussetzungen erfüllt sein:

1. Es muß die Aussicht bestehen, daß die nervöse Störung rückbildbar ist und nach Beseitigung des mechanischen Hindernisses verschwinden kann.

2. Es muß mit einer gewissen Wahrscheinlichkeit angenommen werden können, daß sich die neurologische Störung ohne Operation nicht zurückbilden kann.

Diese beiden Entscheidungen sind oft sehr schwierig. Es ist nämlich einer schweren Rückenmarksstörung im Beginn überhaupt nicht oder nur mit großer Unsicherheit anzusehen, ob sie auf einer echten Markzerstörung beruht oder nur auf einer reparablen Kompression von außen her. Die Symptome sind ja in der Regel nur die einer Leitungsunterbrechung. Ein relativ sicheres Unterscheidungsmerkmal haben wir allerdings schon erwähnt: die schlaffe „tote" Paraplegie mit anhaltendem Fehlen der Sehnenreflexe spricht für eine komplette und aussichtslose Querschnittszerstörung. Aber dieses Merkmal bezieht sich eben nur auf die schwerste Verletzungsform; bei den partiellen Läsionen mit ihren wechselvollen Symptomengruppen von Rückenmarks- und Wurzelstörungen, von Reiz- und Lähmungserscheinungen kann auch der Erfahrenste im Beginn nicht mit Sicherheit sagen, wie der Ablauf sein wird.

Allerdings ist bei der partiellen Läsion im allgemeinen kein Anlaß zum Pessimismus; wir haben weit häufiger erlebt, daß ein anfangs schweres klinisches Bild sich innerhalb weniger Wochen zurückbildete, als daß es stabil blieb oder sich verschlimmerte. Die Besserung beruht hauptsächlich auf der Resorption des primären Blutergusses und Ödems, seltener wohl auf einem funktionellen Eintreten der gesunden Bahnen für die gestörten.

Wegen dieser Möglichkeit einer spontanen Besserung bei der Wirbelverletzung ist eine operative Indikation stets mit allergrößter Vorsicht zu stellen; dann freilich darf man mit dem Eingriff nicht lange zögern; denn die Leitungsbahnen des Rückenmarks sind gegen kontinuierlichen Druck sehr wenig resistent. Aber diese operativen Fälle sind äußerst selten. Bei den zahlreichen Wirbelverletzungen des Urbankrankenhauses ergab sich nur ganz selten, etwa in 2%, eine operative Indikation.

Therapie

Die Behandlung wird also in der Regel konservativ und symptomatisch sein: Peinlichste Pflege und Regulierung der Blase als Prophylaxe gegen eine Cystitis, größte Vorsicht vor unzweckmäßiger Lagerung und Bewegung des Patienten, um weitere Markschädigung an der Frakturstelle zu verhüten, nicht zuletzt äußerste Sorgfalt der Krankenpflege gegen das Entstehen des Decubitus. An den gelähmten Extremitäten muß außerdem frühzeitig medicomechanische und elektrische Behandlung zum Verhüten von Versteifung und Atrophie einsetzen.

Spontanerkrankungen des Rückenmarks und seiner Häute
Tumoren und Cysten

Das Gemeinsame der chirurgisch angreifbaren Erkrankungen des Rückenmarks ist ihr lokaler Charakter. Während die bekannten Systemerkrankungen des Rückenmarks, als häufigstes Beispiel die Tabes, durch den Ausfall bestimmter Bahnen und Funktionen charakterisiert sind, andere, wie die multiple Sklerose, regellos über Gehirn und Rückenmark verteilt sind, zeigen Cysten und Tumoren meist segmentalen Charakter: allmählich und fortschreitend wird das betroffene Segment selbst gestört, hierdurch auch alle tieferen Teile durch die typischen Symptome der Pyramidenstörung usw. Alle Affektionen also, die ohne traumatische Entstehung an die Bilder einer Querschnittsstörung erinnern, wie sie im Kapitel der Rückenmarksverletzungen geschildert wurde, müssen den Verdacht auf eine solche Erkrankung erwecken. Segmentaler Charakter

Sieht also der Praktiker einen Patienten mit neurologischen Störungen beispielsweise der unteren Extremitäten, so wird er zunächst an eine der bekannten Systemerkrankungen des Rückenmarks denken, nebenher aber auch die Möglichkeit einer lokalen Segmentstörung nicht außer acht lassen; für die letztere ist wie bei der Rückenmarksverletzung die meist scharfe Begrenzung von Sensibilitäts- und Motilitätsstörung charakteristisch, außerdem die segmentale Übereinstimmung der sensiblen und motorischen Störung.

Besteht hiernach neurologisch der Verdacht auf eine Segmentstörung von zunächst unbekanntem Charakter, so muß versucht werden, durch genaue Untersuchung der Wirbelsäule und röntgenologische Untersuchung des Wirbelkanals greifbarere Unterlagen für die Art der Störung zu gewinnen. Das gilt zunächst für Entzündungen und Tumoren der Wirbelsäule selbst; aber auch Cysten und Tumoren im Lumbalsack können bei guter Röntgentechnik oft einigermaßen sicher erkannt werden; die Entscheidung gibt dann in Zweifelsfällen die segmentale Übereinstimmung zwischen der verdächtigen Stelle im Röntgenbild und dem neurologisch ermittelten Befund.

Zunächst also müssen die häufigsten Erkrankungen der Wirbelsäule in Erwägung gezogen werden, das sind Spondylitis (besonders tbc.) und Wirbeltumor. Die tuberkulöse Spondylitis kann nervöse Erscheinungen schon dann machen, wenn im Röntgenbild noch außerordentlich wenig von ihr zu sehen ist. Schon lange vor dem Auftreten eines Gibbus kann ein kalter Absceß den Wirbelkanal komprimieren. Auch die Wirbeltumoren, besonders die Metastasen maligner Geschwüre, können Erscheinungen machen, bevor sie im Röntgenbild darstellbar sind. Den wichtigsten Anhaltspunkt gibt oft die Anamnese: Treten nach der Radikaloperation eines Uterus- oder Mammacarcinoms Rückenschmerzen mit Intercostalneuralgien auf, so ist dies stets verdächtig, auch wenn Jahre ungestörter Gesundheit dazwischen lagen. Beim Mann ist besonders die Prostata als möglicher Ausgangspunkt eines Carcinoms zu untersuchen. Spondylitis tuberculosa und Wirbeltumor

Läßt sich nach klinischer und röntgenologischer Untersuchung der Wirbelsäule eine Erkrankung derselben sicher ausschließen, so bleibt als Ursache der segmentalen Störung nur eine Erkrankung im Wirbelkanal übrig. Chirurgisches Interesse haben hier die Tumoren und Cysten der Rückenmarkshäute sowie des Rückenmarks selbst.

Tumoren und Cysten im Wirbelkanal haben in der Regel zwei Symptome, die differentialdiagnostisch wichtig sind: Tumor im Wirbelkanal

a) asymmetrischen Sitz, daher asymmetrische Symptome;

b) Wurzelsymptome, insbesondere Wurzelschmerzen.

Der asymmetrische Sitz bedarf keiner Erklärung, da es sich bei den meningealen Geschwülsten und Cysten um die üblichen Neubildungen der Bindesubstanz handelt, die regellos lokalisiert sind. Hieraus erfolgt aber diagnostisch ein wichtiges Merkmal: Während bei der Spondylitis des Wirbelkörpers und bei der Pachymeningitis hypertrophica die Erscheinungen in der Regel beiderseitig sind oder nach kürzerem Bestehen beiderseitig werden, bleibt die Störung des einseitig lokalisierten Tumors asymmetrisch. Deshalb finden wir beim Tumor oder bei der Cyste nicht ganz selten das Bild der Halbseitenlähmung (s. Kapitel „Rückenmarksverletzungen", S. 76); auch die Markgeschwülste selbst sind in ihren Symptomen kaum jemals symmetrisch.

Wurzelsymptome Die *Wurzelstörungen* sind im wesentlichen sensibler Art und äußern sich in unerträglichen gürtelförmigen Neuralgien, nicht selten begleitet von Herpes zoster. Die Wurzelschmerzen sind ein Frühsymptom und treten überall da auf, wo die sensible Wurzel entzündlich gereizt oder komprimiert wird, in erster Linie also bei Entzündungen und Tumoren der Meningen, dann aber auch bei der tuberkulösen Spondylitis und beim Wirbeltumor. Bei einem meningealen Tumor kann einseitiger Wurzelschmerz das erste und lange Zeit das einzige klinische Symptom sein.

Natur der Geschwulst Wenn bisher über die *histologische Natur* der Tumoren und Cysten nichts gesagt wurde, so geschah dies, weil sie — ähnlich wie am Gehirn — für die Diagnostik und Lokalisation ohne Bedeutung ist. Ebenso wie an den Hirnhäuten kommen auch an den Rückenmarkshäuten ziemlich alle Tumoren der Bindesubstanz vor (*Fibrome, Lipome, Angiome, Endotheliome, Sarkome* usw.), im Rückenmark selbst außerdem die Tumoren der Nervensubstanz, besonders die Gliome. Nur kurz sei erwähnt, daß bei den Cysten, ebenso wie im Schädel, stets an den *Echinococcus* gedacht werden muß. Wie in der Schädelhöhle nimmt schließlich auch im Wirbelkanal die **Lues** *Lues* eine Sonderstellung ein. Sowohl das solitäre Gumma als auch die Syphilis der Meningen müssen unbedingt ausgeschlossen werden, ehe man sich zur Tumordiagnose und zur Operation entschließt. Bei allen auch nur irgendwie zweifelhaften Fällen empfiehlt es sich, nicht nur sämtliche Reaktionen, insbesondere im Lumbalpunktat, anzustellen, sondern auch den therapeutischen Versuch mit Jodkali.

Tumor extra- oder intramedullär? Haben wir also eine *lokalisierte Segmentstörung*, die einseitig mit Wurzelschmerzen beginnt und allmählich zur fortschreitenden Funktionsunterbrechung der betreffenden Rückenmarksstelle führt, so haben wir — beim Fehlen einer faßbaren Wirbelerkrankung — das Recht, *an eine Neubildung im Wirbelkanal zu denken*. Dieselbe segmentale Störung mit meist asymmetrischen Symptomen finden wir beim Tumor im Rückenmark selbst, nur daß hier die charakteristischen Wurzelsymptome zurücktreten oder völlig fehlen können. **Je stärker Reizerscheinungen und primäre Wurzelsymptome, um so wahrscheinlicher sitzt die Neubildung extramedullär.**

Höhendiagnostik Die **Höhendiagnostik** ist bei den Verletzungen des Rückenmarks (S. 79) beschrieben worden. Sie erfolgt in der gleichen Weise wie dort. Einen Unterschied im klinischen Bild ergibt beim Tumor nur der meist asymmetrische Sitz und das vorstehend geschilderte Zusammenwirken von Mark- und Wurzelsymptomen.

Liquorstauung Noch ein weiterer Faktor kommt bei der Höhendiagnose des Tumors, wie überhaupt der Spontanerkrankung, erschwerend hinzu: die *Liquorstauung*. Sobald ein Tumor den Wirbelkanal mechanisch verschließt oder auch nur — dies ist häufiger — die zarten Hirnhäute zum Verkleben bringt, erfolgt in der Nachbarschaft eine Ansammlung des Liquors, die sich bei der Operation als Ödem der Meningen oder als pralle Cyste mit wasserklarem Inhalt darstellt. Diese Liquorstauung kann unterhalb oder oberhalb der Geschwulst auftreten. Das führt nicht selten zu Irrtümern bei der genauen Segmentdiagnose, dann nämlich, wenn die klinischen Kompressionserscheinungen des Rückenmarks nicht durch den kleinen Tumor, sondern durch den gestauten Liquor hervorgerufen werden. Hierdurch können Unterschiede von 1 bis 2 Wirbelhöhen zustandekommen.

Durch die geschilderte Liquorstörung ist die alte chirurgische Regel zu erklären, daß der Tumor häufig um eine, ja sogar um zwei Wirbelhöhen höher sitzt als es seinem neurologischen Bilde entspricht. Diese Regel ist nach unserer Erfahrung nur dahin zu ergänzen, daß auch der umgekehrte Irrtum vorkommt: daß nämlich aus dem gleichen Grunde der Tumor auch tiefer sitzen kann als es die Kompressionssymptome vermuten lassen.

Man wird sich daher nicht damit begnügen, wenn man bei der Operation statt auf einen vermuteten Tumor auf ein Ödem der Meningen oder einen prallen Liquorsack stößt, auch dann nicht, wenn die hierdurch verursachte Kompression der neurologischen Segmentdiagnose genau entspricht. Solche Befunde sind häufiger Folge als primäre Ursache; und man darf sich mit ihrer Beseitigung nicht ohne genauestes Absuchen der Umgebung begnügen.

Zur Ergänzung der neurologischen Segmentdiagnostik dient schließlich das Röntgenbild in Form der sog. Myelographie.

Myelographie

Myelographie

Die Myelographie, von Sicard und Forestier angegeben, beruht auf dem Prinzip, daß ein im Röntgenbild sichtbares Füllungsmittel in den Liquorkanal gebracht wird und hier ein Kontrastbild ergibt, aus dem Schlüsse auf Ort und Art der pathologischen Veränderung gezogen werden können. Benutzt man ein spezifisch schweres Mittel, also etwa Jodipin Merck, so senkt sich dasselbe im Liquor bis zu der Stelle, wo eine Geschwulst oder Verklebung den Wirbelkanal verschließt. Bei seiner relativ geringen Gefahr kann das Verfahren fast in jedem Fall von vermutetem Tumor im Wirbelkanal angewandt werden.

Technik

Die Technik ist einfach: Entweder wird vom Occipitalstich aus 1—2 ccm Liquor abgesaugt und vorsichtig ebensoviel Öl eingelassen. Der Patient befindet sich bei der Einspritzung in sitzender Stellung; dabei kann in einem normalen Liquorkanal das Öl in 2—3 Minuten bis zur Cauda heruntersinken. Etwa 4 Minuten nach der Injektion wird der Patient auf eine etwa 30 Grad schräge Fläche gelagert und so geröntgt. Nach demselben Prinzip kann man von der Lendengegend aus mittels Lumbalpunktion und vorübergehender Beckenhochlagerung das Öl bis zum unteren Rand des Hindernisses heraufsteigen lassen.

Das Abstoppen des Kontrastinhalts oberhalb und unterhalb des Hindernisses gibt oft sehr gute Bilder; der Tumor selbst kann plastisch herauskommen, wenn nicht Verklebungen der Meningen im Wege sind.

Die Gefahren sind naturgemäß geringer als bei der Encephalographie.

Differentialdiagnostischer Anhang

(Myelitis, Pachymeningitis, multiple Sklerose)

Ergänzend sollen kurz einige Krankheitsbilder erwähnt werden, die bei der Tumordiagnose gelegentlich differentialdiagnostisch in Betracht gezogen werden müssen:

Auf die Abgrenzung der Lues wurde mehrfach hingewiesen.

Myelitis

Die Myelitis. Während die akut entzündliche Myelitis im Anschluß an Infektionskrankheiten durch ihre stürmische Entstehung nicht zu verwechseln mit Tumor oder Cyste ist, gibt es seltene chronische Formen, die zu erheblichen Zweifeln Anlaß geben können. Das einzige Unterscheidungsmerkmal ist dann das Fehlen von Wurzelsymptomen, also von ausstrahlenden neuralgischen Beschwerden, bei der Myelitis. Hierdurch ist die Unterscheidung gegen meningeale Tumoren im allgemeinen leicht; ein Tumor aber, der auf die Rückenmarkssubstanz selbst beschränkt ist, also ebenfalls keine Wurzelerscheinungen macht, kann von einem myelitischen Herd gelegentlich nicht zu unterscheiden sein.

Pachymeningitis

Die Pachymeningitis cervicalis hypertrophica (Charcot) besteht in einer starken bindegewebigen Verdickung der Dura, die auf die austretenden Nervenwurzeln und das Rückenmark einen zunehmenden Druck ausübt. Abgesehen von ihrem typischen Sitz im Halsmark ist sie im allgemeinen daran zu erkennen, daß die charakteristischen Atrophien an Händen und Armen in der Regel doppelseitig und ziemlich symmetrisch sind, während wir beim Tumor die Asymmetrie sahen.

Multiple Sklerose

Die multiple Sklerose verläuft in der Regel ohne primäre Wurzelschmerzen, ist weiterhin charakterisiert durch eins ihrer drei charakteristischen Symptome (Intentionstremor, Nystagmus oder Sprachstörung), schließlich durch die Remissionen im Verlauf. Nur seltener und vorübergehend zeigt sie Symptome, die bei sorgfältiger Beobachtung mit einem spinalen Tumor verwechselt werden könnten.

Spina bifida

Spina bifida

Analog den Hirnbrüchen gibt es Entwicklungsstörungen des Rückgrats, die unter dem Sammelnamen „Spina bifida" zusammengefaßt werden. Diese Störungen sind nicht ganz selten.

Nach Sammelstatistiken (Chaussier und Wernitz) kommt auf tausend Geburten eine Spina bifida; hierbei ist ein deutliches Überwiegen der weiblichen Kinder zu beobachten, das kausal noch nicht geklärt ist.

Entwicklungsgeschichte

Anatomische Vorbemerkung. In den ersten Embryonaltagen ist in der Mitte der Rückenfläche die ektodermale „Medullarplatte" zu sehen, die erste Anlage des Zentralnervensystems. Sie senkt sich schon in den ersten beiden Wochen in die Tiefe und schließt sich zum Rohr, Medullarrohr. Dasselbe wird gleichzeitig von mesenchymalem und mesodermalem Gewebe umschlossen, das die Anlage der Wirbelsäule und Rückenmuskulatur bildet. Jede Störung hierbei, gleichgültig, ob sie sich auf das Rohr selbst oder auf seine Hüllen erstreckt, bedingt das spätere Krankheitsbild der Spina bifida.

Wohl jeder Arzt hat aus seiner Studenten- und Examenszeit eine etwas drückende Erinnerung an schwierige Bezeichnungen: Myelocystocele, Myelocystomeningocele usw., die er als Unterabteilungen der Spina bifida lernte, mit denen er aber praktisch wenig anfangen konnte. Denn auch der Chirurg kennt die Einzelheiten nur, wenn er sich eingehend und speziell damit beschäftigt; nur wenige haben sämtliche Einzelbilder wirklich gesehen, geschweige denn untersucht.

Die Schwierigkeit der folgenden Darstellung ist daher ihre Kürze. Einzelheiten und Variationen, so interessant sie entwicklungsgeschichtlich sind, müssen zurückstehen hinter dem Wunsch, das Prinzipielle der Anatomie und das praktisch Entscheidende für Diagnose und Indikationsstellung möglichst einfach zu schildern.

Einteilung

Auch die **Einteilung** mußte dem Rechnung tragen. Statt der wissenschaftlichen Gruppeneinteilung von O. Hildebrand, die dem Verf. aus seiner Assistentenzeit besonders geläufig ist, wurden klinische, möglichst leicht sichtbare Unterscheidungsmerkmale gesucht. Verf. hofft, daß diese Vereinfachung den Weg zu Diagnose und Indikationsstellung erleichtert.

Wir fassen mit „Spina bifida" Spaltbildungen sehr verschiedener Ausdehnung und Schwere zusammen. Sie lassen sich nach dem klinischen Anblick in zwei Gruppen teilen:

1. Spaltbildungen ohne Niveauerhebung,
2. hernienartige (tumor- bzw. cystenähnliche) Vorstülpungen.

Sämtliche dieser Mißbildungen sitzen streng median.

1. Spaltbildungen ohne Niveaudifferenz

Rhachischisis

Ein Ausbleiben der gesamten Medullarrohrbildung, also Persistieren der Medullarplatte in ganzer Ausdehnung der Wirbelsäule heißt Rhachischisis totalis. Hierbei ist der gesamte mittlere Rückenteil, also Haut, Knochen und Hirnhäute, vollkommen offengeblieben, so daß die unentwickelte Rückenmarksplatte auf der Hinterfläche der Wirbelkörper frei zutage liegt (Abb. 40).

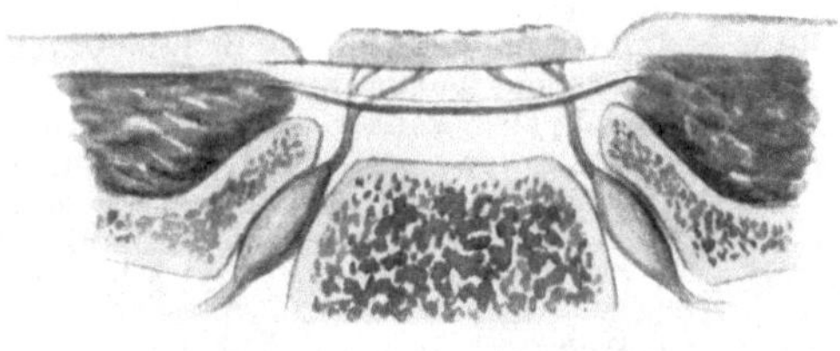

Abb. 40. Rhachischisis totalis

Beschränkt sich die Spaltbildung nur auf einen Teil des Rückgrates, so nennen wir sie Rhachischisis partialis. Hier haben wir also in der Ausdehnung mehrerer Wirbel eine wundartig aussehende Fläche, die den eben geschilderten Defekt zeigt.

Diese schwersten Hemmungsbildungen sterben fast regelmäßig in den ersten Lebenswochen; sie sind meist vergesellschaftet mit anderen schweren Spaltbildungen an der Bauchseite und an den Genitalien sowie mit Anencephalus oder Microcephalus. In der Regel sind ausgedehnte Lähmungen vorhanden. Die Diagnose ist leicht, eine Behandlung aussichtslos.

2. Hernienartige Vorstülpungen

Die bisher geschilderten Formen waren reine Spaltbildungen; der wundflächenartige Defekt erhob sich nicht über das Niveau der Umgebung. Demgegenüber haben die folgenden Formen sämtlich die Eigenschaft, daß sie in Gestalt eines hernienartigen Tumors oder einer Cyste in die Erscheinung treten. Das Gemeinsame an ihnen ist praktisch ihr Sitz in der Mittellinie des Rückens; hier können sie an Hals-, Brust- oder — am häufigsten — Lumbosakralteil sitzen.

Diese hernienartigen Gebilde sind nun untereinander sehr verschieden, sowohl was Inhalt als auch Wandlung betrifft. Das Prinzipielle davon ist praktisch wichtig, weil Prognose und Operabilität der Spina bifida fast ausschließlich von ihrem anatomischen Bau abhängt.

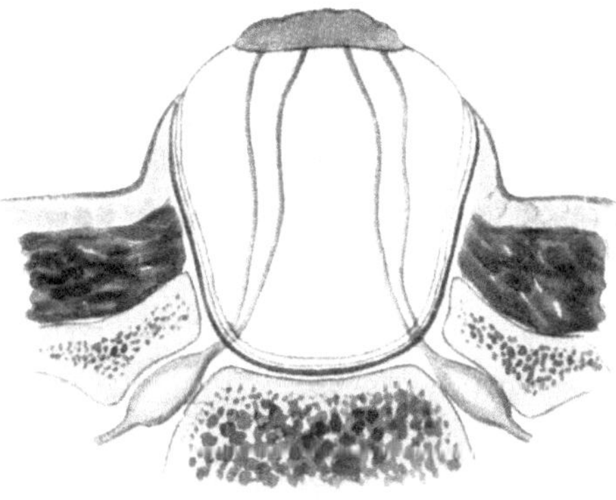

Abb. 41. Myelomeningocele

In der oben geschilderten Rhachischisis haben wir die schwerste und gleichzeitig einfachste Form der Spaltung beschrieben, bei der die ungeschlossene Medullarplatte ohne Umhüllung frei im Defekt lag (s. Abb. 40). Diese schwerste Form kann nun cystisch vorgetrieben sein, dadurch nämlich, daß auf der ventralen Seite des rudimentären Rückenmarks eine Liquorcyste besteht, die das Rückenmark allein oder Rückenmark + Hirnhäute vorgetrieben hat (Abb. 41 und 42). Dieses Schema wird klinisch als Myelomeningocele bezeichnet. Die Cystenwand charakterisiert sich klinisch gewöhnlich durch drei Teile, die nach dem soeben Geschilderten leicht zu verstehen sind. Myelomeningocele

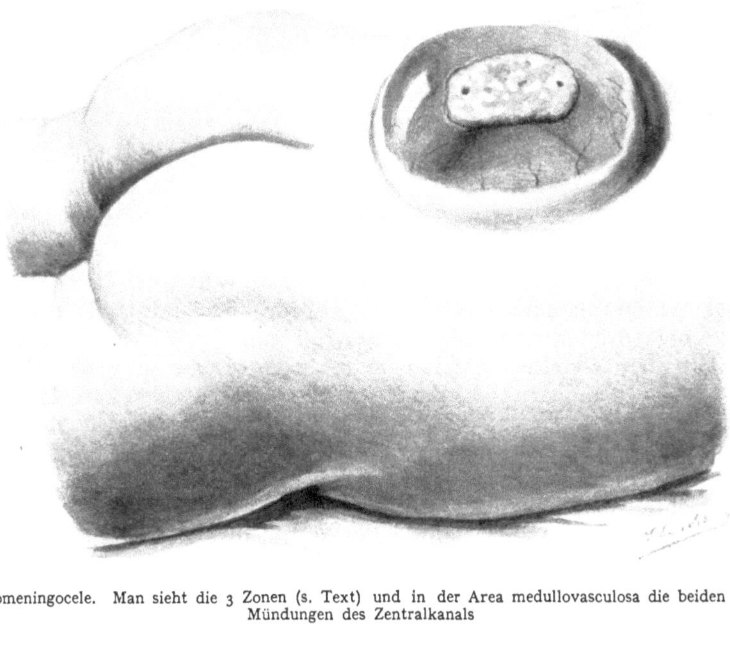

Abb. 42. Myelomeningocele. Man sieht die 3 Zonen (s. Text) und in der Area medullovasculosa die beiden punktförmigen Mündungen des Zentralkanals

Die von der Cyste nach dorsal hochgehobene Rückenmarksplatte liegt in der Mitte, also auf der Kuppe der Cyste als graurötliches weiches Gebilde (Area medullovasculosa). Diese Zone zeigt an ihrem oberen und unteren Ende je eine punktförmige Öffnung, die Eintrittspforte in den Zentralkanal der nicht gespaltenen Rückenmarksteile. An ihrem Rande ist die Area medullovasculosa meist scharf abgegrenzt gegen die Zone epithelio-serosa, die aus der vorgewölbten Pia besteht (s. Abb. 41 und 42). Diese zarte und durchscheinende Schicht setzt sich nach außen meist unscharf fort in die Zona dermatica, das ist der Hautkragen, mit dem die umgebende normale Haut auf die Cyste hinaufgreift. Von diesem Hautrand aus erfolgt oft ungleichmäßig eine mehr oder weniger starke Epithelialisierung der Pia.

Die soeben geschilderte Myelomeningocele stellt nach der unter 1. geschilderten Rhachischisis die schwerste und therapeutisch undankbarste Form der Spaltbildung dar. Die Spaltung des Rückenmarks ist meist mit weitgehenden Lähmungen verbunden, außerdem sind hier durch den offenen Zentralkanal die Möglichkeiten einer Infektion mit tödlicher Meningitis in besonders hohem Maße gegeben. Es ist eben kaum möglich, die Area medullovasculosa, die ja versenkt werden muß, vor der Operation wirklich keimfrei zu bekommen.

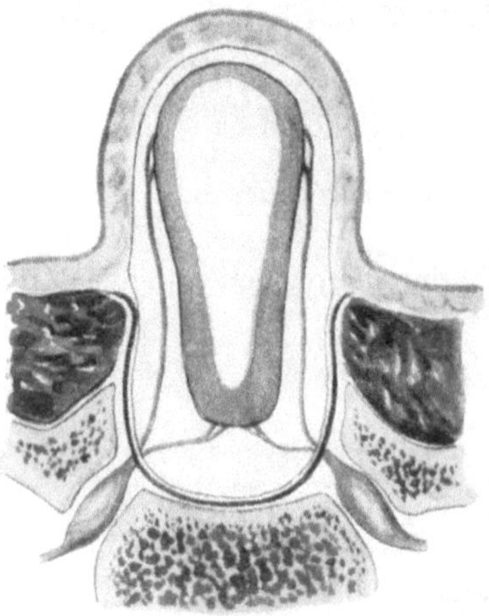

Abb. 43. Myelocystocele

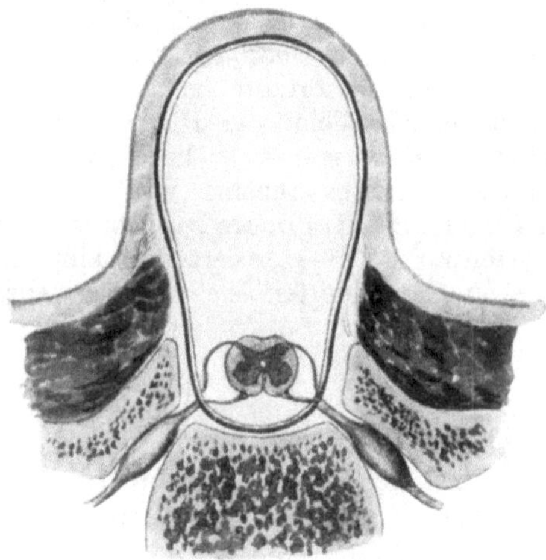

Abb. 44. Meningocele

Wesentlich günstiger als die bisher geschilderten echten Spaltungen des Rückenmarks, die entweder plan liegen (Rhachischisis) oder durch die ventrale Liquoransammlung vorgedrängt sind (Myelomeningocele bzw. Myelocele[1]), sind die folgenden cystischen Gebilde. Sie haben das Gemeinsame, daß das Rückenmark nicht gespalten ist sondern sich zum Medullarrohr geschlossen hat. Die Flüssigkeitsansammlung liegt hier entweder im Zentralkanal des Rückenmarks selbst (Myelocystocele, Abb. 43) oder ohne Beteiligung des normalen Rückenmarks nur unter der Meningen (Meningocele) (Abb. 44). Die Meningocele bildet also von allen bisher geschilderten Formen die leichteste und operativ dankbarste; liegt doch bei ihr das normale Rückenmark unbeteiligt in der Tiefe. Schließlich kommen Kombinationen dieser beiden letzten Formen vor (Myelocystomeningocele).

Myelocystocele

Meningocele

Myelocystomeningocele

Bevor nunmehr geschildert wird, nach welchen diagnostischen Merkmalen man die verschiedenen Formen der Spina bifida auseinanderhalten und prognostisch bewerten kann, muß noch ein wichtiger Punkt erwähnt werden: das **Verhalten der austretenden Wurzeln zur Cystenwand.** Denn bei der operativen Beseitigung der

Verhalten der Wurzeln

[1]) Die Bezeichnungen „Myelocele" und „Myelomeningocele" werden in der Literatur nicht einheitlich gebraucht. Streng genommen bezeichnet Myelocele den Vorfall der Markplatte, Myelomeningocele dasselbe aber mit seitlich gleichfalls vorgestülpten Meningen, alles durch Flüssigkeitsansammlung hinter den Wirbelkörpern.

Cystenwand müssen die Wurzeln strengstens geschont werden. Bei der Rhachischisis spielen die Wurzeln keine Rolle, ebenso bei der Myelomeningocele, wenn sie frei durch den Sack verlaufen (s. Abb. 41). Umgekehrt aber können die Wurzeln bei der Myelocystocele und noch mehr bei der Meningocele in der Sackwand verlaufen. Besonders ist dies im Lumbosakralteil, also der Gegend der Cauda equina, zu beachten (Abb. 45). Dieser intramulare Verlauf der Wurzeln muß natürlich vor der Operation genau festgestellt werden; denn er ist bestimmend für die Art des Eingriffs.

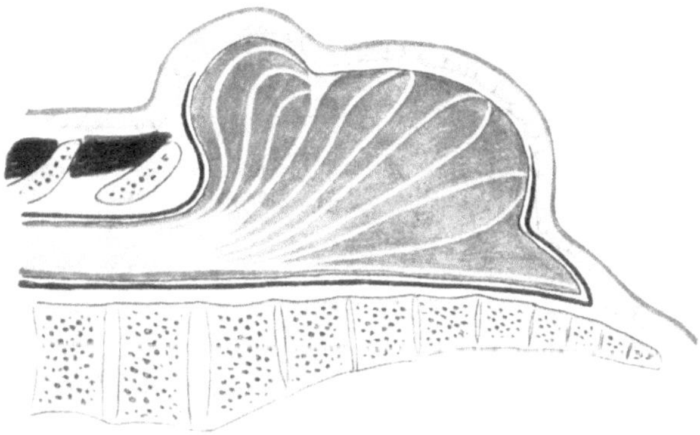

Abb. 45. Meningocele mit Vorfall der Cauda

Bisweilen sieht man bei heller seitlicher Durchleuchtung die Schatten der Wurzeln durch die Sackwand. Jedenfalls **müssen bei der operativen Eröffnung die Wurzeln sorgfältig beobachtet und herauspräpariert werden.** Im andern Fall sind schwere Lähmungen die Folge.

Sitz

Was den Sitz betrifft, so finden wir nach einer Statistik von Hesse
- in der Sakralgegend fast ausschließlich Meningocelen,
- in der Cervicalgegend (diese im ganzen sehr selten) fast ausschließlich Myelocelen und Myelocystocelen,
- in der Lumbosakralgegend (diese am häufigsten) am meisten Myelocelen, seltener Myelocystocelen, gelegentlich Meningocelen.

Bedeckung

Wichtiger als der Sitz ist für die Differentialdiagnose die Bedeckung. Sie ist nach dem Geschilderten leicht zu verstehen. Alle völligen Spaltungen liegen mit offener Rückenmarksplatte zutage, gleichgültig, ob sie im Niveau liegen (Rhachischisis totalis und partialis) oder hernienartig vorgestülpt sind (Myelomeningocele, Myelocele). Die reinen Meningocelen dagegen, ebenso wie die Myelocystocelen, haben Hautbedeckung, die bei den letzteren oft verdünnt und usuriert ist.

Untersuchungsschema

Untersuchungsschema und Indikation

Alle diese Gebilde sitzen praktisch in der Mittellinie des Rückens.

1. Frage: Handelt es sich um eine wundartige Spaltbildung im Niveau der Rückenhaut oder um eine tumorartige Vorwölbung? Im ersteren Falle echte Rhachischisis. Dieselbe kann total oder partiell sein. In beiden Fällen Rückenmark rudimentär und nicht zum Rohr geschlossen. Fast immer Lähmungen und andere Mißbildungen. Nicht lebensfähig. Therapie aussichtslos.

2. Frage: Wenn hernienartige Vorstülpung: Liegt der vortreibende Flüssigkeitserguß ventral von der rudimentären, ungeschlossenen Rückenmarksplatte (Myelocele bzw. Myelomeningocele)? Oder liegt er im aufgetriebenen Zentralkanal des Rückenmarks selbst (Myelocystocele)? Oder liegt er ohne Beteiligung des Rückenmarks nur unter den Meningen (Meningocele)?

3. Frage: Wie unterscheidet man diese drei Hernienarten?

Bei der Myelocele und der Myelomeningocele liegt die vorgetriebene rudimentäre Rückenmarksplatte deutlich sichtbar auf der Oberfläche der Cyste als Area medullovasculosa. Drei Zonen der Cystenwand deutlich zu erkennen (s. o.). Schwere Mißbildung; meist Lähmungen. Tod früh an Infektion. Infektionsgefahr auch bei Operationen groß.

Bei der Myelocele (Erguß im Zentralkanal) ist an sich stets bedeckende Haut vorhanden; dieselbe ist aber oft stark verdünnt und usuriert, narbig verändert oder gar ulceriert. Bei intakter sauberer Cystenhaut operativ nicht ganz ungünstig. Wurzeln schonen!

Die Meningocele ist von normaler dicker Haut bedeckt; gelegentlich bei seitlicher Durchleuchtung Wurzelschatten. Sitz namentlich in der Sakralgegend. Leichteste Mißbildung; operativ günstig. Wurzeln schonen!

Spina bifida occulta

Spina bifida occulta

Pathologisch-anatomisch zu dem vorigen gehörend, aber klinisch oft viel schwerer zu erkennen ist die sogen. Spina bifida occulta. Sie besteht in einem fehlenden Verschluß der knöchernen Wirbelbögen, meist im lumbalen und sakralen Teil. Rückenmark und Häute sind nicht vorgestülpt, die Haut ist normal verschlossen. Das einzige äußere Merkmal kann eine leichte Hypertrichosis sein, die in der Höhe der erkrankten Segmente sitzt. Die Knochenlücke ist für den tastenden Finger oft als Hiatus zu fühlen; sichere Entscheidung bringt meist nur das Röntgenbild.

Nervöse Störungen

Da die Spina bifida occulta entwicklungsgeschichtlich nahe verwandt mit den vorher geschilderten Formen der echten Spina bifida ist, nach manchen Autoren sogar nur eine embryonale Ausheilung einer solchen darstellt, so findet man bei ihr häufig nervöse und trophische Störungen der unteren Extremität. Diese Störungen sind es, die den Patienten — bisweilen erst im erwachsenen Alter — zum Arzt führen und oft erst sekundär die Aufmerksamkeit auf das Vorhandensein einer Spina bifida lenken. Es finden sich Lähmungen mit konsekutiver Fußdeformität, Klumpfuß, Hackenfuß usw., weiterhin trophische Ulcerationen, schließlich Blaseninkontinenz u. a. m. Diese Störungen kommen nicht ganz selten erst im zweiten oder gar im dritten Lebensjahrzehnt zur vollen Ausbildung, wie überhaupt die echte Spina bifida occulta die Tendenz der nervösen Verschlimmerung in sich trägt.

Für diese Verschlimmerung im Wachstumsalter wird meist ein entwicklungsgeschichtlicher Grund angegeben:

Das Rückenmark reicht beim Embryo bis in die Sakralwirbelsäule, bleibt aber normalerweise im Wachstum zurück, so daß es schließlich hinter dem ersten Lendenwirbel endigt. Wurde es durch eine embryonale Narbenbildung im Sacrum fixiert, so kann es auch noch beim Erwachsenen bis ins Sacrum hinunterreichen, ist dann aber gedehnt und atrophisch.

Der zweite Grund für die Zunahme der nervösen Beschwerden ist aber darin zu suchen, daß die Spina bifida occulta wie alle echten Spaltbildungen oft mit lokalen Tumoren vergesellschaftet ist: Lipome, Fibrome, Angiome, Myome, insbesondere aber auch Dermoide am Ort der Spaltbildung sind keine Seltenheit und können sowohl extra- als auch intrameningeal sitzen. Der wachsende Tumor komprimiert in steigendem Maße die Nervensubstanz.

Macht man aber auch mit Recht die Spina bifida occulta für gewisse nervöse Störungen verantwortlich, so muß andererseits vor dem umgekehrten Fehler gewarnt werden. Zweifellos besteht nämlich heute die Tendenz, unklare orthopädische oder neurologische Störungen zu weitgehend auf Spaltbildungen der Sakralbögen zurückzuführen. Hiergegen ist einzuwenden, daß solche knöchernen Anomalien im Röntgenbild gar nicht selten als Nebenbefund bei neurologisch völlig normalen Erwachsenen gefunden werden. Wichtig ist auch die Erfahrung, die man an der Blasenstörung gemacht hat. Die jugendliche Blasenstörung, insbesondere die Enuresis nocturna wurde jahrzehntelang mit Vorliebe auf eine Spina bifida occulta zurückgeführt. Die Therapie aber spricht dagegen: denn ebenso wirksam wie plastische Operationen an der Wirbelsäule erwiesen sich harmlose lokale Beeinflussungen der äußeren Harnwege, ja sogar Faradisieren der Oberschenkelmuskulatur. Mit Recht faßt man daher die Enuresis als funktionelle Störung auf, die im wesentlichen durch Suggestiveinflüsse zu beseitigen ist. Man geht wohl nicht fehl, wenn man die Sphincterschwäche einerseits, die etwaige knöcherne Spaltbildung andererseits als zwei parallele Degenerationserscheinungen an Kindern auffaßt, die oft auch sonst in der Entwicklung zurückgeblieben sind.

Blasenstörung

Man wird also auf eine Spina bifida occulta diagnostisch achten, ihre Bedeutung aber bei normaler Rückenhaut und beim Fehlen organischer Nervenstörungen nicht überschätzen.

Periphere Nerven

Verletzungen

Allgemeines

Der Nerv kann durch stumpfe Verletzung (Druck, Zug) in der Leitung unterbrochen werden oder durch perforierende Verletzung (Schuß, Stich, Schnitt) durchtrennt werden. Das größte Material seit dem Kriege bilden die Nervenschüsse.

Die wichtigste Aufgabe der Diagnostik ist außer der topographischen Feststellung (exakte Bestimmung des geschädigten Nervenstammes bzw. seiner Äste nach dem Bild der funktionellen Störung) die Bestimmung der Art und Schwere der Nervenschädigung. Diese Feststellung ist oft sehr schwer, weil das klinische Bild objektiv sichere Unterschiede nicht immer zeigt: eine schwere Quetschung beispielsweise kann im Anfang dieselben Symptome machen wie eine echte Durchtrennung mit Kontinuitätsunterbrechung. Zum Verständnis der einzelnen Bilder ist eine kurze Darstellung unserer heutigen anatomischen Kenntnisse erforderlich.

Anatomie: Wird ein peripherer Nerv durchtrennt, dann degeneriert sein peripherer Teil (Wallersche Degeneration): Die Achsenzylinder mit ihren Fibrillen gehen zugrunde, die Markscheide zerfällt. Die Zellen der Schwannschen Scheide umschließen röhrenförmig die Zerfallsprodukte, die noch lange Zeit erhalten bleiben, und stellen schließlich nur noch streifenförmige Bandfasern an der Stelle der ursprünglichen Nervenfasern dar. Trotz Vermehrung der bindegewebigen Bestandteile ist dann der atrophische Nerv dünner als der normale und an seiner graurötlichen Färbung zu erkennen. Auch am zentralen Stumpf stellen sich, wenn auch in weit geringerem Maße, Degenerationserscheinungen ein. Die geschilderten Nervenveränderungen sind bei der inkompletten Schädigung (Quetschung, Zerrung) im Prinzip dieselben, wenn auch quantitativ schwächer. Anatomie

Die **Nervenregeneration** erfolgt bekanntlich dadurch, daß schon frühzeitig nach der Durchtrennung aus dem zentralen Stumpf die Bandfasern der Schwannschen Zellen in die Narbe hineinwachsen und Anschluß an die Schwannschen Zellen des peripheren Stumpfes finden. Dann wachsen aus dem zentralen Stumpf die Achsenzylinder in die peripheren Schwannschen Scheiden hinein bis in die feinsten Verästelungen der Peripherie. Es ist theoretisch noch nicht sichergestellt, ob die Schwannschen Zellen der Peripherie sich aktiv an der Nervenregeneration beteiligen oder ob sie nur die Leitbahn für den auswachsenden zentralen Achsenzylinder bilden: sicher ist jedenfalls, daß ohne Vereinigung der Schwannschen Scheiden, also ohne Zusammenhang mit dem Zentrum, eine Regeneration in der Peripherie nicht erfolgt. Nervenregeneration

Es kommt mithin praktisch alles darauf an, daß das zentrale Nervenende die Möglichkeit findet, durch die Narbe hindurchzuwachsen und mit den peripheren Schwannschen Scheiden möglichst ausgiebig in Verbindung zu treten. Gelingt dies nicht, so findet der zentrale Stumpf keinen Anschluß, die auswachsenden nervösen und bindegewebigen Fasern bilden ein Knäuel, das schließlich als „Neurom" ein unerwünschtes Endresultat der Verletzung darstellt. Solche Neurome finden sich als Amputationsneurom häufig am Stumpfende einer amputierten Extremität (s. u.), außerdem als traumatisches Neurom im Verlauf eines durchtrennten und nicht wieder zusammengeheilten Nerven. Neurom

Nerven-defekt und Über-brückung

Im übrigen hängt die Heilung des durchtrennten Nerven von der Länge des Defektes und der Art der Narbenbildung ab. Hierbei lehrt die Erfahrung, daß ohne operative Naht die spontane Vernarbung nach der Durchtrennung fast immer unbefriedigend ist: das nervöse Regenerat bleibt in der bindegewebigen Narbe stecken. Je starrer und fester die Narbenbildung, um so schlechter sind die Aussichten für die auswachsenden zentralen Stümpfe.

Noch ungünstiger steht es, wenn durch die Verletzung eine größere Lücke im Nerven entstanden ist; denn eine solche wird kaum je nervös überbrückt.

Wie am Nervus ischiadicus beschrieben werden wird, sind daher besonders im Krieg zahlreiche Methoden versucht worden, um durch Implantation von resorbierbaren Fremdkörpern (Knochenröhrchen, Gefäßstücke, Katgutzöpfe usw.) solche Nervendefekte künstlich zu überbrücken, um das Auswachsen des zentralen Stumpfes zu erleichtern. Der Erfolg war oft der entgegengesetzte: daß nämlich der Fremdkörper durch seinen Reiz zu einer vermehrten Gewebsreaktion und damit zu einer besonders festen Narbenbildung führte, in der dann die sprossenden Nervenfibrillen um so sicherer steckenblieben. Ein ähnlicher Mißerfolg ist aber auch ohne größere Lücke fast immer zu erwarten, wenn man die Heilung eines durchtrennten Nerven sich selbst überläßt. In dem Wettstreit zwischen bindegewebiger Narbenbildung und auswachsenden Nervenfibrillen kommen die letzteren zu spät und werden von der Narbe aufgehalten. Das einzig sichere Mittel hiergegen ist frühzeitige operative Freilegung, Anfrischung und Naht der beiden Nervenstümpfe.

A. Stumpfe Nervenverletzungen

Die Nervenschädigung durch stumpfe Gewalt kommt durch Druck oder Zug zustande. Der Chirurg sieht typische Nervenschädigungen als Folge der künstlichen Blutleere, als Krückenlähmung, als Narkoselähmung, bei Frakturen und Luxationen, als Nervenluxation; schließlich finden sie sich in der Geburtshilfe bei Kind und Mutter.

Zerreißungen

Isolierte Zerreißungen eines Nerven durch stumpfe Gewalt sind sehr selten; weit häufiger sind Zerrungen, beispielsweise am Plexus brachialis oder am Femoralis.

Künstliche Blutleere

Die Lähmungen durch künstliche Blutleere, d. h. am Oberarm durch den Druck der Esmarchschen Binde, am Oberschenkel meist durch den Schlauch, sind sehr unerwünschte operative Nebenverletzungen, weil die völlige Wiederherstellung Wochen, ja selbst Monate auf sich warten lassen kann. Am Oberarm werden am häufigsten alle drei Nervenstämme, Medianus, Radialis und Ulnaris getroffen, am Bein hauptsächlich der Peroneus, der auffälligerweise bei Schädigung des gesamten Ischiadicus weit empfindlicher ist als der Tibialis (s. N. ischiadicus). Die Prognose ist im allgemeinen günstig; die Therapie besteht in elektrischer und medikomechanischer Behandlung.

Krücken-lähmung

Die Krückenlähmung wird als Folge zu lange getragener oder unzweckmäßig geformter Krücken beobachtet; da der Druck meist auf den hinteren Teil der Achselhöhle ausgeübt wird, entsteht Axillarislähmung. Neben der erforderlichen elektrischen und medikomechanischen Behandlung ist natürlich Fortlassen der Krücken unerläßlich.

Narkoselähmung

Narkose-lähmung

Unter Narkoselähmung wird eine Reihe von Nervenschädigungen zusammengefaßt, die durch mechanische Insulte während der Narkose entstehen. Die frühere Annahme, daß das Narkoticum selbst durch seine Giftwirkung das Entstehen der Nervenschädigung unterstützt, ist heut aufgegeben. Neben der schon erwähnten Lähmung durch zu fest angelegte Blutleerbinden hinterlassen auch Riemen und Binden, mit denen der Patient angeschnallt ist, gelegentlich Nervenschädigungen. Bei der Lagerung muß besondere Aufmerksamkeit auf die Schulter und Oberarmgegend verwandt werden. Der über die Tischkante herabhängende Arm ist von Radialislähmung, eine bei Seitenlage zusammengepreßte Schulter von Schädigung des Plexus brachialis und seiner Hauptstämme bedroht. Prognostisch ungünstiger und langwieriger als diese Drucklähmungen sind Zerrungen. Sie entstehen gelegentlich am Femoralis durch starke Flexion und Abduktion des Beines, in typischer Weise aber als Erbsche Lähmung am Plexus brachialis, wenn während der Operation ein Arm stark kopfwärts gezogen ist, der Kopf des Patienten aber nach der anderen Seite gedreht wird. Neuere Untersuchungen haben gezeigt, daß hierbei keine Druckwirkung, sondern eine Zerrung, besonders an den Cervicalwurzeln 5 und 6, zustande kommt.

Die Prophylaxe der Narkoselähmungen ergibt sich aus dem Vorstehenden; der junge Chirurg muß besonders daran erinnert werden, daß Riemen und Binden sorgfältig gepolstert werden müssen und daß insbesondere jede Schlingenbildung beim Befestigen der Extremitäten streng zu vermeiden ist, weil der narkotisierte Patient in unkontrollierbarer Stärke die Schlingen zuzieht.

Luxationen der Nerven

Nervenluxation

Typische Luxation des Nerven, d. h. Herausrutschen desselben aus seiner normalen Lage, wird hauptsächlich am Ulnaris beobachtet. Sie entsteht hier gelegentlich nach Ellenbogentraumen, Frakturen oder Luxationen, aber auch nach gewöhnlichen Distorsionen. Die Ursache ist in einem Nachlassen der Befestigung im Sulcus ulnaris zu suchen; der Nerv rutscht dann bei Biegung des Ellenbogens über den Epicondylus internus nach median und vorn, bei der Streckung wieder in den Kanal zurück. Schmerzen und Parästhesien im Ulnarisgebiet, wie sie schwächer schon bei Druck auf den normalen Nerven (Musikantenknochen) beobachtet werden, sind die Folge.

Therapie

Nur bei starken Beschwerden Knochenoperation bzw. Faszienplastik.

Geburtslähmungen

Geburtslähmungen

a) Schädigung des Kindes:

Kind

Drucklähmungen durch die Zange, meist am Facialis, sind praktisch bedeutungslos, da sie sich schnell zurückbilden. Bei weitem am häufigsten sind die Lähmungen des Plexus brachialis. Nach Kramer entsteht, ebenso wie in der Narkose, auch im Geburtsakt die Plexuslähmung nicht durch Druck, sondern ausschließlich durch Zerrung, gleichgültig, ob Kopflage oder Unterendlage vorhanden war. Bei der Kopflage entsteht die Lähmung an der Seite der vorn liegenden Schulter; dadurch, daß der herausgetretene Kopf stark gesenkt werden muß, um die Schulter unter der Symphyse zu entwickeln, findet die Zerrung des Plexus statt, die also immer einseitig ist. Auch bei der Unterendlage ist die Lähmung meist einseitig; nachdem der Rumpf geboren ist, wird beim Veit-Smellieschen Handgriff die Schulter stark herabgezogen, der Kopf entgegengesetzt dorsal flektiert.

Erbsche Lähmung

Durch die geschilderten Mechanismen kann sowohl völlige Plexuslähmung als auch Erbsche Lähmung (s. S. 98) entstehen. Bei der totalen Lähmung hängt der Arm schlaff herunter, bei der Erbschen Lähmung ist er innenrotiert, der Vorderarm ist gestreckt und proniert. Schulterhebung und Biegung des Ellenbogengelenks ist unmöglich.

Die Prognose ist stets zweifelhaft, die Verletzung unbedingt ernst zu nehmen. Während sich leichte Lähmungen in einigen Wochen zurückbilden, können schwerere monatelang anhalten. Hierdurch kommt es bei ungenügender Behandlung zu schweren Sekundärschädigungen, die zurückbleiben, auch wenn die Nervenleitung wiederhergestellt ist: Gelenkkontrakturen, die die Schulter in Adduktion und Innenrotation fixieren, den Vorderarm in Pronation. Es bleiben dann Muskelatrophien und dadurch Wachstumsstörungen zurück, auch wenn die neurologische Ursache längst ausgeglichen ist. Diagnostisch sind die Bilder der Erbschen und der totalen Plexuslähmung bei einiger Aufmerksamkeit unschwer zu erkennen; zu Irrtümern führen nur Frakturen und Luxationen der Schultergegend, die, wie die hochsitzende Oberarmfraktur, ihrerseits Radialislähmung bedingen können. Ein der Erbschen Lähmung ähnliches Bild kann die Epiphysenlösung des Humeruskopfes vortäuschen; diagnostisch entscheidend ist außer dem Röntgenbild der normale bzw. pathologische Befund bei der elektrischen Untersuchung.

Therapie *Die Therapie muß weitgehend berücksichtigen, daß die Nervenlähmung an sich zwar spontan reparabel ist, daß sie aber unter allen Umständen auch noch nach Monaten gesunde Gelenke und einigermaßen funktionsfähige Muskeln vorfinden muß. Hierzu ist sorgfältigste elektrische und medikomechanische Behandlung erforderlich, die sofort nach der Geburt einsetzen und unermüdlich monatelang durchgeführt werden muß.*

Mutter b) Entbindungslähmungen der Mutter:

Die Entbindungslähmungen der Mutter bestehen im wesentlichen in Lähmungen des Plexus sacralis (s. d.) und sind bei demselben geschildert (s. S. 102). Im Vordergrund der Symptome steht auch hier wieder der Peroneusanteil, wie dies auch bei anderer Ätiologie beschrieben ist.

Lähmungen bei Frakturen und Luxationen

Bei Frakturen

Bei Frakturen Bei den Frakturen der Extremitätenknochen sind Nervenverletzungen eine typische und nicht allzu seltene Komplikation. Sie kommen im Prinzip dadurch zustande, daß

1. die Verletzungsgewalt selbst oder die pathologische Fragmentstellung den Nerven quetscht oder zerrt,

2. daß der Nerv sekundär in Narbe oder Callus eingebettet wird.

Primär Nach diesen beiden Möglichkeiten richtet sich der Zeitpunkt der Entstehung: Nach der Fraktur eines Röhrenknochens kann unmittelbar eine Leitungsunterbrechung, beispielsweise in Radialis oder Peroneus, festzustellen sein. Tritt also die Störung sofort auf, so ist sie durch das Trauma oder die schlechte Fragmentstellung bedingt. Bei jeder Fraktur wird der vorsichtige Arzt auf die anatomisch etwa in Frage kommenden Nervenlähmungen achten, um den Patienten oder die Angehörigen sofort davon zu unterrichten: Die Erfahrung lehrt, daß solche Schädigungen sonst sehr häufig der Behandlung zur Last gelegt werden.

Sekundär Im Gegensatz zu diesen Lähmungen treten sekundär, d. h. erst Wochen nach der Verletzung, die Lähmungen durch Narben oder Callusbildung auf. Sie sind charakterisiert durch eine fortschreitende Verschlimmerung, weil der wuchernde und erhärtende Callus den Nerven immer fester einschnürt. Ihre Unterscheidung von der primären Nervenverletzung ist aus den später zu besprechenden therapeutischen Gründen wichtig.

Praktisch am häufigsten ist die Radialislähmung bei Spiralfrakturen des Oberarms, eine distale Radialislähmung bei der Fraktur des Capitulum radii am Ellenbogen, Ulnaris- und Medianuslähmungen bei schweren Ellenbogenfrakturen mit Dislokation, Lähmungen des Handastes des Medianus bei stark dislozierten typischen Radiusfrakturen. Lähmungen des Plexus brachialis und seiner Zweige kommen bei den Frakturen am Schultergürtel, Clavicula, Scapula und Humeruskopf zur Beobachtung. An der unteren Extremität ist am häufigsten die Peroneuslähmung bei der Fraktur des Fibulaköpfchens. Lähmungen der übrigen Nerven bei Frakturen des Oberschenkels und Unterschenkels sind wegen der guten Muskelpolsterung selten (s. spez. Teil).

Prognose Prognose: Die Prognose der primären Nervenverletzung ist im allgemeinen nicht ungünstig, wenn sie von vornherein nur partiell ist. Denn hier handelt es sich für gewöhnlich nur um vorübergehenden Druck durch schlecht stehende Fragmente, der nach der Einrichtung verschwindet und dem Nerven die Möglichkeit der funktionellen Wiederherstellung gewöhnlich schon innerhalb der ersten Wochen gewährt.

Handelt es sich dagegen um komplette Lähmungen, dann sind sie gewöhnlich durch Zerrung (selten durch Zerreißung) verursacht und hierdurch prognostisch weit ungünstiger als die Drucklähmungen. Die Erfahrung lehrt, daß die Wiederherstellung eines gezerrten Nerven viele Wochen, ja Monate dauern kann und bisweilen überhaupt kein befriedigendes Resultat ergibt.

Die sekundäre Nervenlähmung durch Callusbildung ist eine Drucklähmung und gibt eine gute Prognose, wenn der Nerv rechtzeitig, d. h. vor der kompletten Entartung, aus seiner Enge befreit wird.

Indikation

Bei einer primären partiellen Lähmung darf man also Tage, ja Wochen abwarten, wenn die Fragmente gut gestellt sind und die Nervenstörung keine Tendenz zur Verschlechterung zeigt. Im anderen Falle ist zu überlegen, ob der Nerv nicht eingeklemmt ist und ob eine erneute Korrektur der Stellung nicht eine Entlastung verspricht. Bei primärer Totallähmung mit rasch auftretender Entartungsreaktion ist an die Möglichkeit einer Zerrung oder gar Zerreißung zu denken; operative Freilegung und Naht ist hier geboten, falls die Lähmung einige Wochen nach der Verletzung keinerlei Tendenz zur Besserung zeigt (elektrische Untersuchung!). Die sekundäre Nervenlähmung an der Frakturstelle ist in der Regel durch Callusmassen bedingt und bedarf der operativen Neurolyse, die gute Erfolge hat.

Bei Luxationen

Bei Luxationen

Bei den Luxationen liegen ähnliche Verhältnisse vor wie bei den Frakturen; nur handelt es sich hier häufiger um Zerrungen als um Druckverletzungen, die sekundäre Einbettung durch Callusmassen kommt nicht in derselben Art in Frage; dagegen ist hier eine typische Gefahr die Prozedur der Einrenkung, die nicht selten zur Lähmung führt.

Schulter

Bei der Schulterluxation kann sowohl Verrenkung als auch Einrenkung den Plexus brachialis schädigen. Wie im speziellen Teil erwähnt wird, werden hierbei sowohl komplette als auch partielle Lähmungen beobachtet. Während die partiellen Lähmungen eine günstigere Prognose haben, sind komplette Lähmungen mit Ea-R prognostisch bedenklich, weil sie meist auf dem ungünstigen Zerrungsmechanismus und nicht auf Druck beruhen. Einzelheiten sind bei der Schilderung des Plexus brachialis und der Armnerven nachzulesen. Unterscheidung und Indikation wird ähnlich wie bei der Frakturschädigung durch den elektrischen Untersuchungsbefund gegeben. Ulnarislähmungen am Ellenbogen und Medianus- und Radialislähmungen am Handgelenk kommen bei den Luxationen in ähnlicher Weise vor wie bei den benachbarten Frakturen. Eine besondere Rolle spielt für den Ischiadicus die Hüftgelenksluxation und ihre Einrenkung. Hier führt besonders die Einrenkung alter angeborener Luxationen leicht zur Nervenzerrung, weil der Nerv infolge der jahrelangen Beinverkürzung zu kurz für das normal eingerenkte Bein ist. Dies ist besonders bei schwieriger Einrenkung veralteter Luxationen im späten Kindesalter zu beachten: wenn die Überwindung der Muskelkontrakturen beträchtliche Schwierigkeiten bereitet, dann ist auch der Nerv entsprechend verkürzt; eine therapeutisch verschuldete Überdehnung des Ischiadicus aber führt nicht ganz selten zu bleibenden Zerrungslähmungen, deren Prognose schlecht ist und die sich funktionell ungünstiger auswirken können als die nicht reponierte Luxation. Bei starker Überdehnung kann sich die Zerrung des Ischiadicus sogar auf die Wurzeln des Conus medullaris erstrecken und hierdurch Blasen- und Mastdarmlähmungen erzeugen.

Hüfte

B. Perforierende Nervenverletzungen

a) Schnitt- und Stichverletzungen

Die häufigsten Nervenschnittverletzungen, die der junge Chirurg in der Vorkriegszeit an den Berliner Kliniken zu Gesicht bekam, sah er bei den Selbstmördern mit „Pulsaderdurchschneidung". Hier findet sich als typische Verletzung ein mehr oder weniger tiefer querer Schnitt in der volaren Handgelenksgegend, der zu

„Pulsaderdurchschneidung"

einer tödlichen Blutung fast niemals führt, dagegen zahlreiche Nebenverletzungen macht, nämlich die oberflächlichen und tiefen Beugesehnen, aber auch den Nervus medianus oder ulnaris durchtrennt. Bei der dann stets erforderlichen — meist recht zeitraubenden — Naht muß man sorgfältig auf etwaige Durchtrennung der Nerven achten: der Medianus liegt oberhalb des Handgelenks in der Mitte der Volarseite in der Tiefe unter der Sehne des Palmaris longus und des Flexor digitorum sublimis, der Ulnaris liegt oberflächlicher an der Ulnarseite neben der Arteria ulnaris.

Werden die Nerven nicht sorgfältig vereinigt, so treten sekundär neben der typischen Sensibilitätsstörung die im speziellen Teil zu erwähnenden Atrophien der kleinen Hand- und Fingermuskeln ein. Man muß also vor der Sehnennaht sorgfältig auf etwaige Sensibilitätsstörungen der Hand achten, um eine begleitende Nervendurchtrennung nicht zu übersehen. Sonst zeigt sich erst später, beim Abnehmen des Schienenverbandes, das unerwünschte Resultat: daß nämlich die gesamten Sehnen funktionieren, dagegen schon fortschreitende Atrophie der kleinen Handmuskeln vorhanden ist, die eine nochmalige Freilegung und Nervennaht erforderlich macht. Ein nicht ganz seltener Irrtum des jungen Chirurgen ist übrigens die falsche Verbindung des zentralen Nervenstumpfes mit einem peripheren Sehnenstumpf.

Nervendurchschneidungen sind fast immer total und führen zur kompletten Lähmung des betreffenden Nerven. Ist die Lähmung partiell, dann liegt in der Regel eine Sekundärschädigung durch Bluterguß, Quetschung usw. vor, die sich meist spontan wiederherstellt.

An der oberen Extremität finden sich außer der schon erwähnten Suicidverletzung über dem Handgelenk Stichverletzungen am Plexus brachialis, sowie selten Hieb- und Schnittverletzungen der einzelnen Armnerven. An der unteren Extremität ist typisch der Sensenhieb gegen das Fibulaköpfchen mit Durchtrennung des Peroneus; Verletzungen der übrigen Nerven sind selten. Daß die Studentenmensuren nicht selten den Facialis in seinen einzelnen Verästelungen durchtrennen, ist bekannt.

Bei Operationen

Besonderer Erwähnung bedarf die **Nervendurchtrennung bei Operationen.** Hier wird sie teilweise absichtlich vorgenommen: die Durchtrennung und Herausreißung einzelner Nerven (Trigeminus) bei Neuralgien stellt ein typisches Operationsverfahren dar, die Beseitigung des N. phrenicus zur Immobilisierung einer Zwerchfellhälfte in Exspirationsstellung ist heut ein typischer Eingriff der Lungenchirurgie. Schließlich werden bei Spasmen und Athetosen einzelne Nervenstämme durchtrennt (z. B. Stoffelsche Operation). Zu erwähnen ist hierbei, daß nach unserer Erfahrung die meisten der unwillkürlichen Bewegungen, z. B. der Tic rotatoir oder Torticollis spastica, so zentral bedingt sind, daß die Durchschneidung einzelner Muskelgruppen oder Nervenstämme gewöhnlich nichts nützt; es ist oft erstaunlich, mit welcher Hartnäckigkeit die pathologische Bewegung aufrechterhalten wird, auch wenn die scheinbar schuldigen Muskeln und Nerven ausgiebigst unterbrochen sind.

Als Nebenverletzung Facialis

Eine sehr unerwünschte Rolle spielt die Nervendurchtrennung als operative Nebenverletzung. Bekannt ist die Facialisverletzung bei der Operation des Warzenfortsatzes, die Durchtrennung der Facialisäste bei Operationen an Parotis, an Ober- und Unterkiefer und im Gebiet der submaxillaren Lymphdrüsen. Bei der früher sehr häufigen Operation der tuberkulösen Halsdrüsen, die heut zugunsten der Röntgenbestrahlung weitgehend eingeschränkt ist, wurde nicht selten der Accessorius am hinteren Rande der Sternocleidomastoideus verletzt, so daß der M. trapezius komplett oder partiell gelähmt wurde. Die Verletzung des Recurrens in der Gabelung der Arteria thyreoidea inferior ist die gefürchtetste Nebenverletzung bei der Strumektomie und kann vermieden werden. Ihre sichere Diagnose ist aus dem funktionellen Ausfall (einseitige Stimmbandlähmung) zunächst meist nicht möglich, weil der Recurrens bei intracapsulärem Operieren durch die Lokalanästhesie oder durch Hämatom ohne Schuld des Operateurs unterbrochen sein kann; die Restitution kann dann gelegentlich einige sorgenvolle Tage, selten sogar Wochen, auf sich warten lassen.

Accessorius

Recurrens

Alle diese unerwünschten Nervenverletzungen bei einer Operation sind nur dann unvermeidbar, wenn es sich um die Radikaloperation maligner Tumoren handelt. So kann es nötig sein, bei der Drüsenausräumung der Achselhöhle infolge von Mammacarcinom bewußt einen Anteil des Plexus zu opfern, der vom Carcinom durchwachsen ist. Im ganzen aber ist das Opfern größerer Nervenstämme selbst bei malignen Tumoren ein höchst trauriger Notbehelf, weil die Ausfallserscheinungen fast ähnlich störend sind wie verstümmelnde Operationen. Nur bei den unerträglichen Neuralgien der Krebskranken wird man unbedenklich auch große Nervenstämme opfern.

Vor der ungewollten Nervenverletzung bei der Operation schützt man sich am wirksamsten dadurch, daß man der ganzen Gegend des Nervenstammes entweder fernbleibt oder aber den Nerven absichtlich freilegt, um ihn sicher zu schonen. In diesem zweiten Falle wird man gelegentlich kurzdauernde Paresen in Kauf nehmen müssen; sie sind aber unbedenklich, wenn die anatomische Lage klargelegt war, die Kontinuität des Nerven also sicher erhalten blieb.

b) Schußverletzungen der Nerven

Das für die Nervenschüsse Wichtige ist in dem vorstehenden allgemeinen anatomischen Abschnitt (S. 91), bei den Frakturen (S. 94), den Schnitt- und Stichverletzungen (S. 95) bereits geschildert. Die folgende Darstellung setzt die Kenntnis dieser Abschnitte voraus, kann sich daher auf weniges Ergänzende beschränken. Hierbei muß aber betont werden, daß heute die Nervenschüsse durch ihre Zahl das wichtigste Material der peripheren Nervenverletzungen darstellen.

Primäre Diagnose: Wenn eine Nervenunterbrechung unmittelbar nach dem Schuß festgestellt ist, handelt es sich um die Frage, ob der Nerv durch das Geschoß oder ein Knochenfragment durchtrennt ist oder ob er nur durch Quetschung oder Bluterguß in der Leitung unterbrochen wurde. Bei Durchschüssen hilft genaue topographisch anatomische Betrachtung des Schußkanals; bei der Frage der Nervenschädigung durch Knochenfragmente führt außerdem das Röntgenbild weiter. Primäre Diagnose

Im Felde konnte freilich auch nach gestellter Nervendiagnose die Therapie meist erst wesentlich später ins Auge gefaßt werden, weil die Knochenzertrümmerung mit ihren langwierigen Eiterungen die primäre Nervennaht nicht als ratsam erscheinen ließ. So waren im allgemeinen erst die Kriegs- und die Heimatlazarette an die operative Versorgung der Nerven herangegangen, nicht selten auch an die Korrektur zu frühzeitiger und daher infizierter Nervenoperationen.

Sekundäre Diagnose: Findet man einige Wochen nach der Schußverletzung Lähmungen eines Nervenstammes, so ist zunächst nicht zu entscheiden, ob eine echte Durchtrennung oder eine harmlosere Verletzung vorliegt. Hier führt außer der Topographie des Schußkanals und dem Röntgenbild meist die elektrische Untersuchung ans Ziel: Komplette Lähmung mit Ea.-R. (S. 64) findet sich bei der echten Nervendurchtrennung meist schon frühzeitig; ihr Fehlen spricht für eine harmlosere Nervenschädigung, deren Restitution abgewartet werden darf. Sekundäre Diagnose

Stellt sich nach einer Schußfraktur erst sekundär eine Lähmung ein oder nimmt eine bestehende Lähmung zu, so handelt es sich mit großer Wahrscheinlichkeit um Calluseinbettung des Nerven, die bei den Frakturschäden der Nerven (S. 94) besprochen wurde. Eine besondere Eigenschaft der Schußfrakturen ist das Auftreten sekundärer Nervenschädigungen, insbesondere Neuritiden, als Folge der schweren Infektion. In solchen Fällen fanden wir gelegentlich in der Nervenscheide selbst kleine abgekapselte Abscesse.

Durch die Infektion und durch die dann meist sehr derbe und ausgedehnte Vernarbung sind auch bei der inkompletten Nervenverletzung nach Schüssen die Störungen oft sehr erheblich. Hier stehen die Reizerscheinungen, Parästhesien und unerträgliche Schmerzen meist im Vordergrund. Besonders häufig wird das Symptomenbild der Kausalgie beobachtet, bei der neben heftigsten Schmerzen und Parästhesien vor allem vasomotorische und trophische Störungen zur Beobachtung kommen. Die Kausalgie findet sich besonders häufig bei inkompletten Durchtrennungen des Medianus und Tibialis. Sie äußert sich beispielsweise im Medianusgebiet nicht in der sonst üblichen Lähmung, sondern in schweren Kontrakturen, deren Überwindung sofort heftigste Schmerzen hervorruft. Wie stark Kausalgie hierbei das vasomotorische System des Sympathicus beteiligt ist, geht aus einer therapeutischen Beobachtung hervor:

Exstirpation des erkrankten Nervenstückes, auch die Beseitigung des hier häufigen Neuroms schafft nämlich keine sichere radikale Heilung; die letztere tritt vielmehr nicht selten erst dann ein, wenn gleichzeitig die periarterielle Sympathektomie nach Leriche an den Hauptarterien vorgenommen wird. Oft führt die Sympathektomie schon allein zum Ziele; in anderen Fällen sind beide Operationen erforderlich. Auf die theoretische Erklärung dieses höchst interessanten Phänomens kann an dieser Stelle nicht eingegangen werden (s. S. 119f.).

Therapie

Die Therapie der Nervenschüsse ist im allgemeinen Teil (S. 92, 96) *sowie bei den einzelnen Nerven besprochen.*

Spezielle Diagnostik der Nervenverletzungen

Plexus brachialis

Plexus brachialis

Der Plexus brachialis (C. 5 bis C. 8 und D. 1) kann oberhalb und unterhalb des Schlüsselbeins verletzt werden. Je proximaler die Verletzung, um so mehr entspricht sie symptomatisch den einzelnen Wurzelsegmenten, je distaler, um so mehr den großen Nervenstämmen des Armes.

Erbsche Lähmung

Praktisch am häufigsten ist die obere oder **Duchenne-Erbsche Plexuslähmung** (C. 5 u. C. 6). Hierbei erfolgt ein Ausfall des M. deltoideus, biceps, brachialis internus, brachioradialis und infraspinatus. **Der Arm kann im Schultergelenk nicht gehoben, im Ellenbogengelenk nicht gebeugt werden,** während Hand und Finger normal sind. Oft ist auch die Außenrotation des Oberarms, sowie die Supination des Vorderarms behindert. Der Sensibilitätsausfall am Arm entspricht C. 5 u. C. 6 (Abb. 37 u. 38). Der Stelle dieser Lähmung entspricht in der Supraclaviculargrube ein Punkt (Erbscher Punkt, s. Abb. 36), an dem sich die genannten Bahnen vereinigen. Diese Erbsche Lähmung kommt zustande durch Druck auf die Schulter (Lastträger, Kohlenträger), als häufigste Entbindungslähmung, schließlich auch nach länger dauernden Narkosen, bei denen die Arme stark nach oben abduziert waren. Für diesen Typ der Narkcselähmung macht man die Zerrung der Wurzeln verantwortlich, während die allgemeine Bezeichnung „Narkoselähmung" noch andere Typen und Mechanismen umfaßt (s. Narkoselähmung, S. 92).

Klumpkesche Lähmung

Wesentlich seltener ist die untere, die **Klumpkesche Lähmung** (C. 8 u. D. 1). Sie entsteht im wesentlichen nur durch Tumoren, Schußverletzungen und Messerstiche. Die Symptome entsprechen C. 8 u. D. 1: d. h. Sensibilitätsstörung am Arm (Abb. 37 u. 38), **Lähmung der Handbeuger, des Daumenballens und der Interossei,** schließlich das **okulopupilläre Symptom,** das ebenfalls durch C. 8 und D. 1 vermittelt wird (s. S. 80).

Chirurgisch spielt die Lähmung des Plexus brachialis eine besondere Rolle bei der Luxation des Humeruskopfes, bei der Fraktur der Clavicula und des Collum scapulae. Es entstehen hierbei allerdings seltener komplette Plexuslähmungen als vielmehr Lähmungen der großen Nervenstämme: bei der Schulterluxation besonders häufig Lähmung des N. axillaris mit Ausfall des M. deltoideus. Zu feste Umschnürung bei der Blutleere (deshalb am Oberarm stets Gummibinde, nie Schlauch!) führt ebenfalls häufiger zur Radialis- als zur Plexuslähmung.

Bei spontanen Lähmungs- und Reizerscheinungen des Plexus ist stets an die Möglichkeit einer Halsrippe zu denken.

Prognose

Die Prognose der Plexuslähmung richtet sich nach der Ursache. Primäre Drucklähmungen bessern sich spontan nach Wochen und noch nach Monaten, bei der echten Durchtrennung ist möglichst frühzeitige operative Naht erforderlich. Am schwersten zu beurteilen sind Sekundärlähmungen, beispielsweise nach Frakturen, bei denen nicht nur Besserung, sondern durch die fortschreitende Callusbildung auch Verschlimmerung entstehen kann. Hier wird man bei sekundärer Zunahme der Lähmung nicht lange mit der Operation zögern (Freilegung des Nerven aus der Callusmasse).

Äste des Nervus brachialis

Nervus thoracius longus (C. 5 bis C. 6)

Ätiologie: Der Nervus thoracicus longus versorgt den M. serratus anterior und verläuft an der lateralen Thoraxwand zwischen ihm und dem M. subscapularis. Dem Chirurgen kommt er bei der Operation des Mammacarcinoms zu Gesicht, kann jedoch immer geschont werden. Lähmungen durch Schuß- und Stichverletzungen, gelegentlich aber auch durch Überdehnung infolge von Zug des über den Kopf gehobenen Armes nach hinten. Ätiologie

Symptome: Serratuslähmung. Der Arm kann nicht mehr über die Horizontale gehoben werden. Bei Streckung des Arms nach vorn steht der innere Scapularrand flügelförmig vom Thorax ab. Symptome

Neben Tragen von passenden Bandagen, elektrischer und Übungsbehandlung: Muskelplastik, meist unter Benutzung des Pectoralis maior (Enderlen, Samter u. a.). *Therapie*

Prognose: Nach konservativer Behandlung nicht günstig. Der funktionelle Ausfall ist für Arbeiter, die Lasten heben müssen, sehr hinderlich. Daher die zahlreichen operativen Versuche. Das operative Resultat ist teilweise günstig. Prognose

Nervus axillaris (C. 6 bis C. 7)

Ätiologie: Da der Nervus axillaris zusammen mit der Arteria circumflexa humeri um den Hals des Oberarms nach hinten verläuft, wird er durch Traumen dieser Gegend, insbesondere Oberarmhalsfrakturen und Luxationen des Schultergelenks, nicht selten in Mitleidenschaft gezogen. Ätiologie

Symptome: Neben einem sensiblen Ausfall (Abb. 46) hauptsächlich Lähmung des Musculus deltoideus: Der Arm hängt schlaff vom Rumpf herab und kann nicht gehoben werden. Nur schlechter funktioneller Ersatz durch die Hilfsmuskulatur (Serratus, Supraspinatus, oberer Teil des Pectoralis). Der ebenfalls vom Axillaris versorgte Muscularis teres minor tritt funktionell durch seinen Ausfall wenig in die Erscheinung. Symptome

Diagnostisch darf die Atrophie des Deltoideus nicht mit seiner einfachen Inaktivitätsatrophie verwechselt werden, die bei Verletzungen oder Gelenkerkrankungen der Schulter häufig auch ohne Axillarisverletzungen vorhanden ist. Bei längerem Bestehen der Deltoideuslähmung Neigung zum Schlottergelenk und zur habituellen Schulterluxation.

Die Therapie muß die Versteifung der Schulter, vor allem aber auch Schlottergelenk und habituelle Luxation der Schulter zu vermeiden suchen. Die Dehnung der Gelenkkapsel wird zunächst durch Unterstützung des Arms (eventuell Tragetuch), die Versteifung der Schulter gleichzeitig durch sorgfältige orthopädische Behandlung zu vermeiden gesucht. Außer den konservativen werden auch operative Methoden in großer Zahl empfohlen, sowohl Muskelplastiken (Hildebrand, Samter, Lange, Spitzy u. a.) als auch Nervenplastiken (Stoffel). *Therapie*

Prognose: Unbehandelt ist die Lähmung gefährlich wegen der Möglichkeit des Schlottergelenks und der schweren funktionellen Behinderung. Bei sorgfältiger orthopädischer Behandlung aber kann durch die Hilfsmuskulatur ein praktisch ausreichend gutes Heben des Armes erreicht werden. Auch die guten operativen Erfolge sind teilweise auf die sorgfältige orthopädische Nachbehandlung zurückzuführen. Prognose

Nervus radialis (C. 5 bis C. 8)

Ätiologie

Ätiologie: Von den drei Hauptästen des Plexus wird der Radialis am häufigsten gelähmt. Durch seinen Verlauf an der Außenseite des Humerus zwischen mittlerem und unterem Drittel ist der Radialis bei der Humerusfraktur bedroht,

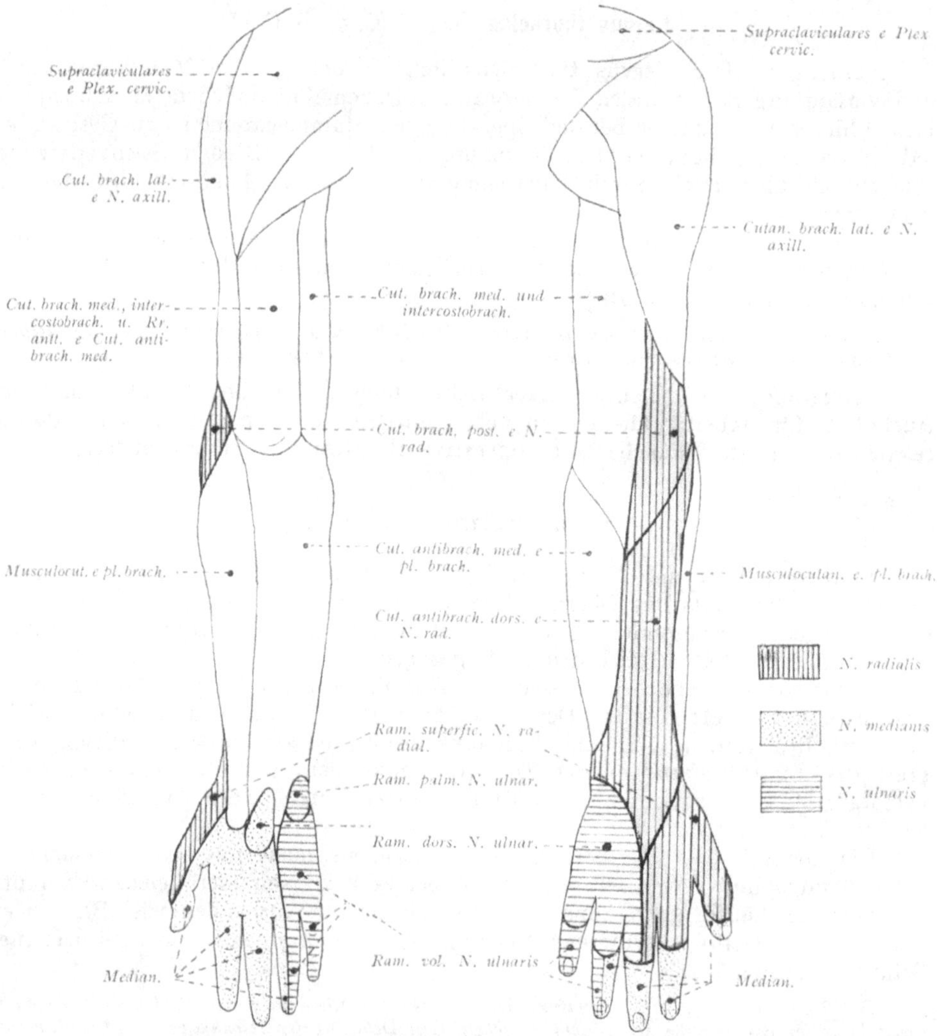

Abb. 46. Nervenfelder der Armhaut

insbesondere auch sekundär bei der Callusbildung. Relativ häufig Lähmungen durch Blutleerbinde und schlechte Lagerung in der Narkose. In der Achselhöhle häufig Krückenlähmung (s. d.).

Partielle motorische Radialislähmungen kommen zustande durch Verletzung des tiefen motorischen Astes bei der isolierten Fraktur des Radiusköpfchens am Ellenbogen.

Symptome: „Hängehand" (Abb. 47). Hand kann nicht extendiert werden, ebensowenig die Finger im Grundgelenk. Dagegen Strecken der zweiten und dritten Phalangen möglich (durch die vom Ulnaris versorgten Interossei), Supination des Vorderarmes in Streckstellung unmöglich (in Beugestellung durch Biceps möglich). Bei ganz hochsitzender Radialisunterbrechung fällt auch Musculus triceps, also Streckung des Unterarms, aus. Charakteristisches Anästhesiefeld an der Dorsalseite (s. Abb. 46). Symptome: „Hängehand"

Therapie bei der Drucklähmung konservativ. Beim Verdacht auf Calluseinbettung operative Freilegung, bei Durchtrennung Naht. Bei Unmöglichkeit der operativen Heilung (beispielsweise größerem Defekte des Nerven) Schienenapparate, Arthrodese des Handgelenks, Sehnenplastiken. Therapie

Die Prognose ist sowohl bei der Drucklähmung als auch nach der operativen Behandlung besonders günstig. Prognose

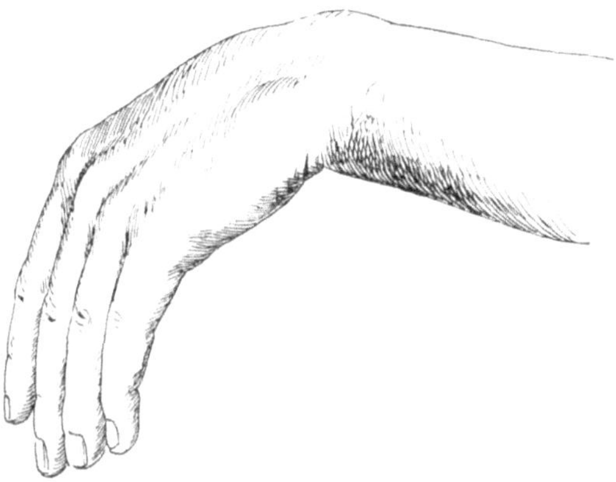

Abb. 47. Radialislähmung

Nervus medianus (C. 5 bis D. 1)

Ätiologie: Isolierte Lähmung fast ausschließlich traumatisch, durch stumpfe oder scharfe Verletzung am Oberarm oder Vorderarm. Nicht ganz selten bei der Vorderarmluxation nach hinten, hierbei oft vereint mit Ulnarislähmung. Ätiologie

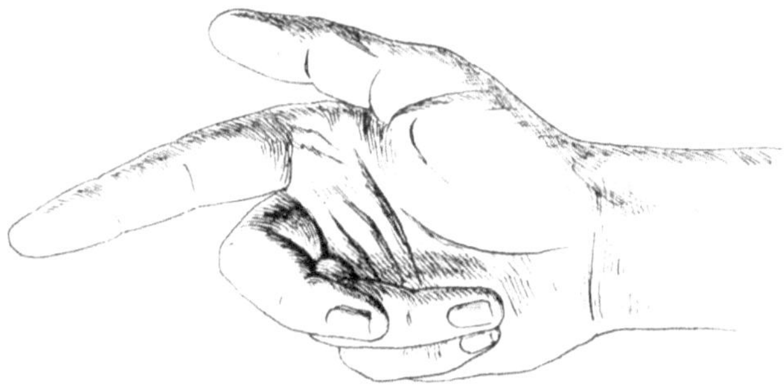

Abb. 48. Medianuslähmung. (Völlige Lähmung des Flexor prof. indicis, variable Lähmung des Fl. prof. dig. medii, Intaktheit des Fl. prof. 4 u. 5)

Symptome: „Affenhand", weil der Daumen abduziert und in einer Ebene mit den übrigen Fingern steht (durch Lähmung fast des gesamten Daumenballens); der Daumen kann nicht richtig opponiert werden. Hand und Finger können nur unvollkommen gebeugt werden; Beugung der Grundphalange der Finger bleibt erhalten. Sensibilitätsstörung s. Abb. 46. Bei den distalen Verletzungen des Nerven sinngemäß Teile der geschilderten Symptome, insbesondere Schädigung der Daumenbewegung. Häufig trophische Störungen, Glanzhaut, Nagelstörungen. Symptome: „Affenhand"

Therapie der meist scharfen Verletzung: Freilegung und Naht; bei inoperabler Lähmung Apparat. Therapie

Operative Prognose schlechter als am Radialis.

Nervus ulnaris (C. 7, C. 8 und D. 1)

Ätiologie: Ätiologie: Lähmung am Ellenbogen durch Drucktrauma und Frakturen, insbesondere auch sekundär durch Callus. Häufig auch leichte Drucklähmungen (Musikantenknochen). Gelegentlich Luxation des Nerven aus der Kondylenrinne.

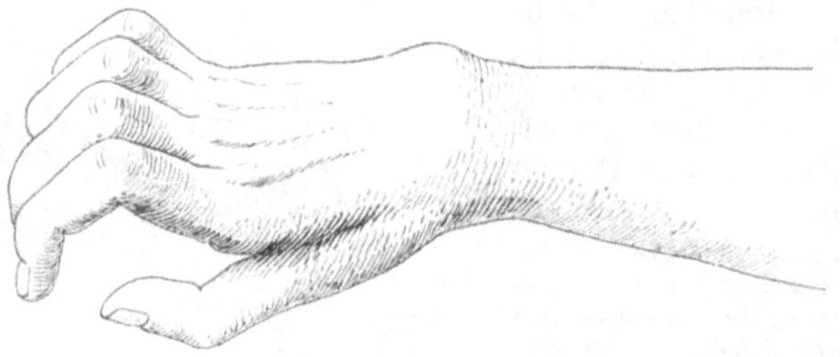

Abb. 49. Ulnarislähmung. (Die Krallenstellung von Zeige- und Mittelfinger ist oft weniger ausgeprägt als im Bilde, da die vom Medianus innervierten Lumbricalis I und II für die Interossei teilweise eintreten)

Symptome: „Krallenhand“ Symptome: Bei längerem Bestehen „Krallenhand“: die Grundphalangen der Finger 2—5 stehen überstreckt, Mittel- und Endphalangen krallenförmig gebeugt. Atrophie der Musc. interossei, des Kleinfingerballens und der Gegend zwischen Metacarpus des Daumens und des Zeigefingers. Hand kann nicht ulnarwärts gebeugt werden. Sensibilitätsstörung s. Abb. 46. Nicht selten trophische Hautstörung im anästhetischen Gebiet.

Therapie *Therapie richtet sich nach der Ursache. Nach Ellenbogenfrakturen ist operative Neurolyse nicht selten nötig.*

Prognose Die Prognose ist im allgemeinen besser als am Medianus, aber schlechter als am Radialis.

Lähmungen des Plexus lumbosacralis

Geburtslähmung kommen in der Chirurgie äußerst selten zur Beobachtung. Dagegen werden in der Geburtshilfe Lähmungen des Plexus sacralis als seltene Schädigung der Mutter beobachtet (S. 94). Die Stämme des Pl. sacralis liegen im kleinen Becken, sind aber durch Weichteile gut geschützt. Es sind also besonders ungünstige Verhältnisse zu ihrer Verletzung notwendig (großer Kindskopf bei engem Becken, Rigidität der mütterlichen Weichteile, besonders bei älteren Primiparen, längeres Verweilen des Kopfes im Beckeneingang). Die Lähmungen werden oft schon angekündigt durch vorausgehende starke Nervenschmerzen während des Geburtsaktes. Sie sind häufiger ein- als doppelseitig. Geschädigt ist meist der Peroneus, dann in absteigender Häufigkeit Tibialis, Obturatorius, nur ganz ausnahmsweise auch der Femoralis.

Prognose Die Prognose der Lähmung ist im allgemeinen gut. Die Rückbildung erfolgt meist vollständig nach Wochen oder Monaten.

Nervus cruralis (L. 1 bis L. 4)

Ätiologie Ätiologie: Schußverletzungen, Tumoren und Abscesse der Wirbelsäule, Senkungsabscesse, Beckenfrakturen. Traumatische Lähmung ist im Frieden relativ selten.

Symptome Symptome: Da der Cruralis den Iliopsoas, Pectineus, Quadriceps und Sartorius versorgt, so kann bei hochsitzender Lähmung das Hüftgelenk nicht ausreichend gebeugt, der Unterschenkel nicht gestreckt werden. Das letztere äußert sich beim Sitzen in der Unfähigkeit, den Unterschenkel auszustrecken, beim Stehen in einem Genu recurvatum. Schon ein leichter Schlag gegen die Kniekehle des stehenden Patienten bringt das Knie zum Einknicken. Patellarreflexe aufgehoben. Sensibilitätsstörung entsprechend den Hautästen (s. Abb. 50).

Therapie *Bei Durchtrennung Naht; bei irreparabler Lähmung eventuell Sehnenplastik unter Benützung des Musculus tensor fasciae latae. Sinngemäßer Schienenhülsenapparat.*

Nervus obturatorius (L. 2 bis L. 4)

Ätiologie: Kriegsverletzung, Beckenfrakturen, Tumoren, Hernia obturatoria, gelegentlich Geburtsschädigung der Mutter. Ätiologie

Symptome: Praktisch am wichtigsten ist die Versorgung der Adductoren, daher bei der Lähmung Unfähigkeit, die Beine zu kreuzen, zu reiten usw. Symptome

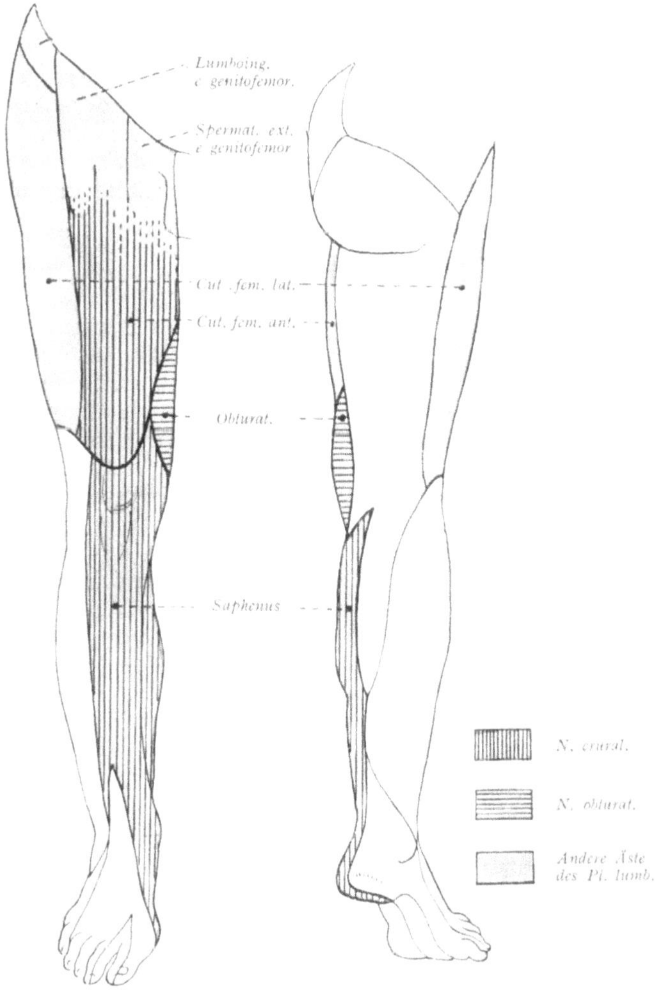

Abb. 50. **Lumbale** Nervenfelder der Beinhaut
(N. cruralis, obturatorius und kleinere Äste)

Im allgemeinen medikomechanisch. Zu erwähnen ist, daß der Nervus obturatorius gelegentlich operativ durchschnitten wird, um schwere Kontrakturen in den Adductoren zu beseitigen. *Therapie*

Nervi glutaei (L. 4, L. 5 S. 1 und S. 2)

Ätiologie: Ihre Verletzung ist äußerst selten und wird in der Chirurgie nur gelegentlich im Gefolge von Frakturen, Tumoren und Entzündungen des Beckens beobachtet. Ätiologie

Symptome Symptome: Der Nervus glutaeus inferior versorgt den M. glutaeus maximus, der Nervus glutaeus superior den M. glutaeus medius und minimus, daneben den tensor fasciae latae und piriformis. Diagnostisch interessierend ist für den Chirurgen Trendelenburgsches Phänomen nur die Lähmung des Musculus glutaeus superior, weil hierbei durch den Ausfall des Musculus glutaeus medius und minimus das Trendelenburgsche Phänomen zustande kommt.

Das Trendelenburgsche Phänomen wird an anderer Stelle dieses Lehrbuchs als eins der wichtigsten Merkmale der Hüftdiagnostik ausführlich beschrieben: seine letzte Ursache ist stets das Versagen des M. gluteaus medius und minimus, in der Regel durch pathologischen Hochstand des Trochanter maior, also durch abnorme Annäherung von Ansatz und Ursprung der beiden Glutäalmuskeln. Dasselbe Versagen der beiden Muskeln muß naturgemäß in reinster Form dann in die Erscheinung treten, wenn sie neurologisch gelähmt sind. Obwohl gerade diese letztere Ätiologie dem Chirurgen äußerst selten begegnet, ist sie doch interessant als Ergänzung der rein orthopädischen Ursachen.

Nervus ischiadicus (L. 5 u. S. 1 bis S. 4)

Ätiologie Ätiologie: Durch seinen Ursprung innerhalb des Beckens und seinen Verlauf vom Austritt aus dem Foramen ischiadicum maius bis zu seinen verschiedenen Verästelungen am Fuß kann der Nerv an den verschiedensten Stellen total oder partiell geschädigt werden. Im Becken sind es hauptsächlich Tumoren, Abscesse und Blutungen, aber auch traumatische Schädigungen der verschiedensten Art: neben Schußverletzungen Frakturen der untersten Lendenwirbelsäule und des Kreuzbeins, Hüftluxationen bei ihrer Einrenkung, schließlich Geburtsschädigungen der Mutter bei Kopflage und engem Becken, sowohl bei der Spontangeburt als auch bei hoher Zange.

Außerhalb des Beckens, also an der Rückseite des Oberschenkels, sind es besonders Schußverletzungen die Schußverletzungen des Krieges, die durch ihre Zahl dem Chirurgen als bei weitem häufigste Lähmungsursache bekannt sind. Jedes größere Lazarett an der Front oder im Heimatgebiet gewann bedauerlicherweise ausgedehnte Erfahrungen mit den Ischiadicusdurchtrennungen. Denn sie waren besonders verhängnisvoll durch die schweren trophischen Veränderungen am Fuß, die nicht ganz selten, trotz sonstiger Intaktheit des Beins, zu verstümmelnden Operationen Anlaß gaben.

Tibialis und Peroneus Die Teilungsstelle des Ischiadicus in Tibialis und Peroneus liegt verschieden hoch an der Hinterfläche des Oberschenkels; dabei ist jedoch zu bemerken, daß die beiden Äste schon getrennt aus dem Plexus entspringen und nur eine Strecke weit, unter Umständen bis zur Kniekehle, nebeneinander herlaufen. Bis hierher kann also ein Trauma noch beide Nerven zusammen ausschalten. Auch der Esmarchsche Abschnürung Schlauch, der zum blutleeren Operieren an der unteren Extremität gewöhnlich hoch am Oberschenkel angelegt wird, kann den gesamten Ischiadicus für längere Zeit schädigen. Hierbei, wie bei allen anderen Drucktraumen, ist charakteristisch, daß der Peroneus meist in weit stärkerem Maße geschädigt ist als der Tibialis. Man erklärt dies mit seiner schlechteren Blutversorgung, die die funktionelle Wiederherstellung erschwert (?).

Am Oberschenkel sind Verletzungen des Ischiadicus durch Femurbrüche äußerst selten. Am Unterschenkel kann gelegentlich eine hochsitzende Tibiafraktur dicht unterhalb der Kniekehle den Tibialis gefährden. Bei weitem häufiger aber ist die Lähmung des Peroneus durch Frakturen der Fibula am oberen Ende. Die Peroneusschädigung kann hierbei sowohl primär als auch sekundär durch Callusbildung stattfinden, weil der Nerv bei seinem Verlauf nach vorn dem Hals des Fibulaköpfchens eng benachbart ist. Diese oberflächliche Lage des Nerven muß auch bei operativen Eingriffen, insbesondere bei der Behandlung der Varizen, stets berücksichtigt werden. Ich sah Peroneuslähmungen, die sowohl durch Umstechung der Venen, als auch durch das sogenannte Diszisionsverfahren zustande gekommen waren; bei einiger Aufmerksamkeit ist diese schwere Nebenverletzung natürlich vermeidbar. Auch bei der neuen Injektionstherapie der Varizen muß man in der Nachbarschaft des Nerven vorsichtig sein; Reizungen mit nachfolgender Lähmung

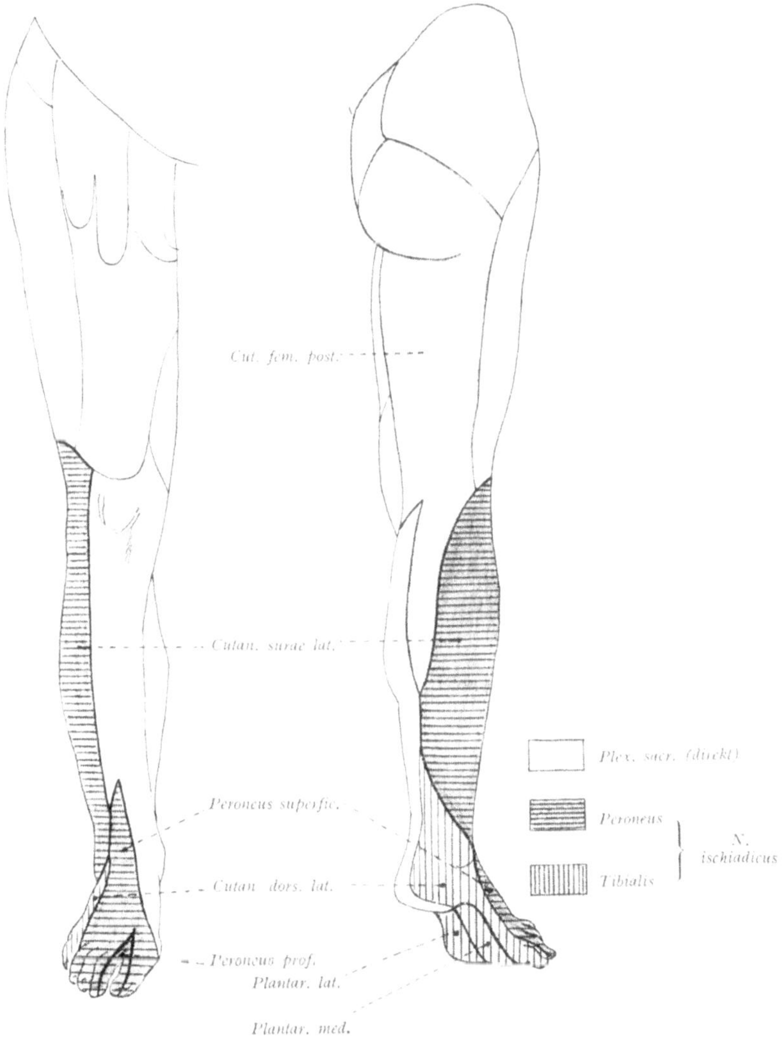

Abb. 51. **Sakrale** Nervenfelder der Beinhaut (Ischiadicus und direkte Äste)

wurden schon beobachtet, ähnlich wie dies am Ischiadicusstamm bei intramuskulären Injektionen in der Glutäalgegend, insbesondere bei der Quecksilber- und Chinintherapie, seit langem bekannt ist.

Symptome: Der Ischiadicus innerviert außer den Auswärtsrollern des Oberschenkels die Beuger des Unterschenkels im Knie (Biceps, Semitendinosus und Semimembranosus), außerdem mit seinen Verzweigungen die ganze Unterschenkelmuskulatur. Symptome

Sensibilitätsstörung

Die Sensibilitätsstörung erstreckt sich auf den gesamten Fuß, am Unterschenkel im wesentlichen auf die Außenseite, während die Innenseite des Unterschenkels vom Cruralisgebiet (Saphenus und seinen Zweigen) versorgt wird. Für die oberflächliche Untersuchung ist es also wichtig, daß der ganze Fuß mit seiner Sensibilität ausschließlich dem Ischiadicus, nicht dem Cruralis angehört (vgl. Abb. 51 u. 50).

Im Einzelfall hängt das klinische Bild der Lähmung natürlich von der Höhe der Verletzung ab; während es nach der vorstehenden schematischen Darstellung leicht ist, die Querschnittsdurchtrennung des ganzen Ischiadicus bzw. eine komplette Tibialis- oder Peroneuslähmung zu unterscheiden, sind die Variationen im einzelnen sehr groß gemäß der Stelle, an welcher die Nerven durchtrennt sind. Handelt es sich beispielsweise um eine isolierte hochsitzende Tibialisverletzung dicht unter dem Gesäß, so sind die Kniebeuger ebenso ausgefallen wie bei der totalen Ischiadicusdurchtrennung. In der Regel aber findet man die reine Tibialisverletzung erst unterhalb des Abganges der Zweige für Biceps, Semitendinosus und Semimembranosus, so daß die Kniebeugung vollkommen erhalten ist. In gleicher Weise variieren auch sonst Anästhesie und Muskellähmung, je nachdem eine Durchtrennung des Peroneus und Tibialis oberhalb oder unterhalb des Abgangs der betreffenden peripheren Äste erfolgt ist. Die einzelnen Verletzungsbilder erfordern mithin genaue anatomische und neurologische Kenntnisse; eine auch für den Chirurgen sehr brauchbare und knappe Übersicht findet sich im Handbuch der inneren Medizin (Bergmann und Staehelin) in dem Kapitel von O. Veraguth.

Der Chirurg muß im wesentlichen nur das Prinzip der Lähmungen kennen:

Peroneuslähmung

Peroneuslähmung: Der Fuß hängt in Equinus- und Varusstellung herab. Die Zehen stehen in Beugestellung, ihre Dorsalflexion ist im Grundgelenk unmöglich. Bei länger dauernder Lähmung entsteht bald eine mehr oder weniger schwere Kontraktur der Wadenmuskulatur. Die Fußspitze schleift beim Gehen am Boden; dies wird durch Beugung in Knie und Hüftgelenk zu vermeiden gesucht („Steppergang“).

Tibialislähmung

Tibialislähmung: Durch Ausfall der Wadenmuskulatur Plantarflexion des Fußes unmöglich, ebenso Stehen auf den Zehen und Springen. Das Abrollen des Fußes im Gang ist entsprechend dem Ausfall des Gastrocnemius und Soleus gestört. Es bildet sich ein Pes calcaneus aus, die Zehen stehen in Krallenstellung, nur im Grundgelenk ist Dorsalflexion möglich.

Anästhesiefelder

Die Anästhesiefelder regeln sich nach Abb. 51. Am Fuß ist bei der Ischiadicuslähmung die ganze Oberflächensensibilität aufgehoben; die Verteilung von Peroneus und Tibialis ist aus der Schraffierung der Felder ersichtlich.

Trophische Störungen

Trophische Störungen: Wenn der Ischiadicus durchtrennt ist, so stellen sich nach Wochen oder Monaten trophische Störungen am Bein, insbesondere an der Fußsohle ein, die dem behandelnden Arzt viel Sorge machen. Im Kriege waren sie eine fast regelmäßige Folge der Ischiadicusschüsse. In dem anästhetischen Gebiet der Fußsohle oder am Hacken bildet sich eine Druckstelle, die allmählich zum torpiden Ulcus wird. Wenngleich diese „trophische“ Störung durch gewissenhafteste Prophylaxe (weiches oder freies Lagern der bedrohten Hackengegend, Vermeiden jedes schädlichen Druckes gegen die anästhetische Fußsohle) eine Zeitlang verhütet werden kann, so ist sie bei länger bestehender Lähmung fast unvermeidbar. Denn die normale Gewebstrophik ist abhängig von der Unversehrtheit des sensiblen Nerven.

Zur Erklärung dieses Zusammenhanges hatte man früher nur die Theorie der „trophischen“ Nervenfasern, obwohl diese Bezeichnung im Grunde nur die Tatsachen umschrieb. Vor etwa 15 Jahren gelang es mir nach einer Beobachtung, die Bruce am Kaninchenauge machte, gerade an der Ischiadicusverletzung (Durchschüssen) den ersten sicheren Zusammenhang zwischen der

Nervenverletzung und einer Störung der Blutzirkulation (Fortfall der aktiven Hyperämie im versorgten Hautgebiet) zu finden.[1]) Seitdem ist dieser Zusammenhang zwischen Nerv und Gefäßsystem Gegenstand zahlreicher Arbeiten geworden.

Gewebschemismus

Wichtiger aber als diese Beziehung zur Zirkulation ist wahrscheinlich der unmittelbare Einfluß des Nerven auf den Gewebschemismus, der mir heut gesichert erscheint.[2]) So wird der Mineralantagonismus im Gewebe, der auf Entzündungsablauf und Gewebsheilung bestimmend einwirkt, mit größter Wahrscheinlichkeit vom Nervensystem reguliert. Jedenfalls stellt der früher völlig rätselhafte Zusammenhang zwischen Nerv und Gewebstrophik der heutigen Physiologie greifbare Aufgaben. Das ist naturgemäß von größter Wichtigkeit für die künftige Therapie des trophischen Ulcus.

Heute ist die Prophylaxe des trophischen Ulcus noch sehr schwer. Oft hatten wir Patienten mit komplettem Ischiadicus- oder Tibialisdurchschuß im Apparat schon auf die Beine gebracht, mußten dann aber wieder zur strengen Ruhelage übergehen, weil die anästhetische Haut den Druck auch der bestgearbeiteten Prothesen nicht vertrug. Hier nützt nur die Nervennaht.

Therapie

Wo ein Nervenstamm, am häufigsten der Peroneus, bei Frakturen des Fibulaköpfchens in Callusmassen eingebacken ist, ist ebenso wie an der oberen Extremität möglichst frühzeitige Neurolyse erforderlich.

Bei der echten Durchtrennung der Nervenstämme hat die Therapie zu unterscheiden zwischen den Methoden der neurologischen Wiederherstellung und den orthopädischen Behelfsmaßnahmen in der Peripherie.

Nervennaht

Inplantation

Die Nervennaht hat eine gute Prognose, wenn sie innerhalb der ersten Monate vorgenommen wird und die Enden sich vereinigen lassen. Besteht ein größerer Nervendefekt, wie im Weltkriege häufig bei Artillerieverletzungen, dann ist die Wiederherstellung der Leitung schwer. Versucht wurde die Einpflanzung von resorbierbaren Fremdkörpern, die dem zentralen Stumpf das Auswachsen zum peripheren Fragment erleichtern sollten, Katgutfäden, dekalzinierten Knochenröhrchen, gehärteten Arterien- oder Venenstücken, Magnesiumröhrchen. Diese Überbrückungsverfahren waren bei großen Lücken wenig erfolgreich. Mehr als 2—3 cm Zwischenraum wurde erfahrungsgemäß nicht überwunden. Bessere Resultate ergab die Interposition von Nervenstücken, sowohl autoplastisch als auch von frisch gewonnenem oder konserviertem Material. Die Literatur hierüber ist in und nach dem Weltkrieg sehr umfangreich geworden. Trotzdem hat wohl jeder Operateur den Eindruck, daß es wirklich zuverlässige Methoden zur Überbrückung noch nicht gibt. Dagegen hat die Nervenpfropfung, d. h. die Verbindung des zentralen Endes eines normalen Nerven mit dem peripheren Ende eines gelähmten Nerven sich auch während des Krieges als günstig erwiesen (s. auch S. 92).

Orthopädische Methoden

Operative Methoden

Alle diese Nervenvereinigungen haben, falls sie glücken, den Vorteil, daß die periphere Sensibilität wieder auftritt und dadurch die Gefahr des trophischen Ulcus beseitigt wird. Demgegenüber erstreben die rein orthopädischen Methoden nur Korrekturen der Stellungsfehler bzw. der ungenügenden Muskelaktion. Oft wird dieses Resultat durchaus befriedigend erreicht durch zweckmäßige Apparate oder durch zweckmäßiges Schuhwerk, wie es beim neurogenen Spitzfuß und Klumpfuß mit Erfolg verwandt wird. Daneben stehen operative Methoden zu Gebote: die Sehnenplastiken, bei denen abgespaltene Sehnen gesunder Muskelgruppen die fehlende Funktion übernehmen; auf diese Weise kann die vom Peroneus und vom Tibialis innervierte Muskulatur vikariierend für einander eintreten. Stärker eingreifend, aber für die Statik gelegentlich brauchbarer ist die operative Arthrodese des Fußgelenks, sei es durch Verwendung von Fascienstreifen oder — sicherer — durch Knochenresektion am Gelenk selbst.

Prognose

Prognose: Aus nicht ganz geklärten Gründen ist der Peroneusteil des Ischiadicus leichter zu schädigen und schwerer restituierbar als der Tibialis. Man sucht die Ursache in seiner schlechteren Blutgefäßversorgung. Die frische Nervennaht hat eine gute Prognose, wenn sich die Nerven ohne Zug zusammenbringen lassen. Immerhin dauert die Restitution in der Regel Monate, da sich nach unserer heutigen Kenntnis der Nerv vom zentralen Stumpf bis in die Peripherie regenerieren muß. Die Heilungsdauer nach der glatten Nervennaht ist um so länger, je zentraler die Durchtrenung gelegen hatte:

Heilungsdauer

Nach einem Beispiel von Förster benötigte der M. gastrocnemius nach der Tibialisnaht in der Kniekehle 4 Monate, nach der Ischiadicusnaht am Tuber ischii 9 Monate bis zum Restitutionsbeginn; der vom Peroneus versorgte M. peroneus longus benötigte in denselben Verletzungshöhen 6 bzw. 11 Monate.

---

[1]) Verf. Deutsche Zeitschr. f. Chir. 1919. Bd. 150. S. 50.

[2]) Verf. Arch. f. Klin. Chir. 1927. Bd. 145. S. 116; Deutsche Med. Wochenschr. 1932. Nr. 33; weitere Literatur dort.

Schon aus diesen Beispielen geht hervor, wie wichtig die medikomechanische und elektrische Behandlung der Muskulatur während der Lähmung ist, damit die wiederherzustellende Muskelinnervation nicht inzwischen durch Atrophien oder Kontrakturen illusorisch gemacht wird.

Über die ungünstige Prognose der Überbrückungsmethoden größerer Nervenlücken wurde bereits unter „Therapie" berichtet, ebenso über die günstigeren Resultate bei der Nervenpfropfung. Wo die kausale Therapie der Nervenvereinigung versagt, muß mit den peripheren Methoden der Sehnenplastik oder nur mit orthopädischen Apparaten ausgeholfen werden. Selbst mit den letzteren lassen sich bei der heutigen Technik noch recht gute funktionelle Resultate erzielen.

Tumoren, Neurome

Amputations- Durchschneidungsneurome

Echte Nervengeschwülste, d. h. Geschwülste, die histologisch aus spezifischer Nervensubstanz zusammengesetzt sind, sind selten. Was wir praktisch mit „Neurom" bezeichnen, wird am häufigsten für traumatische Bildungen angewandt, die nichts mit einer echten Geschwulst zu tun haben: wir nennen eine solche narbige Verdickung, die an einem durchschnittenen oder angeschnittenen Nerven auftritt,

traumatisches Neurom

Wir unterscheiden Amputationsneurome am Nervenende einer amputierten Extremität und Durchschneidungsneurome am zentralen Ende eines durchschnittenen oder angeschnittenen Nerven. In beiden Fällen handelt es sich um einen harten narbigen Knoten; er besteht im wesentlichen aus gewuchertem, vernarbtem Bindegewebe, das von auswachsenden Nervenfasern durchsetzt ist. Die letzteren sind in dem harten Narbenknoten gleichsam steckengeblieben; das Ganze ist nach einiger Zeit ein Endzustand, der ohne operative Hilfe stabil bleibt.

Obwohl strenggenommen jeder durchtrennte Nerv an seinem Ende den Ansatz zur Neurombildung zeigt, d. h. eine derbe Narbe mit eingewucherten Nervenfibrillen, so bilden umfangreichere Neurome oft eine große Qual für amputierte Patienten. Nicht nur das Neurom selbst, sondern das ganze Stumpfende der Extremität ist dann äußerst empfindlich, schon der normale Druck einer gut gearbeiteten Prothese kann unerträglich schmerzhaft sein. Die Weichteile der Neuromgegend, einschließlich der Haut, sind hyperästhetisch.

Bei der Untersuchung, beispielsweise am Oberschenkelstumpf, fühlt man oft nur eine derbe mit dem Knochen verwachsene Narbe; nicht selten aber fühlt man bei vorsichtiger Betastung (sehr schmerzhaft!) auch den derben kugligen oder spindelförmigen Knoten, von dem die Schmerzhaftigkeit ausgeht.

Die Größe der traumatischen Neurome ist sehr verschieden und richtet sich besonders auch nach der Größe des durchtrennten Nerven. Während das Neurom am Ischiadicus kirschgroß und noch weit größer werden kann, ist es an einem durchschnittenen Fingernerven hirsekorngroß oder noch kleiner. Vor allem kommt es darauf an, sich schon vor der Operation ein möglichst genaues Bild von Sitz und Form der schmerzhaften Verdickung zu machen; sonst sind operative Mißerfolge unvermeidbar. Diagnostisch nützlich kann es nach unserer Erfahrung auch sein, den verdächtigen Knoten — und nur denselben! — vorher durch Einspritzung zu anästhesieren, um zu erkennen, ob damit die Schmerzhaftigkeit tatsächlich behoben ist.

Prophylaxe

Prophylaxe: Das Amputationsneurom bildet eine altbekannte und typische Schwierigkeit der Amputationen. Man sucht ihm seit langem dadurch vorzubeugen, daß man bei der Amputation die Nervenstämme möglichst weit herauszieht und sie möglichst hoch durchschneidet. Dadurch kommt der Nervenstumpf nach Möglichkeit aus der Weichteil-Knochennarbe heraus nach oben in die Muskulatur zu liegen. Einen sicheren Erfolg aber gewährleistet auch diese nach unserer heutigen Erfahrung beste Vorsichtsmaßnahme nicht, ebensowenig wie andere Methoden, die empfohlen wurden.

Das einzige Mittel gegen den Neuromschmerz ist die operative Beseitigung des Neuroms. Die Exstirpation kann beim Endneurom der Amputierten radikal erfolgen; außer dem Neurom wird noch der zentrale Nervenstamm eine Strecke weit freigelegt und herausgenommen. Beim Durchtrennungsneurom einer erhaltenen Extremität muß die Operation natürlich sparsamer sein und nach der Herausnahme des Neuroms die Wiedervereinigung des Nerven erstreben. *Therapie*

Das Resultat der Exstirpation ist im allgemeinen gut, wenn auch gelegentlich Rezidive vorkommen. Diese Mißerfolge beruhen nach neuerer Erfahrung nicht immer auf einem erneuten Auftreten eines Neuroms, sondern öfter auf dem Gefäßschmerz des Amputationsstumpfes (s. „Kausalgie", S. 119). Freilegung der wichtigsten Arterienstämme und Entfernung ihres adventitiellen Nervennetzes im Sinne der Lericheschen Operation kann hier gelegentlich von Nutzen sein.

Neurome und Neurofibrome

Wie schon eingangs bemerkt, sind auch bei den spontanen Nervengeschwülsten echte „Neurome" selten, wenn man darunter histologisch Geschwülste aus Nervenfasern versteht. Die weit überwiegende Anzahl der Nervengeschwülste entsteht vielmehr aus dem Bindegewebe der Nerven und hat enge Beziehungen zu den Fibromen. Es kommen aber auch echte Neurome, d. h. Geschwülste aus Nervengewebe, vor, wenn auch selten. Man findet sie sowohl am Sympathicus, wo sie vom Grenzstrang, besonders von einem Ganglion, ausgehen und bis Mannskopfgröße erreichen (S. 123f.), als auch an den cerebrospinalen Nerven, insbesondere den Nervenstämmen der oberen Extremität. Ihr Wachstum ist außerordentlich langsam, sie treten vereinzelt oder multipel auf. Die Operation muß natürlich die Kontinuität größerer Nervenstämme zu erhalten oder wenigstens wiederherzustellen suchen.

Eine besondere Abart der echten Neurome bilden die Rankenneurome. Sie bestehen aus einem Gewirr von regellosen, verzweigten Nervenstämmen, sind zunächst durch eine Kapsel abgegrenzt, können aber dann in weiter Ausdehnung in die Umgebung wachsen. Oft sind sie mit multipler Fibromatose und Lymphangiombildung kombiniert. Wegen der Regellosigkeit dieser Bilder genügt es für die Diagnose schon meist, wenn man an die Möglichkeit einer Nervenbeteiligung denkt. Die Therapie wird nur da operativ sein können, wo es sich um abgegrenzte oder vereinzelte Tumoren handelt, oder wo der Tumor durch seinen Sitz zur Entfernung zwingt. Rankenneurome

Bei weitem am häufigsten aber sind die Neurofibrome, bzw. die von ihnen klinisch schwer abzugrenzenden Fibrome, die vom Nervenbindegewebe ausgehen. Hierher gehören zunächst die Tubercula dolorosa, runde, harte Knötchen von Linsen- bis höchstens Haselnußgröße, die im Subcutangewebe liegen. Neurofibrome Fibrome

Wohl jedem Arzt bekannt ist ferner das eindrucksvolle Bild der diffusen Neurofibromatose (Recklinghausen, s. S. 123), bei welcher die ganze Körperhaut mit Fibromen übersät ist, die ebenfalls von der Bindesubstanz der Hautnerven ausgehen. Hier muß die Therapie natürlich resignieren und höchstens an die Entfernung der funktionell oder kosmetisch störendsten Knoten herangehen. Die Neurofibromatose ist nicht selten verbunden mit elephantiastischer Lappenbildung. Neurofibromatose

Nicht ganz selten sind schließlich die unglücklichen Mischformen von Naevus-, Warzen-, elephantiastischen Bildungen, Fibromatose und Rankenneurom, die therapeutisch unerfreulich sind, theoretisch aber einen Einblick in den pathogenetischen Zusammenhang dieser Gebilde gewähren.

Diagnose: Bisweilen wird man trotz aller Aufmerksamkeit ein solitäres Fibrom nicht von einem Lipom unterscheiden können, obwohl das letztere durch seinen lappigen Bau in der Regel zu erkennen ist. Das Übel ist aber gering; denn der Solitär- Diagnose tumor muß operativ entfernt werden, gleichgültig, ob er ein Fibrom oder Lipom ist. Dagegen wird man bei multiplen Gebilden und insbesondere bei Mischformen immer an die oben geschilderten Erkrankungen und an ihren Zusammenhang mit dem Nervensystem denken müssen. Das ist praktisch wichtig: denn der Chirurg wird äußerst zurückhaltend gegenüber Neubildungen sein, deren Herkunft sicher konstitutionell ist und deren Entstehung an anderen Stellen er durch einen lokalen Eingriff nicht vorbeugen kann.

Der Schmerz

Die „Chirurgie des Schmerzes" ist ein neuzeitliches Kapitel der Therapie. Sie beschränkt sich nicht auf die Bekämpfung schmerzhafter Erkrankungen des Nervensystems selbst, sondern benutzt unsere heutige Kenntnis der Nervenleitung, um Körperschmerzen beliebiger Ätiologie vom Nervensystem her auszuschalten.

Innerhalb dieser umfassenderen Aufgabe nehmen also die eigentlichen „Nervenschmerzen", insbesondere die Neuralgien, eine Sonderstellung ein. Sie sollen daher im Zusammenhang geschildert werden, bevor auf die prinzipiellen Fragen der Schmerzleitung und der Schmerzbekämpfung eingegangen wird.

Die Neuralgien

Nach üblicher Bezeichnung sind Neuralgien Schmerzen im Gebiet eines peripheren Nerven, die meist anfallsweise auftreten. Eine nachweisbare pathologisch-anatomische Ursache fehlt. Hierdurch unterscheidet sich im Prinzip die Neuralgie von der Neuritis; denn die Neuritis ist, wie ihr Name sagt, ein entzündlicher Zustand, der als solcher auch anatomisch nachweisbar sein soll.

Neuralgie
Neuritis

Entsprechend diesem Unterschied sind die Symptome: die Neuralgie ist charakterisiert durch heftigste Schmerzen, die Neuritis durch Reiz- und Ausfallserscheinungen verschiedener Art; bei ihr spielt die Lähmung eine besondere Rolle. Der neuralgische Nerv bietet keinen objektiven Tastbefund, während der neuritische als verdickter Strang zu fühlen ist. Der neuralgische Nerv bietet die bekannte Schmerzhaftigkeit beim Austritt aus der Fascie oder aus seinem Knochenkanal, der neuritische Nerv dagegen ist bei Betastung in seinem ganzen Verlauf schmerzhaft. Schließlich treten die Schmerzen bei der Neuralgie in Exacerbationen auf, bei der Neuritis sind sie kontinuierlich.

Trotz dieser schulmäßigen Verschiedenheit aber läßt sich eine strenge Trennung im pathologisch-anatomischen Sinne nicht durchführen. So charakteristisch die ausgesprochenen Krankheitsbilder sind, so schwierig sind bisweilen die Grenzfälle, bei denen die Symptome ineinander übergehen: Es gibt Neuralgien, die von starken Ausfallssymptomen begleitet sind, umgekehrt Neuritiden, bei denen die Schmerzattacken weit im Vordergrund stehen und die Ausfallserscheinungen zurückdrängen. Überdies liegen auch pathologisch-anatomisch mancher Neuralgie lokale entzündliche Ursachen zugrunde: beispielsweise sind bei der Intercostalneuralgie mit Herpes zoster hämorrhagische Entzündungen der zugehörigen Spinalganglien vielfach sichergestellt worden.

Schon aus dieser kurzen Darstellung geht hervor, daß ohne genaue Diagnosenstellung therapeutische Mißerfolge unvermeidlich sind. Injektionen in einen schmerzhaften Nerven oder sogar Ausrottung desselben müssen natürlich vollkommen wirkungslos bleiben, wenn die Grundlage des Leidens in einem zentraler liegenden entzündlichen Prozeß zu suchen ist.

Praktische Einteilung

Der Chirurg erhält die Neuralgien zu chirurgisch-therapeutischen Zwecken überwiesen. Er hat also vor allem zu entscheiden, ob und welche chirurgische Therapie für die Neuralgie in Frage kommt.

Dabei ergibt sich praktisch meist folgende Fragestellung: Handelt es sich um

1. Nervenschmerzen mit nachweisbar „chirurgischer" Ursache, beispielsweise Trigeminusschmerzen bei Entzündung der Alveolen, Ischias bei Beckentumor oder Kreuzbeinerkrankung?

2. Nervenschmerzen mit nachweisbarer „internistischer" Ursache? Hierzu zählen im wesentlichen die toxischen, entzündlichen und rheumatischen Fälle.

3. eine „idiopathische" Neuralgie, d. h. eine echte Neuralgie, für die weder pathologisch-anatomisch noch klinisch eine greifbare Ursache vorhanden ist?

Während die Trigeminusneuralgie gerade in ihren schwersten Formen oft den Typus der echten idiopathischen Neuralgie darstellt, begegnen wir bei der Ischias und noch mehr bei der Intercostalneuralgie häufig einer rheumatischen oder neuritischen Komponente.

Trigeminusneuralgie

Anatomisches: Der Trigeminus versorgt sensibel fast das ganze Gesicht, die Cornea, die Conjunctiva, die Schleimhaut von Nase, Nebenhöhlen, Mundhöhle, weichen Gaumen und fast der ganzen Zunge. Nur der hinterste Teil der Zunge wird ebenso wie die Rachenschleimhaut vom Glossopharyngeus versorgt. Auch die Geschmackspapillen der vorderen $^2/_3$ der Zunge werden vom Trigeminus (bisweilen vom Glossopharyngeus) sensorisch versorgt. Anatomisches

Motorisch versorgt der Ramus III die Kaumuskeln, ferner Mylohyoideus und vorderen Bauch des Biventer, Tensor veli palatini und Tensor tympani.

Die sekretorischen Äste zur Tränendrüse stammen vom Facialis.

Ätiologisch ist die echte Trigeminusneuralgie vollkommen ungeklärt und „idiopathisch". Nach neuerer Auffassung soll das autonome Nervensystem mit im Spiel sein, wie aus dem relativ häufigen Auftreten der Neuralgie nach Operationen am Sympathicus geschlossen wird. Alle anderen Ursachen aber, wie Traumen, Entzündungen, Tumoren, Syphilis, Herpes usw., gleichgültig, ob sie am Ganglion Gasseri oder an den Ästen angreifen, haben mit der echten Trigeminusneuralgie nichts zu tun; die letztere kann vielmehr auch in ihren stärksten Formen ohne irgendeinen pathologisch-anatomischen Befund an Ganglion oder Ästen auftreten. Das bedeutet natürlich nicht, daß nicht all diese Prozesse, ebenso wie Erkrankungen der Nebenhöhlen, der Alveolen und der Zähne heftigste Trigeminusschmerzen machen können, die nach Beseitigung der Grundursache fortbleiben. Über die Bewertung dieser Lokalerkrankungen s. u. Ätiologie

Symptomatologie: Gelegentlich nach einer Art Aura (Spannungsgefühl, Kribbeln, Unruhe der Gesichtsmuskeln), meist aber blitzartig ohne Vorboten, setzen die Schmerzen in ungeheurer Intensität ein. Sie werden als reißend, glühend oder schneidend bezeichnet und gehören zu den stärksten Körperschmerzen, die wir kennen (Selbstmord solcher Kranken). Obwohl Arteriosklerose und vorzeitiges Altern bei manchen Patienten eine Rolle zu spielen scheint, werden genau so jüngere und scheinbar völlig gesunde Menschen beiderlei Geschlechts von der Erkrankung heimgesucht. Symptomatologie

Die Anfälle beginnen überwiegend im 2. oder 3. Ast; sie dauern in der Regel anfangs nur Sekunden oder Minuten. Je länger das Leiden aber besteht, um so länger wird die Dauer des einzelnen Anfalls und um so stärker können sich die Anfälle am Tage häufen (mehrere Dutzend Male). Dabei kommen die Anfälle entweder völlig unmotiviert oder durch ganz geringfügige äußere Ursachen zustande: Essen, Trinken, Sprechen, Berührung, Zähneputzen, psychische Erregungen, geringfügigen Luftzug usw. Die schwersten Fälle haben kaum mehr schmerzfreie Pausen; das dauernde Leiden bei Tage und bei Nacht treibt die Patienten zur Verzweiflung.

Dabei spielen die oft zitierten „Schmerzpunkte", d. h. die Austrittsstellen der Nerven aus ihren bekannten Knochenkanälen im Schädel, im Krankheitsbild eine relativ geringe Rolle. Gerade bei der echten Neuralgie fehlen sie in der Regel; der Schmerzpunkte

Patient drückt vielmehr während des Anfalls häufig auf diese Stellen, weil er eine gewisse Erleichterung davon verspürt.

Tränenträufeln, Speichelfluß, Gesichtszuckungen sind häufige Begleiterscheinungen.

Diagnose

Diagnose: Die Diagnose der Trigeminusneuralgie ist leicht, wenn man überhaupt an sie denkt. Die ungeheure Stärke der einseitigen anfallsweisen Schmerzen ist charakteristisch für den 5. Hirnnerven. Weit schwieriger aber ist die Beantwortung der therapeutisch wichtigen Einzelfragen:

1. Handelt es sich um eine echte, „idiopathische" Neuralgie oder spielt eine der im Absatz „Ätiologie" geschilderten Ursachen eine Rolle?

2. In welcher Höhe des Nerven (peripher oder zentral?) und in welchem Ast entsteht die Neuralgie?

Diese Fragen müssen vor jedem therapeutischen Eingriff überlegt sein.

„idiopathisch" oder sekundär?

Zu 1. Die greifbaren pathologischen Veränderungen, die einen Trigeminusschmerz (also strenggenommen eine Pseudoneuralgie) auslösen können, sind sehr vielfältig. Vom Aneurysma der Carotis interna, das auf das Ganglion Gasseri drückt, bis zur entzündlichen Erkrankung einer Alveole stellen sie diagnostisch sehr verschieden schwere Anforderungen. Jeder Einzelfall muß auf die oben geschilderten organischen Ursachen genau untersucht werden; bilden doch gerade diese greifbaren Veränderungen oft das dankbarste Objekt für eine chirurgische Therapie. Eine genaue klinische und röntgenologische Durchuntersuchung des Kopfes ist also Vorbedingung; besondere Aufmerksamkeit muß hierbei den Nebenhöhlen, Kiefern und Zähnen gewidmet werden. Freilich darf man auch nicht in den umgekehrten Fehler verfallen, daß man eine echte Neuralgie auf einen für sie unwichtigen Nebenbefund zurückführt: So ist es bekannt, daß Neuralgien im 2. oder 3. Ast manchmal monate- und jahrelang vom Zahnarzt behandelt werden und daß solche Patienten zahlreiche Zahnextraktionen durchmachen, bis die Erfolglosigkeit dieser Behandlung die Natur des Leidens erkennen läßt. Ähnlich steht es mit den Nebenhöhlen.

Zähne

Der Erfahrenere wird sich durch solche Nebenbefunde kaum täuschen lassen; die Anamnese, das anfallsweise Auftreten der Schmerzen und ihre Stärke bieten meist einen deutlichen Kontrast zu der Geringfügigkeit der Kieferhöhlen- oder Zahnveränderungen. Anfallsweise Trigeminusschmerzen stärkster Natur sind eben leider weit häufiger idiopathisch, d. h. echte Neualgien ohne anatomische Unterlage.

Lokalisation im Nerven

Zu 2. Für die Lokalisation der Neuralgie in den richtigen Ast bzw. für die Frage, in welcher Höhe des Nerven sie entsteht, gilt eine neurologische Erfahrungsregel, die wir ganz ähnlich bei der Jacksonschen Epilepsie antreffen:

Der Beginn des einzelnen Anfalles sowie die allerersten Anfälle überhaupt liefern die brauchbarsten Anhaltspunkte; später wird durch Ausstrahlung und Stärke der Schmerzen der ursprüngliche Sitz des Leidens verschleiert. Meist wird man also durch genaues Befragen feststellen können, in welchem Ast die ersten Anfälle stattgefunden hatten; mit demselben Ast beginnt auch später oft der einzelne Anfall. In der Ausschaltung dieses Astes besteht also zunächst die kausale Therapie.

Die Analogie mit der Jacksonschen Epilepsie geht aber noch weiter: Ähnlich wie dort schon nach einiger Zeit ein „Status epilepticus" eintritt, d. h. eine allgemeine Krampfbereitschaft, bei welcher die Exstirpation des primär erkrankten Zentrums wirkungslos bleibt, so gibt es bei der Neuralgie sehr bald ein Stadium, das ich als „Status neuralgicus" bezeichnen möchte: die Heftigkeit und Ausstrahlung der neuralgischen Schmerzen hat eine Überreizung des ganzen Nervengebietes zur Folge; Beseitigung des primär erkrankten Gebietes vermag dann die Neuralgie nicht mehr zu beeinflussen. Je früher also die Neuralgie chirurgisch angegangen wird, um so besser die Prognose und um so größer die Aussicht, auch einmal mit einem Teileingriff Erfolg zu haben.

„Status neuralgicus"

Im allgemeinen gilt naturgemäß die Regel, daß der Prozeß um so zentraler sitzt, je mehr Äste ergriffen sind. Es findet aber auch ein peripheres Übergreifen von einem Zweig auf den anderen in den verästelten Endgebieten statt. In diesem letzteren Falle kann therapeutisch die Ausschaltung des schuldigen Astes genügen, wenn auch nur im Beginn des Leidens.

Die Reihe der Erkrankungen (an Kiefern, Zähnen, Schädelbasis usw.), die zur sekundären Neuralgie führen und deren Beseitigung mithin eine günstige therapeutische Möglichkeit bietet, wurde oben besprochen. Für die echte („idiopathische") Neuralgie gibt es konservative und operative Methoden. *Therapie*

Die konservativen Methoden (Antineuralgica, Heißluft, Diathermie, elektrische Behandlung, vorsichtige Massage usw.) sind meist schon erschöpft, wenn der Fall in chirurgische Behandlung kommt. Unter den Medikamenten erweckte besondere Hoffnungen das Chlorylen (Trichloräthylen), dessen nerven- schmerzlähmende Wirkung bei der Munitionsfabrikation festgestellt wurde und bei dem in leichteren Fällen über Erfolge berichtet wird. In allen etwas schwereren Fällen aber sahen wir weder hiervon noch von irgendwelchen Antineuralgicis bleibende Erfolge, ebensowenig auch von der Wärmeapplikation oder von der — zunächst oft wohltuenden — Diathermie.

Die Injektion von 80prozentigem Alkohol in die einzelnen Nervenäste bringt vorübergehende Erfolge, wenn der Nerv genau getroffen wird. Man kann durch Wiederholung der Einspritzungen leichtere Fälle jahrelang hinhalten. Rezidive sind aber so gut wie sicher, mit einer Beseitigung des Leidens auch bei gutem primären Erfolg ist nicht zu rechnen. Dasselbe gilt für die neuerdings empfohlene Einspritzung von Antipyrinlösung (Wolf). Alkoholeinspritzungen

Die Alkoholeinspritzung ins Ganglion Gasseri (Härtel) ist naturgemäß umfassender als die Einspritzung in einzelne Äste. Rezidive werden auch bei ihr beobachtet; außerdem ist sie wegen ihrer topographisch-anatomischen Bedingungen ein recht schwieriger Eingriff, der große Erfahrung beansprucht. Aus diesem Grunde hat sie das Operieren am Ganglion nicht verdrängen können.

Das operative Herausdrehen der peripheren Nervenäste (Neurexairese) hat bei der echten Neuralgie fast stets Rezidive. Da neben allen diesen Verfahren auch die Röntgenbestrahlung nicht die gewünschten Erfolge gebracht hat, bleiben für die schweren Fälle nur Neurexairese Röntgenbestrahlung

die radikalen operativen Methoden übrig: die Exstirpation des Ganglion Gasseri und die präganglionäre Durchschneidung des Trigeminus. Beide Eingriffe sind nicht ganz einfach, beide aber sind brauchbar. Die (neuere) Durchschneidung ist gefahrloser als die Exstirpation (1—2% Mortalität gegen 10—15% bei der Exstirpation), außerdem hat sie den Vorteil, daß sie den ersten sensiblen Ast erhält und damit die Gefahr der Keratitis neuroparalytica umgeht; auch schont sie die motorische Wurzel des 3. Astes. Exstirpation des Ganglion Gasseri Präganglionäre Durchschneidung

Kritik der Methoden: Die konservativen Methoden sind bei schweren Fällen durchweg erfolglos. Die Alkoholeinspritzung ins Ganglion oder die (für sich allein unzureichende) Röntgenbestrahlung haben den Nachteil, daß sie das Operationsfeld vernarben, mithin die spätere Radikaloperation wesentlich erschweren. Bei der schweren Neuralgie können die radikalen Methoden (Ganglionexstirpation bzw. präganglionäre Wurzeldurchschneidung) unbedingt empfohlen werden. Bei korrekter Technik steht das Risiko der Operation in einem durchaus erträglichen Verhältnis zu dem verzweifelten Charakter des Leidens.

Intercostalneuralgie

Die Intercostalneuralgie ist in der Mehrzahl der Fälle keine „chirurgische" Erkrankung. Am häufigsten handelt es sich um eine rheumatische oder infektiöse Ätiologie. Bei der ersteren ist oft ein Herpes zoster vorhanden. Daneben spielen Erkrankungen des Herzens und der Lungen im Sinne von Headschen Zonen eine Rolle.

Chirurgisch bedeutsam sind die Fälle, bei denen Intercostalschmerzen als Folge von Wirbelerkrankungen auftreten. Wirbelerkrankung

Bei jeder Intercostalneuralgie in höherem Alter denkt der Chirurg an die Möglichkeit einer Tumormetastase im Bereich der Wirbelsäule. Und zwar ist es beim weiblichen Geschlecht das Mamma- und Uteruscarcinom, beim Mann das Prostatacarcinom, das mit Vorliebe in die Knochen und relativ häufig in die Wirbelsäule metastasiert. In jedem Fall von unmotivierten Intercostalschmerzen in höherem Alter wird man also die Wirbelsäule klinisch und röntgenologisch genau durchuntersuchen, man wird im Zweifelfall sogar die genannten Ausgangsorgane, die für einen Primärtumor in Frage kommen, nachprüfen. Denn gar nicht so selten ist die Wirbelmetastase klinisch gar nicht, röntgenologisch erst in vorgeschrittenem Stadium festzustellen. Wir fanden mehrfach klinisch angenommene Wirbeltumoren durch die Autopsie bestätigt, obwohl technisch gute Röntgenbilder intra vitam völlig negative Befunde gezeigt hatten. Tumormetastasen

Dasselbe gilt für die röntgenologische Diagnose der primären Wirbeltumoren, besonders des Sarkoms, ebenso für die entzündlichen Wirbelerkrankungen, Osteomyelitis, Tuberkulose usw., die sich nicht selten zunächst in gürtelförmigen Schmerzen äußern.

Das Wichtigste bei dieser organischen Ätiologie der Schmerzen ist, daß man überhaupt an sie denkt. Rheumatische und funktionelle Diagnosen darf man erst stellen, wenn eine organische Erkrankung ausgeschlossen ist und durch dauernde Kontrolle ausgeschlossen bleibt.

Diagnostische Verwertung der Headschen Zonen

Diagnostisch interessant sind die Versuche von G. v. Bergmann und Läwen, die Headschen Zonen (s. S. 72) durch paravertebrale Anästhesie zur Feststellung des erkrankten Organs auszunutzen, beispielsweise zur Entscheidung, ob Gallenblase, Leber, Pylorus usw. erkrankt ist. v. Bergmann kommt zu dem Ergebnis, daß die paravertebrale Anästhesie zu diesen diagnostischen Zwecken nicht brauchbar ist, während die Beobachtung der Zonen ja bekanntlich feinere diagnostische Schlüsse zuläßt.

Therapie

Die Therapie der Intercostalneuralgie richtet sich nach der Ursache, ist also im Prinzip internistisch. Obwohl gerade der echten Intercostalneuralgie ebenso wie ihrem Herpes zoster nicht selten eine nachweisbare Entzündung der zugehörigen Spinalganglien zugrunde liegt, soll sich der Chirurg von einer operativen Beeinflussung solcher rheumatischer Erkrankungen nicht allzuviel versprechen.

Wie in der ,,Schmerzchirurgie" ausgeführt, bedürfen aber auch Injektionen in die schmerzhafte Nervenstelle einer sehr exakten Indikationsstellung; sonst sind mangelnde Erfolge und Rezidive unvermeidlich.

Ischias

Ätiologie

Ätiologie: Die Bezeichnung ,,Ischias" wird praktisch nicht einheitlich angewandt. Die Fälle von echter Neuralgie ohne anatomisch nachweisbare Ursache (nur etwa 10% der Gesamtzahl), denen man zur Not die rheumatischen angliedern kann, die Entzündungen des Nerven, die Folgen akuter und chronischer Verletzungen, schließlich die Schädigungen des Nerven durch Erkrankungen der Wirbelsäule, des Beckens und der Beckenorgane werden von manchen Autoren insgesamt mit ,,Ischias", von anderen zum Teil als ,,Pseudoischias", am richtigsten wohl indifferent als ,,Ischialgie" bezeichnet.

Der Schmerz des Ischiadicus ist also ebenso wie am Trigeminus ätiologisch keineswegs einheitlich; im Vergleich zur Trigeminusneuralgie aber sind die eigentlich neuralgischen Fälle prozentual weit geringer an Zahl.

Symptomatologie und Diagnose: Klinisch unterscheidet man eine Wurzelischias und eine Stammischias.

Wurzelischias

Bei der Wurzelischias liegt der Schwerpunkt der Erkrankung in den sakralen Wurzeln, die den Nervus ischiadicus bilden (S. 104 f.); der Schmerz beschränkt sich also hier nicht auf die bekannte Ausbreitung des Ischiadicus am Bein, sondern erstreckt sich auch auf den N. cutaneus femoris posterior, auf die Nn. clunium medii und inferiores, sowie auf die Nn. glutaei. Die Folge ist eine ausgesprochene Schmerzhaftigkeit der Kreuzbeingegend, der mittleren Glutäalgegend sowie des hinteren Teils des Beckenkammes, insbesondere an der Spina iliaca post. sup.; außerdem findet sich Atrophie der Glutäalmuskulatur (N. glutaeus sup. und inf.). Neuralgien im Gebiet dieser proximalen Äste kommen auch isoliert, d. h. ohne Beteiligung des Hauptstammes, vor.

Stammischias

Bei der Stammischias finden sich die bekannten Druckpunkte in der Glutäalgegend, an der Austrittsstelle aus dem Foramen ischiadicum, insbesondere aber in der Mitte der Verbindungslinie von Tuber ossis ischii und Trochanter maior, weiterhin in der Mitte des Oberschenkels, in der Kniekehle (N. tibialis) und unterhalb des Fibulaköpfchens (N. peroneus). Außerdem findet man nicht selten Atrophie der Unterschenkelmuskulatur.

Der Beginn der Erkrankung ist im Gegensatz zur Trigeminusneuralgie meist nicht blitzartig; vielmehr beginnen die Schmerzen mit Parästhesien und Reißen und nehmen erst in der Folgezeit den Charakter der herabschießenden Ischiadicusschmerzen an. Das Ausbreitungsgebiet ist aus dem Sensibilitätsschema (s. Abb. 51) ersichtlich: die Schmerzen strahlen herunter an die Außenfläche des Unterschenkels und nach dem gesamten Fuß hin. Es sind keine intermittierenden Attacken wie beim Trigeminus, dagegen hat die Haltung des Beines einen deutlichen Einfluß: In der Ruhelage, insbesondere bei leicht gebeugter Hüfte und bei gebeugtem Knie, sind die Schmerzen geringer; Husten und Niesen verstärkt den Schmerz. Durch Entlastung des Beines und seitliches Biegen der Lendenwirbelsäule sucht der Patient beim Stehen den Schmerz zu verringern. Art der Schmerzen

Charakteristisch und zuverlässig ist das **Lasèguesche Phänomen:** Beugen im Hüftgelenk löst heftige Schmerzen aus, sobald der Unterschenkel gestreckt wird. Hierbei ist oft besonders auffällig, daß das Bein im Hüftgelenk sehr weit gebeugt werden kann, solange das Knie gebeugt ist; erst Strecken des Unterschenkels löst durch Dehnung des Nerven den heftigen Schmerz aus. Das Lasèguesche Phänomen gehört sowohl zur Stamm- als auch zur Wurzelischias. Eine Unterscheidung ist möglich durch die Kepplersche Anästhesierung des Nerven: anästhesiert man den Nervenstamm in der Glutäalgegend durch Einspritzung von Novokain, dann fällt das Lasèguesche Phänomen fort, wenn es sich um eine periphere Erkrankung des Nerven handelt; es bleibt dagegen trotz peripherer Anästhesie vorhanden, wenn es sich um eine Wurzelerkrankung handelt. Lasèguesches Phänomen

Differentialdiagnostik gegen andere Erkrankungen: Wie oben dargelegt, ist der Ischiadicusschmerz sehr oft symptomatisch; es muß also in jedem Falle nach einer organischen Ursache, insbesondere einer Beckenerkrankung gefahndet werden. Klinische und röntgenologische Untersuchung von Becken und unterster Wirbelsäule, genaue gynäkologische und rectale Untersuchung sind also in jedem Falle notwendig. Differentialdiagnosen

Besonders aber muß der weniger Erfahrene davor gewarnt werden, einen Ischiadicusschmerz zu diagnostizieren, wenn eine ganz andere Erkrankung vorliegt. Vor allem dürfen nicht Erkrankungen der Beckenknochen und des Hüftgelenks durch die Diagnose „Ischias" übersehen werden.

Für jede echte Gelenkserkrankung, auch im Beginn, ist charakteristisch der Schmerz bei der Rotation, für den erkrankten Nerven das Lasèguesche Phänomen. Diese beiden Symptome schließen eine Verwechslung aus. Schwieriger ist die Unterscheidung gegen unklare statische Beschwerden, beispielsweise die Coxa vara. Aber auch hier ebenso wie bei beginnenden Plattfußbeschwerden und bei tiefliegenden Varicen entscheidet das Lasèguesche Phänomen; es gibt keinen Ischiadicusschmerz, der nicht durch die Dehnung momentan verschlimmert würde, während dieses Symptom bei statischen oder sonstigen Schmerzen fast vollkommen zurücktritt. Das Lasèguesche Phänomen hat also, wie nochmals betont werden soll, für die Erkrankungen des N. ischiadicus eine ganz grundlegende diagnostische Bedeutung.

Die Behandlung des symptomatischen Ischiadicusschmerzes richtet sich gegen die Ursache. Die Behandlung der Ischias im engeren Sinne ist im wesentlichen internistisch und antirheumatisch. Bettruhe, insbesondere mit Entspannung durch Beugung in Hüfte und Knie, Wärmebehandlung in ihren verschiedensten Arten stehen noch immer im Vordergrund. Die zahlreichen antirheumatischen und antineuralgischen Medikamente haben leider meist nur eine vorübergehende Wirkung. Neuerdings wird — auch von zuverlässigen Patienten — die Wirkung des Insulins gerühmt. *Therapie*

Bei medikomechanischen Maßnahmen am Nerven sowie der Nervenpunktmassage (Cornelius) ist natürlich größte Behutsamkeit und Erfahrung erforderlich. Dies gilt besonders für die unblutige Dehnung, bei der im Sinne der Lasègueschen Bewegung eine allmähliche Dehnung des Nerven und damit seiner Abhärtung gegen Bewegungen erstrebt wird. Ziemlich allgemein abgelehnt wird heute die blutige Dehnung, auch die Stoffelsche Operation (spezifische Durchschneidung sensibler Bahnen) hat sich nicht allgemein bewährt. Dehnung

Injektionsbehandlung

Eine große Rolle spielt heute die Injektionsbehandlung, sowohl die Infiltration des Nerven mit einer Kochsalz-, Novocain- oder Chinin-Harnstoffhydrochloridlösung, als auch die epidurale Injektion in den Hiatus sacralis. Diese letztere Methode trifft auch die Wurzelischias; bei der Stammischias kommt sie erst nach vergeblicher Behandlung des Stammes selbst in Frage.

Alle diese eingreifenderen Methoden kommen aber erst in Betracht, wenn die einfache antirheumatische Behandlung, insbesondere auch in Badeorten mit Moor- oder Schlammbädern, versagt hat.

Chirurgie des Schmerzes

Die Schmerztherapie hat zu berücksichtigen:

1. Art des Schmerzes,
2. Ort und Leitungsbahn des Schmerzes.

Art des Schmerzes

Die Schmerztherapie ist kein operatives, nicht einmal ein vorwiegend operatives Problem. Wenn wir daher von einer „Chirurgie des Schmerzes" sprechen, so ist dies schon ein diagnostisches Ergebnis: Es setzt die Entscheidung voraus, daß gewisse Fälle für eine chirurgische Therapie geeignet sind. Diese Entscheidung kann nicht kritisch genug getroffen werden.

Denn es kann keine Rede davon sein, daß die alten Erfahrungen, die die Heilkunde in der Schmerzbehandlung gemacht hat, nun etwa zugunsten der modernen Nervendurchschneidungen in den Hintergrund treten. Im Gegenteil: wer sich als Kliniker mit der Neurochirurgie des Schmerzes beschäftigt, ist verpflichtet, sich mit den konservativen Behandlungsmethoden nicht nur theoretisch auseinanderzusetzen, sondern ihre Wirkung genau zu kennen.

So elegant eine operative Methode ist, die einen unerträglichen Schmerz durch einen kleinen Eingriff an der Nervenleitung beseitigt, so dilettantisch ist dieselbe Methode, wenn ein konservatives Verfahren die gleiche Wirkung innerhalb weniger Wochen gehabt hätte; und dieselbe Methode wird zum Kunstfehler, wenn, beispielsweise bei rheumatischer Ätiologie, wenige Wochen nach operativer Behebung des Schmerzes der gleiche Schmerz in einer anderen Körpergegend auftritt.

Die erste diagnostische Überlegung muß sich also mit der Art des Schmerzes befassen.

Diese qualitative Schmerzdiagnostik ist auf manchen Gebieten etwas Altgewohntes, beispielsweise bei den Gelenkerkrankungen. Der pathogenetische Unterschied eines Schmerzes, der auf Salicyl, Atophan oder Jod, auf Kälte, Heißluft oder Moorpackung reagiert, ist hier etwas ganz Geläufiges, und kein Kliniker würde statt der spezifischen Behandlung eine schablonenmäßige Unterbrechung der Nervenbahn in Betracht ziehen.

Eine gleich spezifische Diagnostik und Therapie aber darf jeder Körperschmerz beanspruchen. Für die Durchtrennung der Schmerzbahn kommen mithin nur diejenigen Fälle in Frage, bei denen nach exakter Diagnosestellung die kausale und die konservative Therapie aussichtslos ist. Diese Zwangslage ergibt sich nach meiner Erfahrung am häufigsten beim inoperablen Carcinom.

Carcinomschmerz

Die Kombination der modernen operativen mit den Bestrahlungsmethoden hat die Lebensdauer der inoperabel Carcinomatösen ganz wesentlich verlängert. Eine Lebensdauer von 5, ja von 10 Jahren auch bei einem als inoperabel erkannten Carcinom ist heute keine Seltenheit. Damit entsteht eine neue therapeutische Indikation: die zweckmäßigere Beseitigung des Carcinomschmerzes. Die Verlängerung des Lebens nützt dem Patienten nichts, wenn er gleichzeitig durch große Dosen von Morphium und antineuralgischen Mitteln aus dem Erwerbs- und Familienleben ausgeschaltet wird. Hier ist die Durchtrennung der Schmerzbahn, auch bei strenger ärztlicher Kritik, unbedingt indiziert.

Dabei darf man aber nicht den Fehler begehen, den Eingriff für das letzte Stadium aufzusparen, „wenn nichts mehr zu verlieren ist". Die Euthanasie ist — dies muß ausdrücklich betont werden — kein Indikationsgebiet für den schmerzlindernden Eingriff; für sie bleiben Morphium und sonstige starke Analgetika unersetzlich, gerade weil sie nicht nur analgesieren, sondern auch narkotisieren. Die operative Schmerzausschaltung dagegen ist indiziert, wo der Kranke durch Beseitigung des Schmerzes noch monate- oder jahrelang erträglich leben kann.

Der Carcinomschmerz bietet also durch seine lokale Entstehung ein dankbares Feld für die Schmerzchirurgie. Im Gegensatz dazu ist größte Zurückhaltung geboten bei Schmerzen, deren Entstehungsort und Leitung wir noch wenig kennen, auch dann, wenn ihre klinische Diagnose feststeht. Das gilt besonders für die Systemerkrankungen des Rückenmarks. Selbst klinisch so gewohnte Bilder wie die gastrischen Krisen oder die lanzinierenden Schmerzen werden zu Problemen, wenn man sich über ihre Entstehung und Leitung exakt Rechenschaft ablegen muß. Es kann zur Vermeidung von Mißerfolgen nur dringend geraten werden, das operative Schmerzproblem vorläufig rein chirurgisch topographisch zu fassen, d. h. nur solche Fälle anzugreifen, bei denen wenigstens der Ort der Schmerzentstehung genau abgegrenzt werden kann.

Topographische Gesichtspunkte bei der Durchtrennung der Schmerzbahn

Das Beispiel des inoperablen Tumors zeigt am besten die Allgemeinheit der operativen Aufgabe: Schmerzen an jeder beliebigen Stelle des Körpers durch Unterbrechung der Schmerzbahn auszuschalten.

Praktisch handelt es sich hierbei um ein topographisch neurologisches Problem. Der Grundsatz ist: Der einfachste und peripherste aller möglichen Eingriffe ist der beste.

Periphere Nerven

Freilich ist gerade diese Forderung nicht ganz leicht zu erfüllen. Denn das nächstliegende Mittel, die Durchtrennung des versorgenden sensiblen Nerven, ist nur unter besonderen Bedingungen möglich. Die peripheren Nerven — man denke beispielsweise an den Ischiadicus und seine Äste — sind durchweg gemischter Natur, d. h. sie führen sensible und motorische Fasern: ihre Durchschneidung erzeugt also neben der Anästhesie auch motorische Lähmungen, welche die betreffende Extremität funktionell unbrauchbar machen. Aber auch der Sensibilitätsausfall, wie er beim Durchschneiden des peripheren Nerven zustande kommt, ist nicht belanglos; solche anästhetischen Körperteile werden fast unvermeidlich von schweren trophischen Gewebsstörungen befallen, von Ulcerationen und tiefen Decubitalgeschwüren. Dadurch können anästhetische Extremitäten so wertlos werden, daß ihre Abtragung praktisch vorzuziehen ist. Die therapeutische Durchtrennung peripherer Nervenstämme beschränkt sich also zunächst auf Nerven, deren motorischer und trophischer Ausfall nicht sonderlich zu fürchten ist; beispielsweise auf die Occipitalnerven bei Tumoren am Hinterkopf, auf den N. ilioinguinalis und iliohypogastricus bei Drüsentumoren der Unterbauchgegend usw. Größere gemischte Nervenstämme der Extremitäten durchschnitt ich nur gelegentlich bei inoperablem Carcinom, wenn die Amputation abgelehnt wurde.

Durchschneidung der hinteren Wurzeln

Ein idealer Ausweg aus diesen Schwierigkeiten schien zunächst in der Durchschneidung der hinteren Wurzeln zu liegen, die O. Foerster 1908 vorschlug und die seitdem aus mannigfachster Indikation ausgeführt wurde. Leider hat auch dieses Verfahren, von dem die Nervenchirurgie mit Recht Großes erwartete, gerade für die Schmerzchirurgie nicht die endgültige Lösung gebracht. Die Rezidivgefahr ist zu groß. Es kommt hinzu, daß fast keine Körperstelle von einer einzelnen hinteren Wurzel versorgt wird, sondern daß die Innervation benachbarter Felder ineinander übergreift. Man muß also mehrere aufeinanderfolgende hintere Wurzeln durchtrennen, um ein Gebiet wirklich schmerzfrei zu bekommen; hierdurch aber schafft man große anästhetische Felder mit ihren mehrfach geschilderten funktionellen und trophischen Nachteilen.

Die Durchschneidung der peripheren Nerven unterbricht also Sensibilität und Motilität, die der hinteren Wurzeln nur die Sensibilität allein. Eine weitere, feinere

Durchtrennung der Schmerzbahn im Rückenmark selbst

Differenzierung ist erst im Rückenmark selbst möglich. Hier verlaufen nämlich, wie schon geschildert, nach dem Eintritt der hinteren Wurzeln ins Rückenmark die verschiedenen Empfindungsqualitäten nicht mehr in gemeinsamer Bahn nach oben; vielmehr verläuft Tastsinn und Tiefensensibilität in den Hintersträngen derselben Seite, die Schmerz- und Temperaturbahn aber endigt zunächst im gleichseitigen Hinterhorn, kreuzt sich dann in der Mittellinie und verläuft schon vom nächst höheren Segment an im Vorderseitenstrang der anderen Seite (s. Brown-Séquardsche Halbseitenlähmung, S. 76, ferner S. 60 und 69).

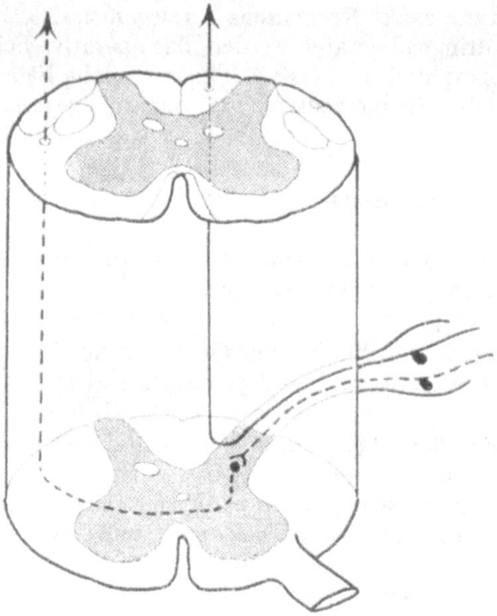

Abb. 52. Gekreuzte (Schmerz und Temperatur) und ungekreuzte (Tiefensensibilität) Bahn im Rückenmark (vgl. Abb. 31)

Chordotomie

Diesen Verlauf macht sich die moderne Nervenchirurgie in Form der **Chordotomie** (Spiller und Martin, 1911) zunutze. Nach Eröffnung des Wirbelkanals wird das Rückenmark oberhalb der betreffenden Segmenthöhe freigelegt und der (gekreuzte) Vorderseitenstrang mittels eines Einschnitts durchtrennt. Hierdurch wird in der gekreuzten Körperhälfte eine völlige Aufhebung des Schmerzgefühls unterhalb der operierten Segmenthöhe erreicht.

Der Eingriff erfordert naturgemäß eine gewisse Vertrautheit mit den Nervenbahnen. Denn die räumlichen Verhältnisse im Rückenmark sind eng, und dicht hinter dem Vorderseitenstrang verläuft die motorische Pyramidenbahn, deren Verletzung Lähmungen zur Folge hat. An unsern (bis zur Drucklegung 32) Fällen konnten wir jedoch Lähmungen vermeiden.

Die Erfolge der Chordotomie sind ausgezeichnet, sie ist zurzeit die beherrschende Radikalmethode der Schmerzbekämpfung. Noch in verzweifelten Fällen leistet sie überraschend Gutes. Bei den unerträglichen Schmerzen des inoperablen gynäkologischen Carcinoms verwende ich sie jetzt ausschließlich als Methode der Wahl.

So geeignet die Chordotomie für Schmerzen der Beine und des größten Teiles des Rumpfes bis hinauf in Brustwarzenhöhe ist, so schwierig liegen die Verhältnisse für die Versorgungsgebiete der höheren Cervicalsegmente, also für Schmerzen in Achselhöhle, Hals und Hinterkopf. Denn oberhalb des 5. Cervicalsegments ist nicht nur die gefährliche Nähe der Oblongata mit ihrem empfindlichen Atemzentrum zu beachten, sondern auch die bisweilen unvermeidliche Nebenverletzung des Phrenicus mit ihren bekannten Folgen. Deshalb ist — leider! — gerade für die oft besonders schmerzhaften Tumormetastasen der seitlichen Halsgegend ein ungefährliches Radikalverfahren noch nicht ausgearbeitet; hier sind wir auf die Durchtrennung von hinteren Wurzeln und einzelnen Nervenstämmen angewiesen.

Wir gingen bei der ganzen vorstehenden Darstellung davon aus, daß die Schmerzbahn ausschließlich im sensiblen Cerebrospinalnerven, weiterhin durch die hintere Wurzel ins Rückenmark verläuft. Dies entspricht der alten schulmäßigen Anschauung, ist aber heut infolge zahlreicher experimenteller und klinischer Beobachtungen nicht mehr zu halten. Schmerzbahn

Die erste Unsicherheit in die alte Lehre brachte die Sensibilität der Eingeweide, mit der sich die Klinik seit etwa 30 Jahren eingehend beschäftigt. Auch die Eingeweide, an denen sensible Cerebrospinalnerven nicht nachzuweisen waren, haben eine ausgesprochene Schmerzempfindlichkeit, zwar nicht die gewohnte traumatische, wohl aber eine spontane bei pathologischen Prozessen; dieser Spontanschmerz hatte offenbar ganz andere Reiz- und Leitungsgesetze als der cerebrospinale der äußeren Bedeckung. So wurde jahrzehntelang diskutiert, ob die Eingeweide nicht doch sensible Cerebrospinalnerven führten, oder ob der Eingeweideschmerz durch die sympathischen (jetzt „autonom" genannten) Nerven geleitet wird. Durch zahlreiche Einzelbeobachtungen neigt sich die moderne Anschauung immer mehr der zweiten, also der autonomen Schmerzleitung zu. Ja, dieser theoretische Umschwung ist so groß geworden, daß er heute die alte cerebrospinale Lehre in ihrer Gesamtheit zu erschüttern scheint. Einer der besten Kenner des Schmerzproblems, O. Foerster, äußert heute die Vermutung, daß der Schmerz auch in den gewöhnlichen Cerebrospinalnerven durch autonome Fasern geleitet wird, daß also die gesamte Schmerzleitung des Körpers dem vegetativen System untersteht. Foerster unterscheidet zwei Systeme, ein affektives, das also der Leitung der Affekte, vor allem auch des Schmerzgefühls, dient und ein perzeptorisch-epikritisches System, das die übrigen sensiblen Funktionen, im Prinzip also die kritisch orientierenden Wahrnehmungen umfaßt. Sensibilität der Eingeweide Autonome Schmerzbahn

Was sich aber auch an diesen Theorien, die vorläufig nur als Hypothesen aufgestellt werden, im einzelnen bestätigen wird, das eine ist klinisch sicher: Auch an den Weichteilen der äußeren Bedeckung und an den Extremitäten wird ein Teil des Schmerzes, insbesondere der Spontanschmerz bei pathologischen Prozessen, nicht nur von den Cerebrospinalnerven, sondern auch von den autonomen Nervenfasern anderen Verlaufs, insbesondere in den Gefäßwänden geleitet. Dies wurde durch eine allgemeine Erfahrung der Kriegschirurgie bestätigt: daß es nämlich bei den schweren Stumpfneuralgien der Amputierten oft nicht genügte, wenn das Endneurom des Nervenstumpfes, ja auch wenn die Cerebrospinalnerven selbst auf weite Strecken hin exstirpiert wurden. Die Neuralgie verschwand erst, wenn auch die Gefäße aus ihren Narben befreit wurden, am besten, wenn ihre Adventitia mit dem perivasculären Nervengeflecht herausgeschnitten war. Gefäßschmerz

Diese Beteiligung des vegetativen Nervensystems bei der Extremitätenverletzung wurde von W. Mitchell mit **Kausalgie** bezeichnet. Es handelt sich dabei um Reizerscheinungen der efferenten Bahnen, die sich klinisch auch durch arterielle Hyperämie, Hyperhidrosis und trophische Hautstörungen bemerkbar machen. Bei solchen Symptomen genügt als Schmerzoperation nicht der Eingriff am Cerebrospinalnerven; die Methode der Wahl ist vielmehr die periarterielle Sympathektomie nach Leriche. Kausalgie

Ganz allgemein gibt es im Körper außer dem gewöhnlichen Nervenschmerz auch einen spontanen Gefäßschmerz, der weitgehend unabhängig von den Cerebrospinalnerven ist und u. a. überall da auftreten kann, wo eine Gefäßwand durch chronische Reizung, durch Druck und Narbenschrumpfung beeinträchtigt wird.

Es bedarf keiner besonderen Erläuterung, welche Bedeutung dieser Gefäßschmerz gerade beim Carcinom besitzt. Denn beim schrumpfenden Carcinom, sowohl spontan als auch besonders nach der Bestrahlung, sind alle Bedingungen gegeben, um eine Gefäßwand härter und schonungsloser einzupressen, als es irgendeine traumatische Narbe vermag. So ist es verständlich, daß gegen den Carcinomschmerz die sinngemäße Durchtrennung sensibler Nerven oft nur vorübergehende Teilerfolge hatte.

Für den peripheren Spontanschmerz sind also die vegetativen Gefäßnerven mindestens ebenso wichtig wie die cerebrospinalen. Damit erhebt sich die Frage, bis zu welcher Stelle der Nervenbahn man hinaufgehen muß, um für irgendeine Schmerzstelle der Peripherie beide Systeme vereinigt zu durchtrennen. Diese Stelle muß man im Prinzip sehr hoch suchen.

Die vegetativen Gefäßnerven verlaufen eine mehr oder weniger lange Strecke an den Gefäßen nach oben, bis sie mit den cerebrospinalen Nervenstämmen anastomosieren. Aber auch diese Verbindungen sind naturgemäß nur partiell, so daß auch hohe Durchschneidung des Cerebrospinalnerven nur einen Teil der vegetativen Schmerzbahnen durchtrennt.

Auch die Durchschneidung der hinteren Wurzeln erfaßt noch nicht den gesamten Spontanschmerz des anästhetischen Gebiets. Es soll hier unerörtert bleiben, ob der vegetative Schmerz, insbesondere der Eingeweideschmerz, in der Tat durch die vorderen Wurzeln ins Rückenmark eintritt (zur Zeit Gegenstand wissenschaftlicher Diskussion: Lehmann, Foerster, Meyer u. a.), somit bei Durchschneidung der hinteren Wurzeln gar nicht erfaßt werden kann. Tatsache ist jedenfalls, daß der vegetative Gefäßschmerz einer Extremität sementär nicht durch die gleichen Hinterwurzeln eintritt wie der entsprechende traumatische Schmerz derselben Gegend.

Erst wesentlich weiter oben im Rückenmark, im gekreuzten Vorderseitenstrang mehrere Segmenthöhen oberhalb der entsprechenden Wurzeln besteht die Gewähr, den traumatischen und den Spontanschmerz oberhalb der Vereinigung ihrer Bahnen zu treffen. Dies erklärt den Vorrang, den unter den heutigen schmerzlindernden Operationen die Chordotomie einnimmt.

Autonomes Nervensystem

Das chirurgische Interesse am autonomen Nervensystem erstreckt sich auf zwei Gebiete:
1. auf die „chirurgischen" Lokalerkrankungen des Nervensystems selbst,
2. auf die Angriffswege, welche das autonome Nervensystem zur therapeutischen Beeinflussung seiner Erfolgsorgane, also der Eingeweide, Gefäße, Drüsen, letzten Endes auch des Stoffwechsels, bietet.

Nach diesen beiden Gesichtspunkten ist die folgende Darstellung eingeteilt.

I. „Chirurgische" Erkrankungen der autonomen Nerven

Die „chirurgischen" Erkrankungen der autonomen Nerven spielen klinisch eine geringe Rolle und lassen sich verhältnismäßig kurz zusammenfassen. Es sind im wesentlichen die Verletzungen des sympathischen Nervensystems, sowie seine Geschwülste. Hierzu kommen, strenggenommen, noch die entzündlichen Erkrankungen. Gerade die entzündlichen Erkrankungen des sympathischen Systems aber sind ein so schwieriges und strittiges Gebiet, daß sie in einem klinischen Überblick noch nicht Platz finden können.

A. Verletzungen

Infolge der geschützten Lage haben Verletzungen des Thorakal-, Abdominal- und Sakralteiles des Sympathicus kaum eine praktisch klinische Bedeutung. Häufig dagegen begegnen wir Verletzungen des **Halsabschnittes.** Stumpfe Schädigungen sind selten; bekannt dagegen sind die Schuß- und Stichverletzungen des Halssympathicus. Infolge der Lage des Grenzstranges sind solche Verletzungen natürlich selten isoliert, weit häufiger sind auch die großen Halsgefäße, der Vagus, die A. vertebralis usw. in Mitleidenschaft gezogen und stehen dann im Vordergrund des Verletzungsbildes. Verletzungen

Typisch ist die Schädigung des Halssympathicus als Nebenverletzung bei operativen Eingriffen am Hals. Sie wird nicht selten bei der radikalen Entfernung maligner Halstumoren beobachtet; früher war sie auch häufig bei der damals üblichen radikalen Ausräumung tuberkulöser Drüsen. Auch in der Kropfchirurgie ist sie keine unbekannte Nebenschädigung. Hier entsteht sie am häufigsten bei der extrafascialen Unterbindung der A. thyreoidea inf. nach de Quervain. Auch ausgiebigere Anästhesierung der seitlichen Halsgegend — wenn der Ungeübtere statt des Plexus unnötigerweise auch die oberflächlicheren Gebiete infiltriert — kann eine mehrstündige Unterbrechung des Halssympathicus zur Folge haben.

Symptome der Verletzung des Halssympathicus

Die Verletzung des Halssympathicus ergibt klinisch einen sehr charakteristischen Symptomenkomplex. Im Vordergrund steht das sogenannte **Hornersche Syndrom**:

Hornersches Syndrom

1. Verengerung der Pupille (Miosis) infolge der Lähmung des Musculus dilatator pupillae. Die Ungleichheit der Pupillen ist im abgedunkelten Raum besser zu beobachten als im hellen Licht.

2. Verengerung der Lidspalte, die besonders durch die Ptosis des oberen Augenlides, aber auch durch die Hebung des unteren Lides und durch den Enophthalmus entsteht. Das Symptom tritt erst einige, etwa drei bis vier Tage nach der Verletzung des Sympathicus voll in die Erscheinung.

3. Enophthalmus. Der Augapfel ist deutlich eingesunken infolge der Lähmung der glatten Muskulatur der Augenhöhle.

Dieser **Hornersche Symptomenkomplex** bleibt nach Ausschaltung des Halssympathicus, beispielsweise nach der operativen cervicalen Sympathektomie, für immer bestehen, doch wird die Verengerung der Lidspalte und der Enophtalmus nach Jahren weniger auffällig (Brüning).

Therapie

Gelegentlich kann aus ärztlichen (Sehstörung) oder kosmetischen Gründen eine plastische Operation der Ptosis nach längerem Bestehen wünschenswert erscheinen; im übrigen bedeutet das Hornersche Syndrom keine wesentliche Störung.

Außer dem Hornerschen Syndrom bedingt die Durchtrennung des Halssympathicus noch eine Reihe von Störungen, die ganz allgemein typisch für den Ausfall der sympathischen Innervation sind. Es sind dies im wesentlichen folgende:

Hyperämie

a) Erweiterung der Gefäße. Sie erfolgt an der Seite der Verletzung an Kopf, Hals, Gesicht und oberer Extremität. Die Erscheinung ist deutlich, insbesondere bei Aufregung. Auch die Gefäße der Conjunctiva, der Retina und des Augapfels sind hyperämisch.

Diese deutliche Gefäßdilatation verschwindet gewöhnlich mehrere Wochen oder spätestens Monate nach der Verletzung.

Hyperthermie

b) Hyperthermie. Sie entspricht der Hyperämie, setzt gewöhnlich schon wenige Stunden nach der Nervendurchschneidung ein und ist mit dem Hautthermometer deutlich meßbar.

Anhidrosis

c) Anhidrosis, d. h. Schwinden der Schweißsekretion. Sie ist auf der verletzten Seite sehr deutlich und grenzt sich an Gesicht und Hals scharf gegen die Mittellinie ab. Besonders augenfällig ist dieses Symptom bei Anwendung des Heißluftkastens oder nach Pilocarpin; das gestörte Hautgebiet bleibt trocken.

Pilomotorischer Reflex

d) Ausfall des pilomotorischen Reflexes. Dieses Symptom ist besonders deutlich nach der Injektion von Pilocarpin, welche auf der gesunden Seite eine starke Erregbarkeit des pilomotorischen Reflexes hervorruft.

e) Gelegentlich trophische Hautstörungen, die an Sklerodermie erinnern können.

f) Außerdem gibt es seltenere und schwer zu erklärende Folgeerscheinungen, wie z. B. Atrophie des Fettpolsters im Gesicht, Hirnstörungen, Störungen in der Funktion des Kehlkopfes und der Speiseröhre. Daß sämtliche Drüsenfunktionen im Bereich der Innervationsstörung verändert werden, ist selbstverständlich. Die Einzelheiten dieser Veränderungen aber, die in der speziellen Chirurgie der Schilddrüse, der Speicheldrüsen usw. eine Rolle spielen, sind nicht von diagnostischer Wichtigkeit.

Aus der großen Reihe der übrigen Veränderungen sei nur noch die charakteristische Abweichung der Wundheilung erwähnt, die im Gebiet der Innervationsstörung von zahlreichen Autoren beschrieben wurde. Zweifellos hat diese Beobachtung einen richtigen Kern, wie an anderer Stelle besprochen wurde (s. S. 106 und 107). In dieselbe Richtung fallen die Beobachtungen über das veränderte Knochenwachstum, insbesondere auch über Unterschiede in der Heilung von Knochenbrüchen. Schließlich sei noch erwähnt, daß nach der Durchtrennung des Halssympathicus hartnäckige Neuralgien auftreten können, die von manchen

Autoren auf Durchschneidungsneurome, von anderen auf die pathologische Hyperämie zurückgeführt werden.

Wie schon gesagt, steht bei der Verletzung des Halssympathicus bei weitem im Vordergrund das zuerst geschilderte Hornersche Syndrom. Die übrigen Symptome wurden vor allem deshalb aufgeführt, weil sie bei den Sympathicusausschaltungen am ganzen Körper sinngemäß dieselben sind, beispielsweise nach der lumbo-sakralen Sympathektomie.

Es kann ergänzend hinzugefügt werden, daß bei Reizung des Sympathicus fast durchweg die umgekehrten Symptome beobachtet werden.

Die — sehr seltenen — **Verletzungen des thorakalen, abdominalen und sakralen Anteils des Sympathicus** zeigen, entsprechend der veränderten Segmenthöhe, die sinngemäß gleichen Störungen wie die vorstehend beim Halssympathicus geschilderten.

Kompression der sympathischen Nervenstränge

Neben den traumatischen oder operativen Nervenverletzungen begegnen wir nicht selten einer pathologischen Schädigung durch Kompression von außen her. Ursache sind am Halsteil im wesentlichen die Erkrankungen der Halslymphdrüsen, sowohl tuberkulöse Pakete als auch Sarkome und Carcinome, große Strumen, insbesondere auch maligne oder entzündliche Veränderungen der Schilddrüse, weiterhin Halsrippen und tuberkulöse Veränderungen der Pleurakuppen und Lungenspitzen. Im Brustteil sind es im wesentlichen Drüsenerkrankungen des hinteren Mediastinum. Im Bauch- und Beckenteil sind es ebenfalls retroperitoneale Drüsenerkrankungen, dann aber auch Wirbelerkrankungen und hier besonders maligne Wirbelmetastasen, die prävertebral wuchern.

Die Folge solcher Kompressionen ist entweder Reizung oder Lähmung des betroffenen sympathischen Stranges mit ihren im vorigen Kapitel geschilderten Folgen. Bei retroperitonealen Tumoren der Bauch- und Beckengegend beispielsweise finden wir nicht ganz selten Temperaturunterschiede der unteren Extremitäten. Seitdem man auf sie achtet, geben solche vegetativen Symptome häufiger als früher diagnostische Hinweise auf Vorhandensein und Sitz eines tiefliegenden Tumors.

B. Die Geschwülste des vegetativen Nervensystems

Die Geschwülste des vegetativen Nervensystems haben mehr pathologisch-anatomisches als klinisches Interesse. Denn der Kliniker muß die Geschwulst, wenn er ihr Vorhandensein diagnostizieren kann, operativ angreifen, und ihr spezieller Charakter enthüllt sich in der Regel erst während oder nach der Operation. In der pathologischen Anatomie dagegen hatten diese Geschwülste eine besondere Bedeutung, weil man aus ihrem histologischen Bau Schlüsse auf die Entstehung der vegetativen Nervenelemente zog.

Praktisch klinisch kann man die Geschwülste des vegetativen Nervensystems in drei Gruppen teilen:

1. Multiple Tumoren des Grenzstranges oder eines seiner Geflechte, die zusammen mit einer peripheren Neurofibromatose verlaufen (Morbus Recklinghausen). Nach der neuesten Anschauung ist auch die periphere Neurofibromatose (Recklinghausen) (S. 109) eine Erkrankung der vegetativen Fasern im peripheren Nervensystem, so daß die Recklinghausensche Krankheit als spezifische Erkrankung der vegetativen Nervenelemente gedeutet wird. Multiple Tumoren Recklinghausen

2. Das Ganglioneurom, eine benigne Geschwulst, die am häufigsten im retroperitonealen Teil des Sympathicus und in den Nebennieren, aber auch im Hals- und Ganglioneurom

Brustteil des Sympathicus auftritt. Die Geschwulst besteht aus marklosen und markhaltigen Nervenfasern sowie Ganglienzellen. Sie tritt am häufigsten vor dem 30. Lebensjahr auf, ist aber auch im späteren Alter beobachtet worden. Die Größe der Geschwulst ist sehr verschieden, schwankt von Kirschgröße bis zu Kopfgröße. Das Wachstum ist expansiv, Metastasen kommen nicht vor, die Prognose ist infolge des langsamen Wachstums, abgesehen von der Kompression benachbarter Organe, gut.

Neuroblastom

3. Das Neuroblastom, eine äußerst maligne Geschwulst, die aus kleinen runden Zellen in einem Netz von feinfaserigem Bindegewebe besteht. Sie tritt fast ausnahmslos bei Kindern innerhalb der ersten fünf Lebensjahre auf und kann sich aus allen Abschnitten des sympathischen Nervensystems entwickeln, aus dem Grenzstrang, seinen Ganglien, vor allem aber auch aus der Markschicht der Nebennieren. Das Neuroblastom ist von weicher Konsistenz, seine Größe ist geringer als die der Ganglioneurome. Das Wachstum ist schnell, frühzeitig entstehen Metastasen, insbesondere in der Leber. Die Prognose ist infolge des malignen, unreifen Charakters der Geschwulst und der frühzeitigen Metastasenbildung sehr ungünstig.

Differentialdiagnose

Differentialdiagnose: Nach einer übersichtlichen Darstellung von Aničkov können wir für die Differentialdiagnose dieser seltenen Geschwülste folgende Anhaltspunkte zusammenfassen:

Beide Tumoren, Ganglioneurom wie Neuroblastom, sitzen am häufigsten in der Bauchhöhle, da sie überwiegend vom Abdominalteil des Sympathicus und von den Nebennieren ausgehen. Brust- und Halsteil sind weniger häufig betroffen. Für die Unterscheidung dienen im wesentlichen zwei Faktoren:

1. Das Lebensalter. Das Neuroblastom ist eine Erkrankung des frühesten Kindesalters; entwickelt sich die Geschwulst nach dem fünften Lebensjahr, so kommt ein Neuroblastom kaum mehr in Betracht. In späteren Jahren sind auch große Tumoren fast immer Ganglioneurome.

2. Die äußeren Zeichen der Malignität, Ascites, Ausdehnung der Bauchdeckenvenen, Metastasen, insbesondere Lebermetastasen, sprechen in jugendlichem Alter eindeutig für Neuroblastom. Charakteristisch für das Ganglioneurom dagegen ist ein langsames, reaktionsloses Wachsen erst vom späteren Jugendalter an, allmählich allerdings bis zu außergewöhnlicher Größe.

Man wird also bei Patienten im jugendlichen Alter an diese Geschwülste denken müssen, allerdings ohne sie in der Regel vor der Operation von anderen Bauchgeschwülsten sicher unterscheiden zu können.

II. Zur Indikation der Sympathicuschirurgie

Obwohl als Begründer der systematischen Sympathicuschirurgie schon Jaboulay[1]) um 1900 zu bezeichnen ist, beginnt der heutige Aufstieg dieses Gebietes erst mit den Arbeiten von **Leriche**[2]); seine Anschauungen sind in der deutschen Chirurgie hauptsächlich durch Brüning[3]) verbreitet und ausgebaut worden. In Anmerkung 4 werden einige zusammenfassende Arbeiten genannt, welche den Einblick in das Gebiet erleichtern.[4])

Die Lehre vom vegetativen Nervensystem hat in den beiden letzten Jahrzehnten einen Aufschwung genommen, dessen therapeutische Auswirkungen zunächst unübersehbar waren. Wenn auf die erste Welle des therapeutischen Optimismus ein Stadium des Rückschlags folgte, in dem wir uns jetzt noch befinden, so bedeutet

---

[1]) Jaboulay, Chirurgie du grand sympathique (Paris 1900).

[2]) Leriches Arbeiten zuerst Lyon chirurg. 1913 und Deutsche Ztschr. f. Chir. 1914 Bd. 132, seitdem zahlreiche umfassende Arbeiten aus allen Teilen des Gesamtgebietes.

[3]) Brüning und Stahl, Die Chirurgie des vegetativen Nervensystems (Berlin 1924).

[4]) Hahn, Die Chirurgie des vegetativen Systems (Leipzig 1925). — Hesse, Die Chirurgie des vegetativen Nervensystems (Moskau 1930). — Kappis, Erg. inn. Med. 25, 562 (1924). — Laewen und Wiedehopf, Hdb. d. ges. Ther. 4, 208 (1926). — L. R. Müller, Die Lebensnerven. — Rieder, Zentralbl. f. Chir. (1933) S. 758—762). — Derselbe, Chirurg. 5 (1933) S. 219—224.

das nicht den Abschluß, geschweige denn das Scheitern unserer Bestrebungen. Vielmehr hat sich das vegetative Problem als so grundlegend erwiesen, seine Beziehungen zum gesamten Körperhaushalt, zu Stoffwechsel, Gewebe, Chemismus usw. sind so eng und wechselseitig, daß viele unserer anfänglich einfachen Anschauungen im Umbau begriffen sind: mancher therapeutische Versager, der uns noch vor wenigen Jahren unerklärlich war, erscheint uns heute auch theoretisch verständlich.

Besonders die chirurgische Therapie hat nach großen Anfangserfolgen ihre Erwartungen einschränken müssen. Auch hier sind die Hindernisse prinzipieller Natur.

Rezidive

Das größte Hindernis für den operativen Dauererfolg bildet das Kompensationsvermögen des Körpers. Fast alle operativ erzielten Veränderungen am autonomen Nervensystem gehen im weiteren Verlauf — nach Wochen oder erst nach Monaten — wieder annähernd zur Norm zurück; es gelingt dem Körper fast immer, gegen das anfängliche Operationsresultat sein früheres Gleichgewicht einigermaßen wiederherzustellen.

Gewebskonstitution

Schuld an dieser unerwünschten Kompensationsfähigkeit ist in erster Linie ein Faktor, der von der chirurgischen Therapie zunächst zu wenig beachtet wurde: Gewebsleben und Gewebskonstitution ist nicht einseitig abhängig vom Nervensystem. Die Erkenntnis der engen Zusammenhänge zwischen Gewebsleben und autonomem Nervensystem durfte nicht dazu führen, ein einseitiges Abhängigkeitsverhältnis zu konstruieren, das sich in diesem Sinne nicht aufrecht erhalten läßt. Gewiß reguliert das autonome System das Gewebe. Mit derselben Berechtigung aber kann man sagen, daß das Gewebe das Nervensystem reguliert.

Gerade das letzte Jahrzehnt der Gewebsforschung hat gezeigt, daß man mit der Annahme von Ursache und Wirkung im Gewebe sehr vorsichtig sein muß. Beispielsweise beeinflußt nach unserer heutigen Kenntnis das vegetative Nervensystem den Gewebschemismus, insbesondere reguliert es das Verhältnis der Kalium- und Calciumsalze im Gewebe. Umgekehrt aber hat jede künstliche Vermehrung der Calcium- bzw. Kaliumsalze im Gewebe die Symptome einer örtlichen Sympathicus- bzw. Parasympathicusreizung zur Folge. Es ist also unzulässig, selbst aus einem so eindeutig „neurologischen" Symptom wie dem einer örtlichen Sympathicusreizung zu folgern, daß die primäre Störung im Sympathicus zu suchen ist.

Das Schwergewicht der pathologischen Vorgänge, die bei einer „funktionellen" Gewebserkrankung in die Erscheinung treten, liegt empirisch mehr im Gewebe selbst als im Nervensystem. Selbst da, wo der Beginn einer Erkrankung nervös beeinflußt war, hat im vorgerückten Stadium das Gewebe selbst ein — wenn auch pathologisches — Gleichgewicht erlangt, das dann durch eine Nervenoperation oft nur noch schwer zu beeinflussen ist. Vielmehr hält das Gewebe an seinem neuen Gleichgewicht meist mit großer Hartnäckigkeit fest, gleichgültig, ob das letztere nach der sympathischen oder parasympathischen Seite hin verschoben ist. Der Einfluß der Innervation hat dann Grenzen, die wir heut noch nicht mit genügender Schärfe kennen.

Anastomosierung

Zu dieser prinzipiellen Schwierigkeit kommt noch ein Faktor innerhalb des autonomen Nervensystem selbst, nämlich seine ausgedehnte Anastomosierung. Es finden sich ausgedehnteste Anastomosen zwischen den verschiedenen Segmenthöhen, zwischen sympathischen und cerebrospinalen Bahnen, sowie zwischen dem „sympathischen" und dem „parasympathischen" System. Durch diese starke Anastomosierung stellt das vegetative System ein Netzwerk dar, das durch einen örtlichen chirurgischen Eingriff nur schwer in seiner Funktion umgestellt werden kann: die Umleitung, d. h. klinisch die Kompensation, ist hier in weit höherem Grade möglich als im spinalen Nervensystem.

Sympathicus Parasympathicus

Dieselbe Anastomosierung verwischt auch den Antagonismus zwischen Sympathicus und Parasympathicus, der heut nicht mehr in der früheren Schärfe anerkannt wird. Beispielsweise verlaufen in der Brusthöhle so ausgedehnte Anastomosen zwischen dem Grenzstrang des Sympathicus einerseits, dem Vagus und seinen Verzweigungen andererseits, daß man anatomisch von einer Trennung dieser beiden Innervationsgebiete kaum sprechen kann. Auch im übrigen Körper verlaufen in den größeren Nervenstämmen meist Fasern der beiden antagonistischen Systeme, so daß man operativ kaum je Fasern nur eines der Systeme durchtrennt. Umgekehrt erfaßt der örtliche chirurgische Eingriff fast nie die Gesamtheit der erwünschten Fasern, weil eben die letzteren noch in anderen Bahnen herantreten.

So kommt es, daß die Operation fast nie eine radikale Umstellung erzielt, sondern immer nur einen Impuls in der gewünschten Richtung. Das gilt in gleicher Weise für die Nervenoperationen an den Gefäßen wie an den inneren Organen.

Die hierdurch unvermeidlichen Mißerfolge bewirkten allgemein eine gewisse therapeutische Skepsis. So kommt es, daß heut in der Chirurgie des vegetativen Nervensystems eigentlich alles im Fluß ist und daß man von einer schulmäßigen, d. h. allgemein anerkannten Indikationsstellung nicht sprechen kann.

Auf keinem Gebiet der operativen Chirurgie sind die Berichte über die Heilerfolge und damit die Anschauungen über die Indikation so widerspruchsvoll wie in der Sympathicuschirurgie. Die folgende Darstellung muß dem Rechnung tragen, indem sie sich auf allgemeine Richtlinien beschränkt. Betreffs der Einzelheiten wird auf die zitierten Facharbeiten verwiesen.

Sympathicuschirurgie an den inneren Organen

Operationsmethoden

Die Operationen am autonomen Nervensystem erreichen ihren Zweck durch eine negative Wirkung, nämlich durch die Ausschaltung eines der beiden antagonistischen Systeme, wodurch das andere das Übergewicht erhält. Während an den Extremitäten dieses Ziel relativ einfach erreicht wird — bei Ausschaltung des gefäßverengernden Sympathicus entsteht eine Gefäßerweiterung in der Peripherie —, so ist an den Eingeweiden mit ihrer komplizierten Funktion die Wirkung weit schwerer vorauszusagen.

An Operationsmethoden stehen heute die Operationen am Grenzstrang, sowie an den Plexus in Bauchhöhle bzw. Becken im Vordergrund. Die Exstirpation der drei großen Halsganglien ist bei geübter Operationstechnik relativ einfach und lebenssicher, ihre Erfolge übertreffen für Kopf und obere Extremität die früher empfohlenen peripheren Sympathicusausschaltungen (periarterielle Sympathektomie).

Auch die Operation am lumbosakralen Grenzstrang, von der Mehrzahl der Operateure extraperitoneal vorgenommen, ist in der Wirkung stärker als die früher empfohlenen Gefäßoperationen. Die Eingriffe an den großen Ganglien der Bauchhöhle, die durch die Nn. Splanchnici mit der Brusthöhle, durch den Grenzstrang und seine Verzweigungen mit dem Becken und den unteren Extremitäten in Verbindung stehen, sind zu kompliziert und zu umstritten, um hier im einzelnen geschildert zu werden.

Statt theoretischer Ausführungen gebe ich im folgenden mit eigenen Modifikationen die sehr zweckmäßige Zusammenstellung wieder, die F. Härtel aus dem Werke von Hesse („Die Chirurgie des vegetativen Nervensystems") gemacht hat. Das Hessesche Buch ist für eine solche Zusammenstellung besonders geeignet, weil es die Weltliteratur bis 1930 recht vollkommen berücksichtigt. Es handelt sich also um eine Übersicht der zurzeit anerkannten Erfolge der Sympathicuschirurgie.[1]) Härtel nennt seine Tabelle treffend „den gegenwärtigen Barometerstand der Sympathicuschirurgie".

---

[1]) Ergänzend verweise ich auf die neuen Berichte von Rieder (l. c.), deren Einzelheiten bei der Drucklegung nicht mehr berücksichtigt werden konnten.

Erfolgstabelle der Sympathicuschirurgie an den inneren Organen

(nach Hesse, Härtel und Verfasser)

Epilepsie: Recht zweifelhaft und hypothetisch.

Paralysis agitans: Ohne wesentliche Wirkung.

Vasomotorische Migräne: Es lohnt sich, zu versuchen! (Auch nach Ansicht des Verf.s.)

Otosklerose: Keine Berechtigung.

Chronisch entzündliches Glaukom: Nach vergeblicher Iridektomie zulässig, aber ohne Erfolgsgarantie.

Trigeminusneuralgie mit ausgesprochenen sympathischen Reizerscheinungen; (nach Ansicht des Verf.s ist aber hier die Sympathicusoperation erst dann zu versuchen, wenn die Operationen am Nerven selbst einschließlich der Exstirpation des Ganglion Gasseri oder neuerdings besser der präganglionären Durchschneidung des Nerven erfolglos geblieben sind und der verzweifelte Zustand des Patienten zu weiteren Eingriffen zwingt).

Facialislähmung: Ein wohlbegründeter Eingriff in den Fällen, in denen die Augenschlußlähmung im Vordergrund steht und Lidplastik erfolglos blieb.

Hyperhidrosis der oberen Extremität: Ramikotomie nach Braeucker erfolgreich (vom Verf. noch nicht erprobt).

Basedow: In besonderen Fällen mit extremem Exophthalmus ist Resektion vom mittleren Drittel des oberen Halsganglions bis einschließlich mittlerem Ganglion beiderseits in Verbindung mit der Kropfoperation oder Thyreoidea inf.-Unterbindung zu erwägen (Brüning). (Kann bei der äußerst fraglichen und wahrscheinlich nicht einheitlichen Pathogenese der Basedowschen Erkrankung nach Ansicht des Verf.s noch nicht allgemein empfohlen werden.) Basedow

Angina pectoris: Sie wird von Hesse sehr ausführlich behandelt, mit dem Schlußurteil, daß die Operation zwar in ihrer genauen Indikationsstellung noch nicht deutlich genug umrissen, aber sehr erfolgversprechend ist. (Verf.: Die Angina pectoris bildet nach dem allgemeinen Urteil der Chirurgen, besonders auch nach Brünings Ansicht, eines der dankbarsten Felder für die Sympathicuschirurgie. Trotzdem sind auch hier vorher alle konservativen Möglichkeiten zu erschöpfen; auch der Versuch mit der paravertebralen Leitungsanästhesie, den u. a. Sauerbruch empfiehlt, soll zweckmäßigerweise vorausgehen.) Angina pectoris

Hypertonie: Vereinzelte Versuche, geringe Erfolge. Hypertonie

Asthma bronchiale: Im allgemeinen abzulehnen. (Verf.: Das Asthma ist als typische Krankheit der autonomen Innervation zuerst mit großem Enthusiasmus operativ angegangen worden; die Erfolge sind aber, wie allgemein zugegeben wird, schlecht. Die immerhin eingreifende Operation — Kümmell empfahl die Exstirpation des Halsgrenzstranges und der Halsganglien — ist erst berechtigt, wenn alle anderen Heilmethoden vergeblich gewesen sind. Daher kommen für die Operation nur schwere Fälle in Betracht; gerade diese aber sind auch resistent gegen den chirurgischen Eingriff.) Asthma

Bei tabischen Krisen sind Sympathicusoperationen im Splanchnicusgebiet ganz problematisch, dagegen soll die v. Gazasche Resektion der dorsalen Rami communicantes erfolgreich sein [vom Verf. nicht nachgeprüft, welcher die Chordotomie (s. d.) vorzieht]. Tabische Krisen

Die vorstehende summarische Tabelle mit ihrer wenig optimistischen Kritik ist gewiß unbefriedigend. Weit wünschenswerter wäre eine Darstellung, welche bei den einzelnen Krankheitsgruppen Fingerzeige für die Auswahl der geeigneten Fälle geben könnte. Von einer solchen Kenntnis der Pathogenese aber sind wir bei den hier in Frage kommenden inneren Erkrankungen noch weit entfernt.

Gastrische Krisen

Für die operative Behandlung gastrischer Krisen beispielsweise wäre, wie auch Härtel mit Recht erwähnt, Vorbedingung die genaue neurologische Diagnose, ob es sich um Sympathicusschmerz, Phrenicusschmerz oder eine Vaguskrise handelt. In der Mehrzahl der Fälle ist aber eine solche Differentialdiagnose nicht nur außerordentlich schwierig, sondern oft auch aussichtslos durch die Tatsache, daß eine Kombination der erwähnten Schmerzzustände vorhanden ist.

Magengeschwür

Auch die neurochirurgische Behandlung des Magengeschwürs, das als typischer Übergang von der Funktionsstörung zur morphologischen Veränderung ein besonders günstiges Objekt für die Nervenbehandlung zu bieten schien, hat sich nicht durchsetzen können. Die von Stierlin 1920 empfohlene Operationsmethode hat sich in der Hand späterer Operateure noch nicht als erfolgreich erwiesen.

Nieren

Daß die Dekapsulation der Nieren, die besonders in Fällen schwerer Anurie als letztes Mittel versucht wird, nach neuerer Anschauung ebenfalls im wesentlichen durch die Ausschaltung des kapsulären Nervengeflechtes wirkt, sei nur kurz erwähnt; an ihre Stelle oder zu ihrer Unterstützung tritt noch die „Denervation", d. h. die Entfernung des periarteriellen sympathischen Nervengeflechtes an der Nierenpforte. Fügt man hinzu, daß mit diesen Verfahren noch die Durchtrennung der Rami communicantes sowie die Resektion der hinteren und vorderen Rückenmarkswurzeln D 12 und L 1 (Kappis) konkurrieren, so hat man auch hier einen Hinweis auf die Mannigfaltigkeit, gleichzeitig aber auch auf das Unbefriedigende der einzelnen Methoden.

In der neueren Fachliteratur findet sich — vor allem bei den deutschen Autoren — die Tendenz, an den Eingeweiden die eingreifenden Nervenoperationen durch die ungefährlichere Lokalanästhesie (mehrfach wiederholt oder mit länger wirkenden Mitteln) zu ersetzen. Für den operativen Eingriff bleiben bei strengster Indikation nur echt neurologische Störungen übrig, wie vor allem gewisse Formen der Migräne und der Angina pectoris, ganz besonders aber die Gefäßstörungen der Extremitäten.

Sympathicuschirurgie an den Extremitäten

„Die periarterielle Sympathektomie wirkt niemals durch Unterbrechung aller sympathischen Bahnen, sie wirkt also . . . . . . niemals im Sinne einer Ausschaltung des elektrischen Stromes, sondern immer nur im Sinne einer Drosselung bzw. Umformung auf niedrigere Spannung." Wenn dieser Satz, den Brüning und Stahl in ihrem Werk über das vegetative System durch Fettdruck hervorheben, bei der Indikationsstellung sorgfältig beachtet worden wäre, so wäre es kaum möglich, daß die Sympathicuschirurgie an den Extremitäten „enttäuscht" hätte. Denn sie ist bei richtiger, klarer Indikationsstellung ein äußerst wirksamer Eingriff. Zur richtigen Indikationsstellung gehört vor allem, daß man die physiologische Wirkung der Operation und das Wesen der Erkrankung genau kennt.

Operationen

Operationsmethoden

Man kann die heute üblichen Sympathicusoperationen sinngemäß in drei Gruppen teilen:

Periarterielle Sympathektomie

1. Periphere Eingriffe am Sympathicus. Hier steht im Vordergrund die periarterielle Sympathektomie. Nach einigen ähnlichen aber noch nicht gleichwertigen Versuchen (Jaboulay, Higier) führte Leriche 1913 den Gedanken durch, die peripheren sympathischen Bahnen durch Exstirpation der Adventitia der Hauptarterie auszuschalten. Technisch wird die Operation so vorgenommen, daß der Stamm einer Arterie freigelegt und aus der Umgebung isoliert wird; es folgt die sorgfältige Exstirpation ihrer Adventitia an einem mindestens 10 cm langen Gefäßabschnitt. Die unmittelbare Folge ist ein Gefäßspasmus, der stunden-, ja sogar wenige Tage lang anhalten kann; ihm folgt die gewünschte kräftige Hyperämie des peripheren Extremitätenteiles. Diese Hyperämie ist meist schon wenige Stunden nach der Operation durch starke Rötung der Haut leicht erkennbar; sie kann auch durch Messung der Hauttemperatur und des Gefäßtonus objektiv nachgewiesen werden. Die Verbesserung der Zirkulation kann monatelang anhalten. Sie beruht auf einer Verminderung der Sympathicuswirkung und damit auf einer Erweiterung der peripheren Gefäße.

Die Sympathektomie wurde vorstehend eingehender geschildert, weil bei ihr Ursache und Wirkung am leichtesten erkennbar ist; die folgenden Operationen erstreben, zentraler angreifend, ähnliches, sind eingreifender und technisch schwieriger, aber in der Wirkung ausgiebiger und zeitlich nachhaltiger.

2. Intermediäre Eingriffe, d. h. solche, welche die Trennung und Zerstörung sympathischer Plexus und Ganglien zum Ziel haben. Von diesen Eingriffen ist heute am bekanntesten die Resektion des Plexus hypogastricus sup. (N. praesacralis) bei gynäkologischen Schmerzen. Resektion des Plexus hypogastricus

3. Die zentralen Operationen an den Rami communicantes und am Grenzstrang des Sympathicus. Diese Operationen am Grenzstrang stehen heute im Vordergrund des chirurgischen Interesses. Die Frage, ob die Resektion der Rami communicantes genügt oder ob auch die Exstirpation der Ganglien und des Stranges erforderlich ist, wird noch diskutiert. Für die Extremitäten hat entsprechend ihrer Versorgung die Operation am cervicalen Grenzstrang (obere Extremität) sowie die Operation am lumbosakralen Teile die größte Bedeutung. Natürlich handelt es sich hier um technisch nicht ganz einfache Eingriffe, wenn auch die lumbosakrale Operation durch die neuere retroperitoneale Technik weniger eingreifend geworden ist. Rami communicantes. Grenzstrang

[Die vorstehende Einteilung, die sich im wesentlichen an die Einteilung F. Härtels (Vortrag in der Berl. Med. Gesellsch. am 25. Mai 1932) hält, läßt absichtlich den vierten Punkt Härtels beiseite, nämlich die intravertebralen Operationen, Foerstersche Wurzeldurchschneidung und Chordotomie. Obwohl auch diese Operationen in die Funktion des Sympathicus eingreifen, betrifft doch ihr Erfolg nach heutiger Anschauung im wesentlichen cerebrospinale Bahnen (vgl. Kapitel Schmerzoperationen, S. 118 f.).]

Die genannten drei Operationsgruppen haben für die Extremitäten eine Gefäßerweiterung zur Folge; und auf dieser Gefäßerweiterung beruht im wesentlichen ihre praktische Wirkung. Zweierlei muß man nun von dieser Gefäßwirkung wissen:

1. Die Hyperämie ist nicht total, entspricht nicht dem physiologischen Bild, das bei Ausfall des gesamten Sympathicus eines Gefäßbezirks zu erwarten wäre,

2. die Hyperämie ist zeitlich begrenzt. Durch die mehrfach erwähnten Nervenanastomosen tritt nach Wochen oder Monaten ein Ausgleich ein; der Körper hat eine starke Fähigkeit, zu seiner Norm, im Krankheitsfall also auch zur pathologischen „Norm", zurückzukehren.

Aus dieser Kompensationskraft gegen Stärke und Dauer der Wirkung ergibt sich ein Leitsatz, den wir m. E. unserem ganzen operativen Handeln zugrunde legen müssen: Operative Möglichkeiten

Wir sind imstande, durch eine zweckmäßig angesetzte Nervenoperation der arteriellen Zirkulation eines Gliedes einen kräftigen hyperämischen Stoß zu geben. Diese Hyperämie ist vorübergehend, wird im Laufe von Wochen schwächer oder geht zur Norm zurück. Mithin ist die Operation da, aber auch nur da indiziert, wo man sich durch einen vorübergehenden hyperämischen Schub Heilung oder Besserung verspricht.

Ich betone diese scheinbar selbstverständliche physiologische Formulierung, weil sie die operative Indikation einschränkt, sie gleichzeitig aber auch auf Erkrankungen ausdehnt, die pathogenetisch nichts mit der gestörten Gefäßinnervation zu tun haben.

Die Sympathicusoperationen sind also Indikation

1. kausal indiziert bei den sogenannten vasomotorisch-trophischen Neurosen (freilich nicht bei allen gleich wirksam),

2. nicht kausal indiziert aber doch gelegentlich in Erwägung zu ziehen bei andersartigen Zirkulationsstörungen in den Extremitäten.

1. Die vasomotorisch-trophischen Neurosen

Unter dem Namen „vasomotorisch-trophische Neurosen" faßt man eine Reihe von Krankheiten zusammen, die im wesentlichen auf einer Störung der autonomen Innervation beruhen: Raynaudsche Krankheit, Akroparästhesie, Erythromelalgie, Sklerodermie, angioneurotisches Ödem.

Raynaudsche Krankheit (symmetrische Gangrän)

Raynaud

Anfallsweise treten äußerst schmerzhafte Gefäßkrämpfe an den Fingern, seltener an den Zehen auf. Die Anfälle sind symmetrisch. Die Haut ist glatt oder cyanotisch. Kälte oder psychische Erregungen können die Anfälle auslösen; jedoch sind solche nachweisbaren Einflüsse nicht erforderlich, ebensowenig wie die gelegentliche Disposition durch Gift (Blei, Ergotin) oder Infektionskrankheiten.

Therapie

Nach Versuchen mit medikamentöser (Eisen, Arsen, Amylnitrit, Chinin), Wärme- und Bäderbehandlung ist die Sympathicusoperation dringend zu empfehlen. Die Prognose der Nervenoperationen, insbesondere der einfachen periarteriellen Sympathektomie, ist hier ausgezeichnet. Leriche berichtet über 75% Heilungen bei einseitig operierten Kranken mit der periarteriellen Sympathektomie. Versagt die Sympathektomie, dann kann man zentralere Eingriffe versuchen: Durchschneidung der Rami communicantes oder Exstirpation des cervicalen bzw. lumbalen Grenzstranges. Trotz gelegentlicher Versager ist die Nervenoperation indiziert, weil sie nicht nur die beste, sondern oft auch die einzig wirksame Heilmethode beim Raynaud darstellt.

Akroparästhesien

Akroparästhesie

Parästhesien (Kribbeln, Eingeschlafensein) in den Händen oder Füßen, anfallsweise besonders nachts oder morgens. Die oft schmerzhaften Anfälle gehen mit Spasmen der Arterien einher; die letzteren lassen sich nicht selten durch die Haut durchfühlen.

Therapie

Wenn sich nach Beseitigung der disponierenden Momente (berufsmäßiges Arbeiten in Nässe, Nicotin, psychische Erregungen) keine Besserung zeigt, so ist hier wie beim Raynaud die Nervenoperation indiziert und aussichtsreich.

Erythromelalgie

Erythromelalgie

Auch hier anfallsweise angioneurotische Schmerzen, aber nicht beruhend auf einem Gefäßspasmus, sondern auf einer ausgesprochenen Vasodilatation. Gelegentlich begleitet von Hyperhidrosis, Glanzhaut und Nagelatrophie.

Therapie

Therapie wenig erfolgreich. Da es sich hier um eine pathologische Gefäßerweiterung handelt, so kommen die gefäßerweiternden Nervenoperationen nicht in Frage.

Sklerodermie

Sklerodermie

Ödem, Verhärtung und Atrophie der Haut, die dünn, glänzend und haarlos ist. Die Erkrankung ist meist symmetrisch an Gesicht oder Rumpf, häufiger an den Unterschenkeln und Händen. Sie greift in die Tiefe und geht, insbesondere an den Fingern, auf Gelenke und Knochen über. Hierdurch kommt es zu Verlust der Endphalangen und zu Ankylosen der Gelenke.

Therapie

Therapie unbefriedigend; die Krankheit ist durch Medikamente und Organpräparate meist sehr schwer aufzuhalten. Leriche berichtet über Erfolge der Sympathektomie und der lumbalen Ramisektion. Eine Reihe anderer Autoren aber hat, namentlich in vorgeschrittenen Fällen, operative Erfolge nicht erzielen können.

Das angioneurotische Ödem (Quincke) ist nicht Gegenstand der Sympathicuschirurgie.

2. Extremitätenerkrankungen anderer Ätiologie

Claudicatio intermittens, endarteriitische und arteriosklerotische Gangrän

Claudicatio intermittens

Strenggenommen gehört das intermittierende Hinken (Claudicatio intermittens) noch zu den spastischen Gefäßzuständen und entsteht durch Kontraktion der kleinen Arterien. Diese Schmerzzustände sind aber meist die Vorläufer bzw. ersten Anzeichen einer endarteriitischen oder arteriosklerotischen Gefäßveränderung; es ist ja allgemein eine Eigenheit der autonom innervierten Organe, daß ihre anfangs funktionellen Störungen allmählich und oft unaufhaltsam in pathologisch-anatomisch nachweisbare Organveränderungen übergehen.

Arteriosklerose

Die Erfolgsmöglichkeit einer Sympathicusoperation richtet sich nach dem Krankheitsstadium und muß von Fall zu Fall reiflichst überlegt werden. Natürlich kann man nicht erwarten, daß eine vorgeschrittene Arteriosklerose durch eine operativ erzielte Gefäßerweiterung geheilt oder auch nur aufgehalten wird. Wer jemals eine verkalkte Femoralis freigelegt hat, weiß, daß dieses starre Gefäßsystem sein Kaliber gar nicht mehr ändern kann. Hinzu kommt die Gefahr, daß sklerotische Gefäße oft brüchig und schwer zu nähen sind. Man wird also solche vorgeschrittene Fälle, bei denen man die sklerosierten Arterien womöglich schon röntgenologisch sieht, von der operativen Indikation ausschließen. Umgekehrt kann in den ganz beginnenden Fällen, bei denen die gestörte Funktion noch im Vordergrund steht, die Sympathektomie an der Arterie oder am lumbosakralen Abschnitt gute Dienste leisten; sie kann die starken Schmerzen bessern und unter Umständen durch Ausnutzung der Gefäßkollateralen das Auftreten einer Gangrän zum mindesten hinausschieben. Ich kann daher auf Grund meiner Erfahrungen der Anschauung von Brüning und Stahl nur zustimmen, daß im Anfang der Störung die Operation indiziert, bei schweren organischen Veränderungen dagegen kontraindiziert ist. Bei den Zwischenstadien ist von Fall zu Fall zu entscheiden, wieweit die angiospastischen Störungen bzw. die organischen Gefäßveränderungen im Vordergrund stehen. Auch darin ist den genannten Autoren beizupflichten, daß nach Amputation eines Beines bei beginnender Arteriosklerose des anderen die Indikation zur Sympathektomie möglichst weit zu stellen ist; hier ist ja jede, auch nur entfernte Möglichkeit auszunutzen, um die doppelseitig verstümmelnde Operation zu vermeiden.

Diabetische Gangrän

Obwohl bei der diabetischen Gangrän die Meinungen geteilt sind — es gibt auch hier Befürworter des Nerveneingriffs —, kann ich mich wegen eigener schlechter Erfahrungen und aus theoretischen Gründen zu einer Nervenoperation nicht mehr entschließen. Die Ursache der Gangrän ist doch zu andersartig, sie beruht zu offensichtlich auf ganz anderen — hormonalen und gewebschemischen — Störungen, als daß man sich von einer temporären Gefäßerweiterung einen wesentlichen Erfolg versprechen könnte. Mehrfach hatte ich den Eindruck, daß die Gefäßerweiterung gerade in das so charakteristisch veränderte Gewebe des Fußes gar nicht hineinwirkt. Diabetes

Trophisches Ulcus

Das trophische Ulcus nach Verletzung eines Nervenstammes ist mit Sicherheit — wenigstens teilweise — gefäßfunktionell bedingt. Ich habe 1918 nachweisen können, daß nach Durchtrennung eines Nervenstammes, beispielsweise nach Ischiadicusdurchschuß, das anästhetische Hautgebiet die Fähigkeit verloren hat, auf sensible Reize mit aktiver Hyperämie zu reagieren. Für das Ulcus bzw. den Decubitus in einem solchen anästhetischen Hautfeld (beim Ischiadicus meist an der Ferse) besteht mithin eine kausale Indikation zur Sympathektomie, d. h. zur künstlichen Herbeiführung eines aktiv hyperämischen Schubes. Auch wenn diese Hyperämie nur vorübergehend ist, so kann sie doch erfahrungsgemäß ausreichen, um zusammen mit energischen örtlichen Wundmaßnahmen das Geschwür zum Schluß zu bringen. Die krankenpflegerische Aufgabe, das Auftreten eines neuen Geschwürs zu verhüten, ist dann leichter. Trophisches Ulcus

Ulcus cruris

Gewiß ist für das Ulcus cruris die Sympathicusoperation keine kausale Therapie; wo in hartnäckigen Fällen alle anderen Mittel versagen, ist auch die Nervenoperation kein heilender Eingriff. Ich stehe aber nicht an, mir in ganz vereinzelten Fällen auch Ulcus cruris hier den hyperämisierenden Schub der Sympathektomie zunutze zu machen, um einen starken örtlichen Angriff auf das Ulcus zu unterstützen. Daß der Eingriff nicht kausal, daß die Dauer des Erfolges nicht gewährleistet ist, ist selbstverständlich. Dies mahnt aber nur zur kritischsten Auswahl der Fälle, nicht aber zum prinzipiellen Verzicht auf ein differentes Heilmittel.

Frakturen, Knochen- und Gelenktuberkulose

Frakturen

Bei schlecht heilenden Frakturen, insbesondere auch bei Pseudarthrosen, wird die Sympathicusoperation empfohlen; in der Tat könnte ja hier die temporäre Hyperämie von Nutzen sein. Trotz eines großen klinischen Frakturenmaterials aber habe ich noch keine Gelegenheit genommen, die Nervenoperation bei Knochenbrüchen zu versuchen. Bei den in Frage kommenden schwierigsten Fällen erscheint mir der operative Knocheneingriff bzw. die örtliche Injektion von Reizmitteln örtlich stärker hyperämisierend und wirksamer als die nur mittelbar wirkende Sympathicusoperation.

Tuberkulose

Bei Knochen- oder Gelenktuberkulose habe ich eine Sympathicusoperation nie angewandt; hier erscheint die Indikation nicht genügend gestützt, vielleicht sogar nicht logisch.

Andere Indikationsgebiete. Allgemeines

Anderes

Bei hartnäckig schlecht heilenden Wunden oder Geschwüren, bei Zirkulationsstörungen verschiedenster Art, bei schlechter Kollateralbildung wird man, wenn auch praktisch mit größter Reserve, stets an die Möglichkeiten der Sympathicusoperationen denken müssen. Eine tabellarische Übersicht dieser Indikationsgebiete erübrigt sich um so mehr, als sich die Indikation meist nicht typisch, im Einzelfall aber oft überraschend logisch ergibt: An einer Extremität mit organisch halbwegs gesunden Gefäßen kann man durch einen relativ einfachen und ungefährlichen operativen Eingriff eine zwar vorübergehende, aber starke arterielle Hyperämie erzielen. Je einfacher und physiologischer man im Einzelfall diese Möglichkeit in Betracht zieht, um so klarer und logischer wird sich die — seltene! — Indikation zum Nerveneingriff ergeben.

Register

G

H

I

K

L

M

R

S

FSC
www.fsc.org
MIX
Papier | Fördert
gute Waldnutzung
FSC® C083411

Zeitfracht Medien GmbH
Ferdinand-Jühlke-Straße 7
99095 Erfurt, Deutschland
produktsicherheit@kolibri360.de